U0245865

药物 *300* 常用药物精讲 （第2版）

主　编　翟所迪

副主编　周鹏翔　徐晓涵　孙桂蓉

编　者（按姓氏笔画排序）

王恩特　首都医科大学附属北京同仁医院

王楚慧　北京大学第三医院

王震寰　清华大学第一附属医院

田书霞　天津市南开医院

汤骐羽　北京大学第三医院

孙桂蓉　北京市海淀区医院管理中心

李晓菲　贵州医科大学附属医院

吴紫阳　北京大学第三医院

周鹏翔　北京大学第三医院

郑思骞　北京大学第三医院

贺兰芝　广西壮族自治区江滨医院

徐晓涵　北京大学第三医院

傅昌芳　中国科学技术大学附属第一医院

翟所迪　北京大学第三医院

人民卫生出版社

·北　京·

图书在版编目（CIP）数据

药物 300：常用药物精讲 / 翟所迪主编. —2 版
. —北京：人民卫生出版社，2023.7
　ISBN 978-7-117-35051-8

　Ⅰ. ①药… Ⅱ. ①翟… Ⅲ. ①药物－手册 Ⅳ.
①R97-62

　中国国家版本馆 CIP 数据核字（2023）第 134783 号

人卫智网	www.ipmph.com	医学教育、学术、考试、健康，购书智慧智能综合服务平台
人卫官网	www.pmph.com	人卫官方资讯发布平台

药物 300——常用药物精讲
Yaowu 300——Changyong Yaowu Jingjiang
第 2 版

主　　编：翟所迪
出版发行：人民卫生出版社（中继线 010-59780011）
地　　址：北京市朝阳区潘家园南里 19 号
邮　　编：100021
E - mail：pmph @ pmph.com
购书热线：010-59787592　010-59787584　010-65264830
印　　刷：天津科创新彩印刷有限公司
经　　销：新华书店
开　　本：787 × 1092　1/32　印张：20
字　　数：461 千字
版　　次：2010 年 9 月第 1 版　　2023 年 7 月第 2 版
印　　次：2023 年 9 月第 1 次印刷
标准书号：ISBN 978-7-117-35051-8
定　　价：88.00 元
打击盗版举报电话：010-59787491　E-mail：WQ @ pmph.com
质量问题联系电话：010-59787234　E-mail：zhiliang @ pmph.com
数字融合服务电话：4001118166　E-mail：zengzhi @ pmph.com

前　言

　　第 1 版《药物 300——常用药物精讲》自 2002 年出版以来，受到了广大读者的热烈欢迎，该手册数次增加印刷发行。

　　二十多年光阴似箭，随着科学技术的不断发展，新药产出的速度日新月异，新增的品种让人眼花缭乱。药物治疗与过去相比发生了很大的变化，对于新药的学习需要投入大量的时间与精力。我们需要提高学习效率，需要更好地进行信息设计。药物信息需要与时俱进，及时更新。因此应读者的要求，我们对本书进行了修订。再版时，我们保留了简单新颖的形式。为了使本书更加科学，更加实用，更加受读者喜欢，我们从以下 3 点进行了新的修订：

　　1. 尽量满足医疗联合体（简称医联体）各级医疗机构的共同需要　国家卫生健康委员会要求在医联体内推进长期处方、延伸处方，实现用药目录衔接、采购数据共享、处方自由流动、同质化药学服务。所以我们再版时选择的常用药物的构成，应能够尽可能地满足医联体内各级医疗机构（三级医院、二级医院、社区医院、卫生站、门诊部等）的共同需求。

　　2. 继续采用信息设计的形式　信息设计（information design）是通过科学和艺术的手段对于信息进行加工，使之能够更加有效迅速地被人们接受。信息设计可以提高交流和学习的效率和效能。

　　本次再版我们对内容进行了增加。除了药物特性以及四种与用药安全相关的重要信息：药物不良反应（adverse drug reaction，ADR）、禁忌证（contraindication，CI）、药物相互作用（drug interaction，DI）和患者教育信息（patient information，PI）外，我们还增加了"药代动力学"等其他指导用药的信息。不局限于第一版的"500"字，以更加清楚明了和相对完整的形式展示药物的主要信息。

3. **依据循证进行了 300 个常用药品的遴选**　本次再版我们改进了 300 种药物遴选的方法。参考了临床实践指南制订的方法，同时也借鉴了世界卫生组织（WHO）在基本药物目录调整的经验，利用可获得的最佳证据和数据，并依靠北京地区各级医疗机构（初级卫生保健、二级综合医院、三级综合医院、儿童医院等）的临床、药学、循证方法学、管理等领域的专家帮助进行遴选决策。品种选择时参考了《国家基本药物目录》、*WHO Model List of Essential Medicines*、《国家基本医疗保险、工伤保险和生育保险药品目录》等多个重要的药品目录，以及部分药品使用数据库。专家组应用德尔菲法精心选择了常用的 300 个药物品种。因此，这 300 种药品具有良好的代表性，能够满足医疗机构临床药物治疗的常用需要。

需要提醒的是：此书的信息主要来源于药品说明书等优良的循证药物信息资源。当适应证和用法用量等内容与药品说明书有出入时，可能由于不同企业的药品说明书存在差异，在临床应用时应以所用品种的药品说明书为准。对于妊娠分级，尽管已有新版本的分级系统问世，但药品信息中的妊娠分级的修订仍需要一段时间，因此本书沿用旧版的妊娠分级系统。对于不良反应，为了方便临床参考，本书仅列出常见的以及罕见并严重的不良反应。

本手册再版编写完成之际，首先再次感谢第 1 版参编的各位专家，他们是：王家伟（首都医科大学附属北京同仁医院）、吕迁洲（复旦大学附属中山医院）、钟明康（复旦大学附属华山医院)、孙路路(首都医科大学附属北京世纪坛医院)、陈孝(中山大学附属第一医院)、常明(中日友好医院)、段京莉(北京大学第三医院)、徐德生(上海中医药大学附属曙光医院)、郭代红(中国人民解放军总医院)与陈迁(中国人民解放军总医院)等教授。由于他们的高水平的编写和专业造诣,使第1版有了良好的开始和学术影响力。

这一版我们邀请了具有创新活力的年轻的北京大学第三医院临床药师周鹏翔和徐晓涵以及北京市海淀区医院管理中心孙桂蓉作为第2版的共同副主编,他们为本书的再版发行作出了重要贡献,同时还有一批倾心投入编写本手册的优秀临床药师,他们的专业、效率及作用是非常值得称赞的。同时也感谢各位编者老师的辛勤付出。

无论是谁,每天都在进行着信息交流。不想让信息更好传递给对方的人应该是不存在的。药学信息也同其他信息一样,其增长是几何级数的增长,这是一种不可逆转的趋势。不论是对非专业人士,还是对专业人士,对他们提供的信息如果以一种易于理解、易于接受的形式进行信息设计,就会让信息交流的质量和效率更高一些。信息只有有效地传播给读者,才能起到提升、影响、培训、指导读者的作用。我们再版本书的目的就是拟将常用的药物信息更加科学、有效地传递给读者,他们是医生、药师、护士、医学生、药学生、基层医务人员甚至是患者。

仅有信息是不够的,需要用心编辑设计,需要"知行合一"。让经过设计的药学信息,证据更科学,利用更有效,传播更快捷!让读者更容易接受和使用,从而间接地让广大的患者得到更合理的药物治疗。

主编　翟所迪

2023年4月

缩 略 表

缩写	英文全称	中文全称
学术名词		
5-HT	5-hydroxy tryptamine	5- 羟色胺
ACEIs	angiotensin converting enzyme inhibitors	血管紧张素转化酶抑制剂
ARBs	angiotensin II receptor blockers	血管紧张素 II 受体阻滞剂
CK	creatine kinase	肌酸激酶
CNS	central nervous system	中枢神经系统
CYP	cytochrome P	细胞色素 P
DVT	deep venous thrombosis	深静脉血栓
GERD	gastroesophageal reflux disease	胃食管反流病
HIV	human immunodeficiency virus	人类免疫缺陷病毒
HLA	human leukocyte antigen	人类白细胞抗原
HMG-CoA	β-hydroxy-β-methylglutaryl-CoA	β- 羟 -β- 甲戊二酸单酰辅酶 A
INR	international normalized ratio	国际标准化比值
LDL	low-density lipoprotein	低密度脂蛋白

缩写	英文全称	中文全称
LDL-C	low-density lipoprotein cholesterol	低密度脂蛋白胆固醇
MAOIs	monoamine oxidase inhibitors	单胺氧化酶抑制剂
MRP2	multidrug resistance proteins 2	多药耐药蛋白 2
NSAIDs	nonsteroidal anti-inflammatory drugs	非甾体抗炎药
NYHA	New York Heart Association	纽约心脏病协会
OATP	organic anion transporting polypeptide	有机阴离子转运多肽
PDE-5	phosphodiesterase 5 inhibitors	磷酸二酯酶 -5 抑制剂
P-gp	P-glycoprotein	P- 糖蛋白
POLG	polymerase gamma	聚合酶 γ
SMZ	sulfamethoxazole	磺胺甲噁唑
SNRIs	serotonin and noradrenaline reuptake inhibitors	5- 羟色胺和去甲肾上腺素重摄取抑制剂
SSRIs	selective serotonin reuptake inhibitors	5- 羟色胺选择性重摄取抑制剂
TEN	Toxic Epidermal Necrolysis	中毒性表皮坏死松解症
TCAs	tricyclic antidepressants	三环类抗抑郁药
TMP	trimethoprim	甲氧苄啶

缩写	英文全称	中文全称
给药途径		
h.s.		睡时服用
i.c.		皮内注射
i.h.		皮下注射
i.m.		肌内注射
i.v.		静脉注射
i.v.gtt.		静脉滴注
p.o.		口服
给药频率		
b.i.d.		每天两次
q.1h.		每 1 小时一次
q.2h.		每 2 小时一次
q.3h.		每 3 小时一次
q.4h.		每 4 小时一次
q.6h.		每 6 小时一次
q.8h.		每 8 小时一次
q.12h.		每 12 小时一次
q.18h.		每 18 小时一次
q.24h.		每 24 小时一次
q.d.		每天一次
q.n.		每晚一次
q.o.d.		隔天一次
q.w.		每周一次
t.i.d.		每天三次

缩写	英文全称	中文全称
药动学参数		
AUC	area under the concentration-time curve	浓度 - 时间曲线下面积
C_{max}		最高血药浓度
CrCl	creatinine clearance	肌酐清除率
GFR	glomerular filtration rate	肾小球滤过率
eGFR	estimated glomerular filtration rate	估算肾小球滤过率
F	bioavailability	生物利用度
pH		酸碱度
$t_{1/2}$		半衰期
t_{max}		达峰时间
V_d	apparent volume of distribution	表观分布容积

目 录

激素及其有关药物

甲状腺激素类药物和抗甲状腺药物

 ### 左甲状腺素 Levothyroxine

剂型与规格

　片剂（50μg）

适应证与用法用量

- 非毒性的甲状腺肿（甲状腺功能正常）或甲状腺肿切除术后预防复发：p.o.，75～200μg/次，q.d.。
- 甲状腺功能减退的替代治疗：p.o.，成人起始剂量为25～50μg/次，q.d.，每2～4周增加25～50μg，直至100～200μg的维持剂量；儿童起始剂量为12.5～50μg/次，q.d.，维持剂量为一次100～150μg/m²，q.d.。对于先天性甲状腺功能减退的新生儿和婴儿，治疗前3个月，10～15μg/（kg•d），以后根据临床效果、甲状腺激素及促甲状腺素水平进行调整。
- 甲状腺功能亢进的辅助治疗：p.o.，50～100μg/次，q.d.。
- 甲状腺癌术后的抑制治疗：p.o.，150～300μg/次，q.d.。
- 甲状腺抑制试验：p.o.，200μg/次，q.d.。

✿ 药物特性

妊娠分级	A
哺乳期	可以使用
禁忌证	对本药及其辅料过敏者；未经治疗的肾上腺功能减退、垂体功能不全和甲状腺毒症者；急性心肌梗死患者；急性心肌炎患者；急性全心炎患者；对于孕妇，禁忌与抗甲状腺药物联用治疗甲状腺功能亢进
黑框警告	不应用于治疗肥胖或减重者；大剂量可能会产生严重甚至威胁生命的毒性
基因多态性	无信息
肝功能不全	无须调整剂量
肾功能不全	无须调整剂量
肾脏替代治疗	不被透析

▣ 不良反应

常见（≥1%）	罕见但严重（<1%）
焦虑、失眠、食欲减退、腹泻、脱发、出汗增多	加重原有心血管疾病、甲状腺功能亢进

℘ 相互作用

药物	机制与结果	临床管理
酪氨酸激酶抑制剂	降低本药疗效	监测甲状腺功能，必要时调整本药剂量
华法林	增加抗凝作用	监测并调整华法林用量

药物	机制与结果	临床管理
含铝、钙、镁、铁的制剂, 奥利司他	减少本药的吸收	两药至少间隔 2 小时服用
雌激素	血清甲状腺素结合球蛋白浓度增加	监测并考虑增加本药剂量
苯妥英钠、利福平、辛伐他汀	增加本药的清除	监测并考虑增加本药剂量

⚗ 药代动力学

吸收	F: 40%～80%; 食物有影响
分布	血浆蛋白结合率>99%; V_d: 8.7～9.7L
代谢	80% 经肝脏代谢
排泄	主要经肾脏排泄; $t_{1/2}$: 6～9 天

👤 患者教育

患者应空腹服药, 在进食前至少 30 分钟用水服药。铁、钙补充剂和抗酸剂等药物会降低本药的吸收, 因此本药与这些药物应间隔至少 2 小时服用。症状改善可能需要6～8 周, 应避免突然中断。

丙硫氧嘧啶 Propylthiouracil

⃠ 剂型与规格

片剂(50mg, 100mg)

📖 适应证与用法用量

- 甲状腺功能亢进: 初始剂量为 25～100mg/ 次, t.i.d.。病情严重或已接受碘治疗的患者, 初始剂量为 300～600mg/d, 分 4～6 次服用。维持剂量为 25～150mg/d。6～10 岁儿童, 初始剂量为 50～150mg/d,

维持剂量为 25～50mg/d。10 岁以上儿童同成人。

❀ 药物特性

妊娠分级	D（妊娠前 3 个月可使用）
哺乳期	L2，权衡利弊
禁忌证	对硫脲类药过敏者；严重肝功能损伤者；白细胞严重缺乏者
黑框警告	警惕用药后严重肝功能损伤和急性肝功能不全
基因多态性	无信息
肝功能不全	无信息
肾功能不全	无须调整剂量
肾脏替代治疗	无须调整剂量

▣ 不良反应

常见（≥1%）	罕见但严重（<1%）
恶心、呕吐、关节痛、肌痛、头痛、嗜睡、感觉异常	严重肝功能损伤、血管炎、粒细胞缺乏症、皮肤毒性、再生障碍性贫血、肾炎

♨ 相互作用

药物	机制与结果	临床管理
高碘药物或食物	可使病情加重，导致抗甲状腺药需求量增加或用药时间延长	避免联用
对氨基水杨酸、保泰松、巴比妥类药、酚妥拉明、妥拉唑啉、维生素 B_{12}、磺胺类药、磺酰脲类药	可出现甲状腺功能抑制和甲状腺肿大	谨慎联用

⚗ 药代动力学

吸收	F: 50%～80%
分布	血浆蛋白结合率约76.2%
代谢	主要经肝脏代谢
排泄	经肾脏（约35%）、乳汁排泄；$t_{1/2}$: 约1～2小时

患者教育

如患者已怀孕或有肝脏疾病，请立即告诉医师。在患者进行外科手术或身体检查之前，可能需要停药几天。使用本药期间可能会出现肝脏问题，如果出现相关症状（厌食、瘙痒、右上腹疼痛、食欲不振等），立即停药并就医。服用本药数天或数周后可能才会开始见效。未经医师允许，切勿擅自停药。如果漏服某次剂量，且时间上快到下一剂量用药时间，告知患者同时服用两次剂量，然后回到常规用药方案。

甲巯咪唑 Thiamazole

⊘ 剂型与规格

片剂（5mg）

适应证与用法用量

- 甲状腺功能亢进：p.o.，初始剂量为20～40mg/d，分1～2次服用。如病情在2～6周得到改善，可逐步减量至维持剂量。用药1～2年内的剂量为2.5～10mg/d，早餐后顿服。保守治疗的疗程通常为6个月至2年（平均1年）；儿童患者：初始剂量根据疾病严重程度决定，0.3～0.5mg/(kg·d)，维持量为0.2～0.3mg/(kg·d)，可能需要加用甲状腺激素治疗。

- 甲状腺功能亢进的术前准备：p.o.，在术前3～4周开始按常规剂量连续用药，术前10日加用碘剂以使甲状腺组织固定，术前1日停药。
- 放射性碘治疗前的准备用药，以预防治疗后甲状腺毒性危象的发生：p.o.，视患者病情酌情给药。

✿ 药物特性

妊娠分级	D
哺乳期	L2，权衡利弊
禁忌证	对甲巯咪唑、其他硫酰胺衍生物、硫酰胺衍生物或本品任何辅料过敏者；中到重度血细胞计数紊乱（中性粒细胞减少）者；非由甲状腺功能亢进症导致的胆汁淤积者；在接受甲巯咪唑或卡比马唑或丙硫氧嘧啶治疗后，曾出现急性胰腺炎、粒细胞缺乏症或严重骨髓抑制者；对于孕妇，禁忌与甲状腺激素联合治疗
黑框警告	无信息
基因多态性	无信息
肝功能不全	无须调整剂量
肾功能不全	无须调整剂量
肾脏替代治疗	无信息

▭ 不良反应

常见（≥1%）	罕见但严重（<1%）
恶心、呕吐、上腹不适、关节痛、头晕、头痛、白细胞减少、粒细胞减少、皮疹、皮肤瘙痒	血管炎、肝毒性、间质性肺炎、肾炎、粒细胞缺乏症、严重过敏性皮肤反应

❧ 相互作用

药物	机制与结果	临床管理
抗凝血药	可增强抗凝作用	谨慎联用
能减少粒细胞的药物	可增加粒细胞减少的危险	谨慎联用
对氨基水杨酸、保泰松、巴比妥类、酚妥拉明、妥拉唑啉、维生素 B_{12}、磺胺类、磺酰脲类	以上药物可抑制甲状腺功能，引起甲状腺肿大	谨慎联用
高碘药物或食物	可使病情加重，导致抗甲状腺药需求量增加或用药时间延长	避免联用

⚗ 药代动力学

吸收	F：70%～80%
分布	广泛分布于全身，但浓集于甲状腺，可透过胎盘，也能经乳汁分泌，不与血浆蛋白结合
代谢	快速代谢
排泄	经尿液（75%～80%）排泄；$t_{1/2}$：约 3 小时

☺ 患者教育

出现血管炎症状（如新发皮疹、血尿、尿量减少、呼吸困难或咯血）应及时就医。服药期间可能会出现荨麻疹、恶心、呕吐、味觉丧失、异常脱发、肌痛、头痛、瘙痒、困倦、神经炎、水肿、眩晕和皮肤色素沉着等不良反应。

🖋 甲状腺片 Thyroid Tablets

⊘ 剂型与规格

片剂（10mg，40mg）

🔲 适应证与用法用量

- 各种原因引起的甲状腺功能减退：p.o.，初始剂量为
  10～20mg/d，逐渐加量，维持量一般为40～120mg/d。
  婴儿及儿童完全替代量：1岁以下婴儿，8～15mg；
  1～2岁儿童，20～45mg；2～7岁儿童，45～60mg；
  7岁以上儿童，60～120mg。初始剂量应为完全替代
  剂量的1/3，逐渐加量。

✳ 药物特性

妊娠分级	慎用
哺乳期	权衡利弊
禁忌证	心绞痛、冠心病和快速型心律失常者
黑框警告	大剂量可能会产生严重甚至危及生命的毒性表现，特别是与拟交感神经胺联合使用时
基因多态性	无信息
肝功能不全	无须调整剂量
肾功能不全	无须调整剂量
肾脏替代治疗	无信息

📧 不良反应

常见（≥1%）	罕见但严重（<1%）
无信息	加重原有心血管疾病、甲状腺功能亢进

🔗 相互作用

药物	机制与结果	临床管理
胰岛素、降血糖药	降低降糖作用	监测血糖
抗凝血药	增强抗凝作用，可能引起出血	监测凝血酶原时间

药物	机制与结果	临床管理
三环类抗抑郁药（TCAs）	增强本药作用及毒副作用	调整两药剂量
雌激素、避孕药	甲状腺素结合球蛋白水平增加	调整本药剂量
考来烯胺、考来替泊	减弱甲状腺激素的作用	监测甲状腺功能

⚕ 药代动力学

吸收	F: 48%~79%
分布	血浆蛋白结合率>99%
代谢	左甲状腺素85%经肝脏和肾脏代谢
排泄	经粪便排泄

🙎 患者教育

空腹服用。症状改善可能需要6~8周的时间。对病程长、病情重的患者使用本药应谨慎小心，开始用小剂量，以后缓慢增加直至生理替代剂量。不可突然停药，在完全停药前须缓慢减量。

肾上腺皮质激素和促肾上腺皮质激素

地塞米松 Dexamethasone

🖉 剂型与规格

片剂（0.75mg）；注射液（1ml：2mg，1ml：5mg）

▥ 适应证与用法用量

– 过敏性与自身免疫性炎症性疾病：①p.o.，初始剂量为 0.75～3mg/ 次，2～4 次 /d；维持量约 0.75mg/d，视病情而定。②静脉给药：地塞米松磷酸钠注射液，i.v. 或 i.v.gtt.（静脉滴注时应以 5% 葡萄糖注射液稀释），2～20mg/ 次，2～6 小时重复给药至病情稳定，但大剂量连续给药一般不超过 72 小时。醋酸地塞米松注射液，i.v.，2～20mg/ 次。③i.m.，醋酸地塞米松注射液，1～8mg/ 次，q.d.。④i.c.，醋酸地塞米松注射液，每个注射点 0.05～0.25mg，共注射 2.5mg，每周 1 次。⑤鞘内注射，地塞米松磷酸钠注射液，5mg/ 次，间隔 1～3 周 1 次；醋酸地塞米松注射液，0.8～6mg/ 次，间隔 2 周 1 次。⑥关节腔注射，地塞米松磷酸钠注射液，0.8～4mg/ 次，根据关节大小确定剂量；醋酸地塞米松注射液，0.8～6mg/ 次，间隔 2 周 1 次。⑦腔内注射，醋酸地塞米松注射液，0.1～0.2mg/ 次，1～3 次 /d，于鼻腔、喉头、气管、中耳腔、耳管注射。⑧软组织的损伤部位内注射，醋酸地塞米松注射液，0.8～6mg/ 次，间隔 2 周 1 次。

- 缓解恶性肿瘤所致的脑水肿：地塞米松磷酸钠注射液，首剂 i.v.，10mg，之后每 6 小时 i.m.，4mg，一般 12～24 小时患者可有所好转，于 2～4 日后逐渐减量，5～7 日停药。不宜手术的脑肿瘤，可首剂 i.v.，50mg，之后每 2 小时重复给予 8mg，数日后再减至 2mg/d，分 2～3 次静脉给予。
- 某些肾上腺皮质疾病的诊断（地塞米松抑制试验）。

❉ 药物特性

妊娠分级	C
哺乳期	L3，权衡利弊
禁忌证	对本药及肾上腺皮质激素类过敏者；同时使用活疫苗者；真菌和病毒感染者

黑框警告	无
基因多态性	无信息
肝功能不全	无须调整剂量，肝硬化患者慎用
肾功能不全	无须调整剂量，慎用
肾脏替代治疗	不被透析

⊡ 不良反应

常见（≥1%）	罕见但严重（<1%）
胃肠道不适、消化性溃疡、抑郁、欣快感、皮肤萎缩、皮肤愈合不良、青光眼、白内障、骨质疏松、肺结核、高血糖、高血压、体液潴留、体重增加	感染、缺血性骨坏死、肌萎缩、继发性肾上腺皮质功能不全、库欣综合征、生长抑制

⌗ 相互作用

药物	机制与结果	临床管理
CYP3A4/5 诱导剂	增加本药代谢，减少其有效性	监测并考虑增加本药剂量
CYP3A4/5 抑制剂	减少本药代谢，增加其毒性风险	监测并考虑减少本药剂量
CYP3A4/5 底物	底物的代谢增加，导致底物有效性降低	监测并考虑增加底物剂量
P 糖蛋白（P-gp）底物	底物的转运和有效性受到影响	监测并根据治疗效果调整剂量
活疫苗	感染风险增加	禁止联用

⋇ 药代动力学

吸收	F: 86.1%
分布	血浆蛋白结合率: 77%; V_d: 2L/kg

代谢	经肝脏代谢,为CYP3A4/5底物
排泄	经肾脏(<10%)和胆道(少量)排泄;$t_{1/2}$:4小时

患者教育

告知患者本药可随餐服用,以避免肠胃不适。高剂量或长期治疗的患者需监测血糖、视力、骨密度、肾上腺皮质功能和感染的迹象。较高剂量时,患者可能失眠、焦虑或具有攻击性。长期治疗后需停药时,逐量递减,直至最低有效维持剂量,不可突然停药。长期使用的患者应避免接种活疫苗或减毒活疫苗。

甲泼尼龙 Methylprednisolone

剂型与规格

片剂(4mg);(琥珀酸钠)注射用无菌粉末(40mg,500mg)

适应证与用法用量

- 抗炎治疗、免疫抑制治疗(器官移植),血液病及肿瘤(姑息治疗)、休克、内分泌失调。
- 一般用法:①p.o.,初始剂量为4~48mg/d,具体用量视病种和病情而定。长期治疗后需停药时,建议逐渐减量,不可突然停药。②i.v.,初始剂量为10~500mg/次。初始剂量≤250mg,应至少注射5分钟;初始剂量>250mg,应至少注射30分钟。儿童,根据年龄、体重大小、疾病的严重程度及患者的反应来确定剂量,剂量不可少于0.5mg/(kg·d)。
- 类风湿关节炎:i.v.,1g/d,连用1~4日;或每月1g,使用6个月。每次至少注射30分钟,若治疗1周内病情无好转,或因病情需要,可重复此治疗方案。
- 器官移植:p.o.,7mg/(kg·d)。
- 脑水肿:p.o.,200~1 000mg/d。

- 多发性硬化症：p.o.，200mg/d。
- 急性脊髓损伤：i.v.，初始剂量为 30mg/kg，注射 15 分钟，于损伤后 8 小时内使用。短时间内静脉注射大剂量本药（10 分钟以内给予 500mg 以上的本药），可能引起心律失常、休克和心脏停搏，大剂量注射后应暂停 45 分钟，之后以 5.4mg/（kg·h）的速度持续静脉滴注 23 小时，应选择与大剂量注射不同的注射部位安置输液泵。
- 预防肿瘤化疗引起的恶心、呕吐：①轻度至中度呕吐，i.v.，250mg/ 次，至少注射 5 分钟，于化疗前 1 小时、化疗开始时及化疗结束后给药。首剂可同时给予吩噻嗪类药物以增强效果。②重度呕吐，250mg/ 次，至少注射 5 分钟，于化疗前 1 小时给药，同时给予适量的甲氧氯普胺或丁酰苯类药物。之后于化疗开始时及化疗结束后各注射 1 次。
- 辅助用于对生命构成威胁的疾病：i.v.，推荐剂量为 30mg/kg，至少注射 30 分钟。根据临床需要，可于 48 小时内每隔 4～6 小时重复 1 次。

❈ 药物特性

妊娠分级	C
哺乳期	L2，权衡利弊
禁忌证	对本药或其他糖皮质激素过敏者；同时使用活疫苗或减毒活疫苗者；全身性真菌感染者
黑框警告	无
基因多态性	无信息
肝功能不全	无须调整剂量
肾功能不全	无须调整剂量
肾脏替代治疗	不被透析

⊟ 不良反应

常见(≥1%)	罕见但严重(<1%)
胃肠道不适、消化性溃疡、抑郁、欣快感、高血糖、高血压、体液潴留、皮肤萎缩、伤口愈合不良、骨质疏松、肺结核、白内障、青光眼	继发性肾上腺皮质功能不全、库欣综合征、儿童生长抑制、感染、骨坏死、肌萎缩

⧓ 相互作用

药物	机制与结果	临床管理
CYP3A4/5抑制剂	减少本药的代谢,增加毒性	监测毒性反应,必要时减少本药剂量
CYP3A4/5诱导剂	增加本药的代谢,降低疗效	监测疗效,考虑增加甲泼尼龙剂量
氟喹诺酮类药物	可增加尤其是老年人肌腱破裂的风险	避免联用,严密监测肌腱断裂
华法林	增加或减少国际标准化比值(INR)	严密监测 INR
活疫苗	增加感染风险	禁止联用

⧈ 药代动力学

吸收	F: 82%～89%
分布	血浆蛋白结合率: 77%; V_d: 1.5L/kg
代谢	经肝脏代谢,为 CYP 3A4/5 底物
排泄	主要经肾脏排泄; $t_{1/2}$: 2～3 小时

⧑ 患者教育

告知患者本药可随餐服用,以减少肠胃不适。高剂量或长期治疗的患者需监测血糖、视力、骨密度、肾上腺皮质功能和感染的迹象。较高剂量时,患者可能失眠、焦虑或具有攻击性。长期治疗后需停药时，逐量递减，直至最低有效维持剂量，不可突然停药。长期使用的患者应避免接种活疫苗或减毒活疫苗。

可的松 Cortisone

◇ 剂型与规格

眼膏剂（0.25%, 0.5%, 1%）；滴眼剂（3ml∶15mg）

▥▥ 适应证与用法用量

- 虹膜睫状体炎、虹膜炎、角膜炎、过敏性结膜炎。
  ①眼膏剂：涂于眼睑内，2～3 次 /d，最后一次宜在睡前使用；②滴眼剂：1～2 滴 / 次，3～4 次 /d，摇匀后滴入结膜囊内。

❋ 药物特性

妊娠分级	C
哺乳期	L3，可以使用
禁忌证	对本药过敏者；单纯疱疹性或溃疡性角膜炎患者
黑框警告	无
基因多态性	无信息
肝功能不全	无须调整剂量
肾功能不全	无须调整剂量
肾脏替代治疗	不被透析

▦ 不良反应

常见（≥1%）	罕见但严重（<1%）
无信息	长期或大量使用可致白内障、青光眼；长期使用可致继发性眼部感染

🔗 相互作用

　　主要剂型为眼膏剂或滴眼剂，无明显相互作用。

🔬 药代动力学

　　无信息。

👥 患者教育

　　使用本药时，不能同时使用其他滴眼剂。本药性状发生改变时禁止使用。不宜长期使用，若连用 2 周症状未缓解，应停药就医。若眼部有感染时，不宜单独使用本品，应在医师指导下与抗菌药物联合治疗。

 泼尼松 Prednisone

🔗 剂型与规格

　　片剂（5mg）

📋 适应证与用法用量

- 过敏性与自身免疫性炎症性疾病：p.o.，一般 5～10mg/ 次，10～60mg/d。系统性红斑狼疮、溃疡性结肠炎、自身免疫性溶血性贫血等：40～60mg/d，病情稳定后逐渐减量。

- 药物性皮炎、荨麻疹、支气管哮喘等过敏性疾病：p.o.，20～40mg/d，症状减轻后减量，每隔 1～2 日减少 5mg。

- 防止器官移植排斥反应：p.o.，术前 1～2 日开始给药，100mg/d，术后 1 周改为 60mg/d，之后逐渐减量。

- 急性白血病、恶性肿瘤：p.o.，60～80mg/d，症状缓解后减量。

- 哮喘：①中度至重度恶化，p.o.，成人 40～80mg/d，分 1～2 次服用。12 岁以下儿童，1～2mg/（kg·d），分 2 次服用，最大剂量为 60mg/d；直至呼气峰流速值达到预计水平或患者最好水平的 70%；门诊哮喘发作患者，成人及 12 岁以上儿童，40～60mg/d，分

1～2 次服用,连用 3～10 日。②长期治疗:成人及
12 岁以上儿童(含 12 岁),7.5～60mg/ 次,于早晨服
用,根据控制哮喘的需要可 q.d. 或 q.o.d.。11 岁及以
下儿童,每次 0.25～2mg/kg,于早晨服用,根据控制
哮喘的需要可 q.d. 或 q.o.d.。

❀ 药物特性

妊娠分级	C, D(妊娠早期)
哺乳期	L2,权衡利弊
禁忌证	对泼尼松或肾上腺皮质激素类过敏者; 真菌感染和病毒感染者
黑框警告	无
基因多态性	无信息
肝功能不全	无须调整剂量
肾功能不全	无须调整剂量
肾脏替代治疗	不被透析

▦ 不良反应

常见(≥1%)	罕见但严重(<1%)
胃肠道不适、高血压、高血糖、眩晕、抑郁、欣快感、头痛、难愈合性创面、皮肤薄脆、出汗增加、骨质疏松、肺结核	继发性肾上腺皮质和脑垂体反应迟钝、库欣综合征、生长抑制、青光眼、感染风险增加

♪ 相互作用

药物	机制与结果	临床管理
CYP3A4/5 抑制剂	减少本药的代谢,增加其毒性	监测毒性反应,必要时减少本药剂量
氟喹诺酮类药物	可增加(特别是老年人)肌腱破裂的风险	避免联用,严密监测肌腱断裂

药物	机制与结果	临床管理
甲状腺激素或抗甲状腺药	可使本药代谢清除率增加	调整本药剂量
排钾利尿药	可致严重低血钾，并由于水钠潴留而减弱利尿药的排钠利尿效应	谨慎联用
避孕药或雌激素制剂	加强其治疗作用和不良反应	密切监测

药代动力学

吸收	F：92%；食物显著增加生物利用度
分布	血浆蛋白结合率：70%；V_d：0.4～1L/kg
代谢	经肝脏代谢，CYP3A4/5 的底物
排泄	经肾脏排泄；$t_{1/2}$：2.6～3 小时

患者教育

　　本药可与食物或牛奶一起服用，避免肠胃不适。早上服用有助于避免失眠。高剂量或长期治疗的患者应监测血糖、视力、骨密度、肾上腺皮质功能和感染的迹象，停药应逐量递减，不可突然停药。用药期间，患者应避免暴露于水痘病毒或麻疹病毒，若需接种活疫苗，应向医务人员告知用药史。

泼尼松龙 Prednisolone

剂型与规格

　　片剂（5mg）；滴眼剂（5ml：50mg）

适应证与用法用量

　　– 过敏性、自身免疫性炎症疾病：p.o.，成人初始剂量为 15～40mg/d,可用至 60mg/d［或 0.5～1mg/(kg•d)］。发热患者分 3 次服用;体温正常者于晨起顿服。病情稳定后应逐渐减量,维持量为 5～10mg/d。儿童初始剂量为 1mg/(kg•d),病情稳定后应逐渐减量。

- 对糖皮质激素敏感的眼部炎症:经眼给药,1～2 滴／次,2～4 次/d,开始治疗的 24～48 小时,剂量可酌情增至 2 滴/h。不宜过早停药。

✿ 药物特性

妊娠分级	C, D（妊娠早期）
哺乳期	L2,权衡利弊
禁忌证	对本药或其他甾体激素过敏者;同时使用活疫苗者;全身性真菌感染者
黑框警告	无
基因多态性	无信息
肝功能不全	无须调整剂量
肾功能不全	无须调整剂量
肾脏替代治疗	不被透析

🖂 不良反应

常见（≥1%）	罕见但严重（<1%）
高血压、皮肤萎缩、皮肤愈合不良、骨质疏松、抑郁、欣快感、胃肠道刺激、食欲增强、体重增加、下肢浮肿、紫纹、肺结核、高血糖 滴眼液:局部刺激	下丘脑 - 垂体肾上腺轴抑制、生长抑制、继发性肾上腺皮质功能减退、库欣综合征、感染风险增加、青光眼、盐和水潴留 滴眼液:长期使用可致神经损害、白内障、继发眼部感染

⌘ 相互作用

药物	机制与结果	临床管理
CYP3A4/5 抑制剂	减少本药的代谢，增加其毒性	监测毒性反应，必要时减少本药剂量
氟喹诺酮类药物	可增加（特别是老年人）肌腱破裂的风险	避免联用，严密监测肌腱断裂
甲状腺激素或抗甲状腺药	可使本药代谢清除率增加	调整本药剂量
排钾利尿药	可致严重低血钾，并由于水钠潴留而减弱利尿药的排钠利尿效应	谨慎联用
避孕药或雌激素制剂	加强其治疗作用和不良反应	密切监测

⚛ 药代动力学

吸收	F: 85%
分布	血浆蛋白结合率: 70%～90%；V_d: 1.5L/kg
代谢	经肝脏代谢，为 CYP3A4/5 的底物
排泄	经肾脏排泄；$t_{1/2}$: 2～4 小时

⌕ 患者教育

　　本药可与食物或牛奶一起服用，避免肠胃不适。早上服用有助于避免失眠。高剂量或长期治疗的患者应监测血糖、视力、骨密度、肾上腺皮质功能和感染的迹象，停药应逐量递减，不可突然停药。用药期间，患者应避免暴露于水痘病毒或麻疹病毒，若需接种活疫苗，应向医务人员告知用药史。

氢化可的松 Hydrocortisone

剂型与规格

片剂（10mg、20mg）；注射液（2ml∶10mg、5ml∶25mg、20ml∶100mg）；（琥珀酸钠）注射用无菌粉末（50mg、100mg）；（含醋酸酯）乳膏剂（1%）；（丁酸酯）乳膏剂（0.1%）

适应证与用法用量

- 肾上腺皮质功能减退症、先天性肾上腺皮质增生症：p.o.，成人 20～30mg/d，清晨服用 2/3，午餐后服用 1/3。在应激情况下，可适当增至 80mg/d，分次服用。儿童，20～25mg/（m²·d），分 3 次服用。i.v.gtt.，100mg/ 次，q.d.。临用前用氯化钠注射液或 5% 葡萄糖注射液 500ml 稀释，同时加用维生素 C（500～1 000mg）；i.m.，20～40mg/d。
- 类风湿关节炎、骨性关节炎：关节腔内注射，25～50mg/ 次。
- 腱鞘炎：鞘内注射，25mg/ 次。
- 急性发作的多发性硬化：p.o.，800mg/d，连用 1 周，之后320mg/ 次，q.o.d.，连用 1 个月。
- 过敏性皮炎、脂溢性皮炎、过敏性湿疹、苔藓样瘙痒症：适量涂于患处，2～4 次 /d。
- 甲状腺危象：i.v.，先给予 300mg 的负荷剂量，之后100mg/ 次，q.8h.。

药物特性

妊娠分级	C，D（妊娠早期）
哺乳期	L3，可以使用

禁忌证	对本药或糖皮质激素过敏者;注射液禁用于对乙醇过敏的患者;外用制剂禁用于单纯疱疹性或溃疡性角膜炎患者;感染性皮肤病患者
黑框警告	无
基因多态性	无信息
肝功能不全	无须调整剂量
肾功能不全	无须调整剂量
肾脏替代治疗	不被透析

不良反应

常见(≥1%)	罕见但严重(<1%)
全身:创口愈合不良、骨质疏松、头痛、抑郁、欣快感、痤疮、恶心、呕吐、体重增加、月经紊乱、高血糖、高血压 外用:皮肤萎缩、毛细血管扩张、色素沉着	全身:肾上腺皮质功能减退、库欣综合征、儿童生长抑制、感染风险增加

相互作用

药物	机制与结果	临床管理
CYP3A4/5 抑制剂	减少本药的代谢,增加其毒性风险	监测毒性反应,必要时减少本药剂量
CYP3A4/5 诱导剂	增加本药的代谢,减少其有效性	监测有效性,必要时增加本药剂量
排钾利尿药	可致严重低血钾,并由于水钠潴留而减弱利尿药的排钠利尿效应	谨慎联用
活疫苗	增加感染风险	禁止联用

药物	机制与结果	临床管理
抗胆碱酯酶药	重症肌无力患者联用本药和抗胆碱酯酶药,可导致严重无力	若可能,应于皮质类固醇治疗开始前至少 24 小时停用抗胆碱酯酶药

药代动力学

吸收	F: 4%～19%
分布	血浆蛋白结合率>90%
代谢	经肝脏代谢
排泄	经肾脏和胆道排泄;$t_{1/2}$: 1.3～1.9 小时

患者教育

局部用药:用药部位的皮肤应保持清洁和完整,不能用于皮肤破溃处。应避免接触眼睛和其他黏膜。不宜大面积、长期使用,用药 1 周后症状未缓解,请咨询医师。涂抹后洗手。

全身给药:使用本药期间避免接种活疫苗。高剂量或长期治疗的患者应监测血糖、骨密度、视力、肾上腺皮质功能和感染的迹象,停药应逐量递减,不可突然停药。

曲安奈德 Triamcinolone

剂型与规格

鼻喷剂(12ml:13.2mg,9ml:9.9mg);注射液(5ml:50mg,1ml:40mg)

适应证与用法用量

- 获得性溶血性贫血、哮喘、胶原病、内分泌系统紊乱、肌肉骨骼系统炎症性疾病的辅助用药、白血病、恶性淋巴瘤、特发性或红斑狼疮引起的肾病综合征:

i.m.，初始剂量为 2.5～60mg/ 次，可追加 2.5～100mg 的剂量，给药频率取决于患者的应答和病情缓解所持续的时间。

- 常年性或季节性过敏性鼻炎：经鼻给药，用前应充分振摇。①成人和 12 岁以上儿童：每次各鼻孔 2 揿 / 次（220μg/d），q.d.。每日总剂量不超过 8 揿。②6～12 岁儿童：每次各鼻孔 1 揿（110μg/d），q.d.。
- 腱鞘囊肿、肌肉骨骼系统炎症性疾病的辅助用药：关节内、囊内或腱鞘内注射，初始剂量为 2.5～15mg/ 次，可加至总剂量达 80mg。病灶内注射，初始和维持剂量取决于注射部位和病变大小，q.w. 或根据需要减少给药频率。

❊ 药物特性

妊娠分级	C
哺乳期	L3，权衡利弊
禁忌证	各种经特殊治疗未控制的细菌性或真菌性感染患者；一些进行性病毒感染患者；痛风患者；进行性胃、十二指肠溃疡患者；精神病患者；酒精中毒性肝硬化伴腹水患者；甲型 / 乙型 / 非甲非乙型急性病毒性肝炎患者；对本品过敏者；髋关节病患者；6 岁以下儿童；若注射处皮肤有进行性疾病，则注射用药为禁忌证；血小板减少性紫癜为肌内注射用药的禁忌证
黑框警告	无
基因多态性	无信息
肝功能不全	全身：慎用
肾功能不全	全身：慎用
肾脏替代治疗	不被透析

🖳 不良反应

常见(≥1%)	罕见但严重(<1%)
全身:创口愈合不良、骨质疏松、头痛、抑郁、欣快感、痤疮、恶心、呕吐、体重增加、月经紊乱、高血糖、高血压 鼻喷剂:鼻、咽部干燥和灼烧感、鼻出血	全身:肾上腺皮质功能减退、库欣综合征、儿童生长抑制、感染风险增加 鼻喷剂:鼻中隔穿孔、眼压升高

🎝 相互作用

药物	机制与结果	临床管理
导致尖端扭转型室性心动过速的药物	可能增加尖端扭转型室性心动过速的发生风险	避免联用,密切监测心电图
镁、铝、钙的盐、氧化物及氢氧化物	降低本药吸收	至少间隔2小时以上
静脉用两性霉素B、保钾利尿剂、刺激性泻药	增加低血钾风险	监测血钾及必要时加以纠正
口服抗凝血药	可能对口服抗凝血药的代谢及凝血因子代谢有影响	在本药治疗开始后的第8天以及之后每2周进行一次血生化监测

⌗ 药代动力学

吸收	F: <2%(鼻内给药)
分布	不被吸收
代谢	不被吸收
排泄	不被吸收

☐ 患者教育

鼻喷剂：采用鼻腔内给药的患者，在给药后 15 分钟内避免擤鼻或用力吸气。

全身：使用本药期间避免接种活疫苗。高剂量或长期治疗的患者应监测血糖、骨密度、视力、肾上腺皮质功能和感染的迹象，停药应逐量递减，不可突然停药。

性激素和促性腺激素

 己烯雌酚 Diethylstilbestrol

⬭ 剂型与规格

片剂（0.5mg，1mg，2mg）

适应证与用法用量

– 补充体内雌激素不足：p.o.，0.25～0.5mg/d，21 日后停药一周，周期性服用，一般可用 3 个周期（自月经第 5 日开始服药）。

– 乳腺癌：p.o.，15mg/d，6 周内无改善则停药。

– 前列腺癌：p.o.，初始剂量为 1～3mg/d，依据病情递增而后递减；维持量为 1mg/d，连用 2～3 个月。

– 预防产后泌乳、退乳：p.o.，5mg/ 次，t.i.d.，连服 3 日。

❀ 药物特性

妊娠分级	X
哺乳期	L5，禁止使用或暂停哺乳
禁忌证	乳腺癌患者（除接受转移性疾病治疗患者外）；患有雌激素依赖性肿瘤患者；存在未确诊的阴道不规则流血者；血栓性静脉炎患者；血栓形成或血栓栓塞性疾病患者；妊娠患者

黑框警告	无信息
基因多态性	无信息
肝功能不全	谨慎使用
肾功能不全	谨慎使用
肾脏替代治疗	无信息

不良反应

常见(≥1%)	罕见但严重(<1%)
水肿、卟啉症、恶心、呕吐、腹部痉挛、头晕、头痛、排尿困难、乳房压痛、可有阴道流血、子宫肥大、尿频或小便疼痛	乳腺癌、肝功能损害、阴道恶性肿瘤、卵巢癌、宫颈癌、免疫力改变、溶血性贫血、性腺功能减退、肾脏恶性肿瘤

相互作用

药物	机制与结果	临床管理
安非他酮	增加癫痫风险	避免联用
胰岛素	减弱降糖作用,增加血糖升高风险	谨慎联用
左甲状腺素	降低血清游离甲状腺浓度	谨慎联用
华法林	可降低华法林抗凝作用	谨慎联用,监测INR

药代动力学

吸收	经胃肠道吸收
分布	无信息
代谢	经肝脏代谢
排泄	经肾脏和胆汁排泄

🧑 患者教育

　　长期使用应定期检查血压、肝功能、阴道脱落细胞，每年一次宫颈刮片检查。老年患者易引起钠潴留和高钾血症，应定期监测血压、血钾和血钠水平。

黄体酮 Progesterone

🔗 剂型与规格

　　注射液（1ml∶10mg，1ml∶20mg）

📋 适应证与用法用量

- 黄体酮缺乏引起的功能障碍，如月经失调、痛经及经前期综合征、纤维瘤等所致出血、绝经、先兆流产、习惯性流产：i.m.，一般 10mg/d，连用 5 日，或 20mg/d，连用 3～4 日；对于经前期紧张综合征，在预计月经来潮前 12 日开始给药，10～20mg/（次·d），连用 10 日；对于先兆流产，通常 10～20mg/ 次，直至疼痛及出血停止；有习惯性流产史者，自妊娠开始，10～20mg/ 次，2～3 次/周。

⚙ 药物特性

妊娠分级	B
哺乳期	L3，权衡利弊
禁忌证	对本药成分过敏（黄体酮胶囊含有花生油，对花生过敏的患者禁用）；未确诊的生殖器异常出血；已知或怀疑有乳腺癌；生殖器肿瘤；活动性深静脉血栓（DVT）形成；肺栓塞病史；活动性动脉血栓栓塞性疾病或存在这些疾病的病史；肝功能障碍
黑框警告	增加心血管疾病、乳腺癌、肺栓塞、深静脉血栓和痴呆症风险，应使用最低的有效剂量和可能的最短疗程

基因多态性	无信息
肝功能不全	轻中度肝功能不全者：减少剂量；重度肝功能损伤：禁用
肾功能不全	无须调整剂量
肾脏替代治疗	不被透析

🖾 不良反应

常见（≥1%）	罕见但严重（<1%）
体重变化、头痛、闭经、乳房压痛、腹痛、恶心、虚弱乏力、感觉紧张、穿透性出血	血栓栓塞、血栓性静脉炎、骨质疏松

🔗 相互作用

药物	机制与结果	临床管理
CYP2C19、CYP3A4/5诱导剂	增加本药的代谢，降低疗效	考虑增加本药剂量
CYP2C19、CYP3A4/5抑制剂	减少本药代谢，增加毒性	考虑减少本药剂量
华法林	可增加或降低华法林的疗效，机制尚不清楚	监测 INR

⚛ 药代动力学

吸收	无信息
分布	血浆蛋白结合率：96%～99%
代谢	经肝脏代谢，为 CYP2C19，CYP3A4/5 底物
排泄	经胆道（10%）、肾脏（50%～60%）排泄；$t_{1/2}$: 25 小时

🔒 **患者教育**

　　患者在最后一次给药后 3～7 日应该出现月经出血，如果最后一次服药后 7 日内没有出现月经，患者应咨询医师。服用本药期间可能会出现头晕，因此应避免从事需要精神警觉性和协调性的工作。如果怀疑或确诊为妊娠时，患者应咨询医师，出现异常阴道流血及时就医。

 甲羟孕酮 Medroxyprogesterone

📎 **剂型与规格**

　　片剂（2mg，4mg，100mg，250mg）；胶囊（100mg）

🔲 **适应证与用法用量**

- 功能性闭经：p.o.，4～8mg/d，连用 5～10 日。
- 继发性闭经、无排卵性功能性子宫出血：p.o.，从计算的月经周期的第 16～21 日开始，2.5～10mg/d，使用 3 个月经周期。
- 轻度或中度子宫内膜异位症：p.o.，从月经周期的第 1 日开始服用，10mg/ 次，t.i.d.，连用 90 日。
- 无法手术、复发性或转移性激素依赖性肿瘤的姑息治疗或辅助治疗，如子宫内膜癌、肾癌、前列腺癌：p.o.，100～500mg/d，可 100mg/ 次，t.i.d.；或 500mg/ 次，q.d.。
- 乳腺癌：p.o.，500～1 500mg/d，最大剂量为 2g/d，分 2～3 次服用。

✿ **药物特性**

妊娠分级	X
哺乳期	L4，禁止使用
禁忌证	对本药过敏；生殖器异常出血；雌激素或孕激素依赖性肿瘤史；有 DVT 或肺栓塞史或处于活跃期；严重肝功能不全；已知或疑似妊娠

黑框警告	增加心血管疾病、骨密度丢失、乳腺癌和痴呆症风险
基因多态性	无信息
肝功能不全	轻度或中度肝功能不全需降低剂量或给药频率,严重肝功能不全禁止使用
肾功能不全	无须调整剂量
肾脏替代治疗	不被透析

⊟ 不良反应

常见(≥1%)	罕见但严重(<1%)
月经不调、乳房胀痛、恶心、头痛、虚弱乏力、感觉紧张、体重增加、穿透性出血	DVT、肺栓塞、血栓性静脉炎、骨质疏松

∮ 相互作用

药物	机制与结果	临床管理
氨甲环酸	增加血栓事件发生风险	禁止联用
CYP3A4/5 诱导剂	增加本药的代谢,降低疗效	考虑增加本药剂量
CYP3A4/5 抑制剂	减少本药代谢,增加毒性	考虑减少本药剂量
CYP3A4/5 底物	增加底物的代谢,降低底物的疗效	监测并考虑增加底物的剂量

⚭ 药代动力学

吸收	F: 0.6%～10%,食物可增加浓度 - 时间曲线下面积(AUC)
分布	血浆蛋白结合率: 86%～90%
代谢	经肝脏代谢,为 CYP3A4/5 底物
排泄	主要经肾脏排泄; $t_{1/2}$: 11.6～16.6 小时

🗄 患者教育

患者在最后一次给药后 3～7 天应该出现月经出血。如果最后一次服药后 7 天内没有出现月经, 患者应咨询医师。孕妇不能使用。

胰岛素类和其他影响血糖的药物

 阿卡波糖 Acarbose

✎ 剂型与规格

片剂、胶囊(50mg)

🔖 适应证与用法用量

- 2 型糖尿病、糖耐量减低: p.o., 初始剂量为 50mg/ 次, 可逐渐增至 100mg/ 次, 必要时可增至 200mg/ 次, t.i.d.。

❋ 药物特性

妊娠分级	B
哺乳期	L3, 避免使用
禁忌证	对本药过敏; 严重肾功能损害(肌酐清除率(CrCl)<25ml/min); 伴明显消化和吸收障碍的慢性胃肠功能紊乱; 患有由于肠胀气而可能恶化的疾病(如 Roemheld 综合征、严重的疝气、肠梗阻和肠溃疡)
黑框警告	无
基因多态性	无信息
肝功能不全	无信息
肾功能不全	CrCl<25ml/min: 禁止使用
肾脏替代治疗	无信息

⊟ 不良反应

常见(≥1%)	罕见但严重(<1%)
腹痛、腹泻、腹胀	水肿、黄疸、肝损伤、肠梗阻

相互作用

药物	机制与结果	临床管理
磺酰脲类药物、胰岛素	可增加低血糖的风险	需减少上述药物的剂量
考来烯胺、肠道吸附剂、消化酶制剂	可影响本药的疗效	避免联用
噻嗪类利尿剂、CCBs、皮质类固醇、甲状腺素、生长激素、口服避孕药	可诱发高血糖症,联用可能导致血糖失控	密切监测是否出现血糖失控,停止联用时应密切监测是否出现低血糖症状
地高辛	可能降低地高辛的疗效	避免联用,考虑调整地高辛的剂量

⚙ 药代动力学

吸收	F: 0.7%～2%
分布	V_d: 0.32L/kg
代谢	在肠腔经消化酶和肠道细菌分解为硫酸盐、甲基和葡糖醛酸结合物
排泄	经粪便(51%)、肾脏(34%)排泄;$t_{1/2}$: 2 小时

患者教育

若患者同时使用其他降血糖药,应告知患者低血糖的症状或体征,由于本药可延缓蔗糖的吸收,因此,当发生低血糖时,患者应口服葡萄糖,而不是蔗糖。本药可能导致腹痛、腹泻、腹胀等消化道症状,这些反应可随着用药时间的延长而消失。患者应该在每次正餐开始时服药,若忘记服药但在吃饭过程中想起可马上补服,若进餐已结束,建议患者下次进餐时正常服用。

 ## 吡格列酮 Pioglitazone

⬦ 剂型与规格

片剂(15mg,30mg);胶囊(15mg,30mg)

🔲 适应证与用法用量

- 2 型糖尿病(非胰岛素依赖性):p.o.,15～30mg/ 次,q.d.,最大剂量为45mg/d。

✱ 药物特性

妊娠分级	C
哺乳期	L3,权衡利弊
禁忌证	对本药过敏的患者;心力衰竭或有心力衰竭病史的患者;严重肝肾功能不全的患者;严重的感染、手术前后或严重创伤的患者;严重酮症、糖尿病性昏迷或昏迷前、或 1 型糖尿病患者;现有或既往有膀胱癌病史的患者或存在不明原因的肉眼血尿的患者
黑框警告	本药有引起或加重充血性心力衰竭的风险,使用本药和增加剂量后,应监测患者的心力衰竭迹象和症状(例如体重增加过快,呼吸困难和 / 或水肿),如果发生心力衰竭,须考虑停用本药或减少剂量
基因多态性	尤信息
肝功能不全	严重肝功能不全者禁用
肾功能不全	严重肾功能不全者禁用
肾脏替代治疗	不被透析

🔲 不良反应

常见(≥1%)	罕见但严重(<1%)
肌痛、骨折、上呼吸道感染、鼻窦炎、咽炎、头痛、与胰岛素或磺酰脲类药物联合使用时的低血糖、水肿、体重增加	充血性心力衰竭、肝衰竭、糖尿病黄斑水肿、膀胱癌

🔗 相互作用

药物	机制与结果	临床管理
CYP2C8 诱导剂	增加本药的代谢,降低疗效	考虑增加本药剂量
CYP2C8 抑制剂	减少本药代谢,增加其毒性风险	考虑减少本药剂量
CYP2C8 底物	减少底物的代谢,增加底物的毒性	监测并考虑减少底物的剂量
肾上腺素、肾上腺皮质激素、甲状腺激素	可能降低本药的降糖作用	监测血糖和考虑调整药物剂量
单胺氧化酶抑制剂(MAOIs)、β受体拮抗剂、水杨酸制剂	可能增强本药的降糖作用,增加低血糖的发生风险	监测血糖和考虑调整药物剂量

⚗ 药代动力学

吸收	F: 50%
分布	血浆蛋白结合率>99%;V_d: 0.63L/kg
代谢	经肝脏代谢,为 CYP2C8 底物
排泄	经肾脏(15%~30%)排泄;$t_{1/2}$: 3~7 小时

患者教育

不受饮食影响,饭前或饭后服用均可,如漏服,无须增量,仅需服用当日用量。可能需要较长时间(数周)才可能达到最佳疗效。每日定期监测血糖。用药期间应控制饮食和体重,并适当运动。

二甲双胍 Metformin

剂型与规格

片剂、肠溶(片剂、胶囊)、缓释片(0.25g, 0.5g);胶囊(0.25g);缓释胶囊(0.25g)

适应证与用法用量

- 2 型糖尿病:p.o.,初始剂量为 0.25～0.5g/ 次,2～3次 /d,或 0.85g/ 次,q.d.,最大剂量为 2.55g/d。缓释片初始剂量为 0.5g/ 次,q.d.,或 1g/ 次,b.i.d.,随餐服用,最大剂量为 2g/d。

药物特性

妊娠分级	B
哺乳期	L1,可以使用
禁忌证	对本药过敏者;严重肾功能不全[CrCl <45ml/min 或 eGFR<45ml/(min•1.73m²)]者;代谢性酸中毒者;可造成组织缺氧的疾病(尤其是急性疾病或慢性疾病的恶化)者;严重感染和外伤者;外科大手术者;酗酒者;接受血管内注射碘化造影剂者;维生素 B$_{12}$者、叶酸缺乏者未纠正者
黑框警告	有乳酸酸中毒风险,可能造成死亡、体温过低、低血压和耐药性心律失常,如果怀疑有乳酸性酸中毒,应停止使用盐酸二甲双胍,并立即进行血液透析

基因多态性	无信息
肝功能不全	严重肝功能不全避免使用
肾功能不全	eGFR≥60ml/(min·1.73m^2)无须调整剂量,造影前或检查时停用二甲双胍,在检查完至少48小时且复查肾功能无恶化后可继续用药
	eGFR为45～59ml/(min·1.73m^2)需调整剂量,使用造影剂及全身麻醉术前48小时应暂时停用二甲双胍,之后还需停药48～72小时,复查肾功能无恶化后可继续用药
	eGFR<45ml/(min·1.73m^2)禁用
肾脏替代治疗	可被透析

不良反应

常见(≥1%)	罕见但严重(<1%)
恶心、呕吐、腹泻、腹痛、食欲不振、味觉障碍	乳酸酸中毒、肝炎

相互作用

药物	机制与结果	临床管理
碘化造影剂	可能引起本药蓄积,增加乳酸酸中毒和肾衰竭的风险	禁止联用
经肾小管排泌的阳离子药物	竞争近端肾小管分泌和减少本药清除	监测毒性,并考虑调整两者药物剂量
β受体拮抗剂	改变葡萄糖代谢,增加低血糖风险,且可掩盖低血糖症状	避免使用普萘洛尔;其他药物谨慎使用,监测血糖

药物	机制与结果	临床管理
氟喹诺酮类	改变葡萄糖代谢,增加高血糖或低血糖的风险	密切监测并考虑调整药物剂量
MAOIs	可增强本药的降血糖作用,导致低血糖	密切监测并考虑调整药物剂量

⚙ 药代动力学

吸收	F: 50%～60%,食物会降低吸收、AUC 和峰浓度降低,延长达峰时间
分布	几乎不与血浆蛋白结合;V_d: 596～654L
代谢	不经肝脏代谢
排泄	经肾脏(90%)排泄;$t_{1/2}$: 4.19～6.2 小时

👥 患者教育

　　本品应随餐服用,以减少胃肠道不良反应的发生。服药期间,患者应多饮水以加快本药排泄,应继续合理安排碳水化合物的饮食摄入,超重者应继续热量限制性饮食。应避免饮酒,乙醇可增加乳酸酸中毒的风险。应告知患者和 / 看护者乳酸酸中毒的风险,其临床特点主要有呼吸困难、腹痛、肌肉痉挛、衰弱和体温降低,进而出现昏迷。一旦出现可疑症状,患者应马上停用二甲双胍并及时告知医生。出现脱水(严重的腹泻或呕吐、发热或液体摄入量减少)的患者应暂时停止二甲双胍并告知医生。应每隔 2～3 年内测定一次血清维生素 B_{12} 的水平。与其他降血糖药联用时,应警惕低血糖的发生。

伏格列波糖 Voglibose

⌀ 剂型与规格

　　片剂(0.2mg, 0.3mg)

适应证与用法用量

- 2 型糖尿病：p.o.，通常 0.2mg/ 次，t.i.d.，餐前口服，服药后即刻进餐，疗效不明显时，可增至 0.3mg/ 次。

药物特性

妊娠分级	权衡利弊
哺乳期	避免使用或停止哺乳
禁忌证	对本药过敏者；严重酮症者；糖尿病昏迷或昏迷前的患者；严重感染的患者；手术前后的患者或严重创伤的患者
黑框警告	无
基因多态性	无信息
肝功能不全	无须调整剂量
肾功能不全	无须调整剂量
肾脏替代治疗	无信息

不良反应

常见（≥1%）	罕见但严重（<1%）
腹泻、胀气、腹痛或腹部不适、恶心、低血糖、软便	暴发性肝炎

相互作用

药物	机制与结果	临床管理
β 受体拮抗剂	所有的 β 受体拮抗剂均能掩盖心悸等低血糖症状，大多非选择性 β 受体拮抗剂可增加低血糖的发生率和严重性	避免联用普萘洛尔；谨慎联用其他 β 受体拮抗剂，监测血糖

药物	机制与结果	临床管理
非甾体抗炎药（NSAIDs）、血管紧张素转化酶抑制剂（ACEIs）、血管紧张素Ⅱ受体阻滞剂（ARBs）、磺胺类、MAOIs、氟喹诺酮类、H_2受体拮抗剂	可增强本药的降血糖作用，增加低血糖的发生风险或严重程度	密切监测血糖
噻嗪类利尿剂、CCBs、皮质类固醇、甲状腺素、生长激素、口服避孕药	可降低本药的降糖作用，导致血糖失控	密切监测血糖

❁ 药代动力学

　　无信息。

❀ 患者教育

　　若患者同时使用其他降血糖药，应告知患者低血糖的症状或体征，由于本药可延缓蔗糖的吸收，因此，当发生低血糖时，患者应口服葡萄糖，而不是蔗糖。本药可能导致腹痛、腹泻、腹胀等消化道症状，这些反应可随着用药时间的延长而消失。患者应该在每次正餐开始时服药，若忘记服药但在吃饭过程中想起可马上补服，若进餐已结束，建议患者下次进餐时正常服用。

格列喹酮 Gliquidone

❀ 剂型与规格

　　片剂（30mg）

📖 适应证与用法用量

- 2 型糖尿病：p.o.，应在餐前半小时服用，一般剂量为 15～120mg/d。日剂量在 30mg 以内者可于早餐前 1 次服用，更大剂量应在三餐前分次服用。最大剂量 为 180mg/d。

✱ 药物特性

妊娠分级	禁止使用
哺乳期	禁止使用或暂停哺乳
禁忌证	1 型糖尿病；糖尿病昏迷或昏迷前期；糖尿病合并酸中毒或酮症；对磺胺类药物过敏；晚期尿毒症；妊娠、哺乳期
黑框警告	可减弱患者对酒精的耐受力，从而加强药物的降糖作用
基因多态性	无信息
肝功能不全	密切监测血糖，必要时减少剂量；严重肝损害患者禁用
肾功能不全	轻度肾功能不全可使用，重度肾功能不全可改为胰岛素
肾脏替代治疗	无信息

📨 不良反应

极少数人有皮肤过敏反应、胃肠道反应、轻度低血糖反应及血液系统方面改变的报道。

🖋 相互作用

药物	机制与结果	临床管理
β 受体拮抗剂	所有的 β 受体拮抗剂均能掩盖心悸等低血糖症状，大多非选择性 β 受体拮抗剂可增加低血糖的发生率和严重性	避免联用普萘洛尔；谨慎联用其他 β 受体拮抗剂，监测血糖

药物	机制与结果	临床管理
NSAIDs、ACEIs、ARBs、磺胺类、MAOIs、氟喹诺酮类、H_2 受体拮抗剂	可增强本药的降血糖作用，增加低血糖的发生风险或严重程度	密切监测血糖
噻嗪类利尿剂、CCBs、皮质类固醇、甲状腺素、生长激素、口服避孕药	可降低本药的降糖作用，导致血糖失控	密切监测血糖

药代动力学

吸收	无信息
分布	无信息
代谢	无信息
排泄	主要经胆道排泄；$t_{1/2}$: 1.5 小时

患者教育

应在餐前半小时服用。定期监测血糖（2~4 次 /d）；如未按时进食可以引起低血糖；若发生低血糖，可通过吃糖果缓解，并联系医师。患者可能出现由低血糖引起的注意力不集中和意识降低，应告知患者在驾驶或操作机械时避免低血糖的发生。应避免饮酒，乙醇可加强该药的降糖作用。服药期间若有不适，如低血糖、发热、皮疹、恶心等不良反应，应尽快就医。为了尽量减少糖尿病患者的心血管疾病的危险，患者应坚持严格的饮食控制，而绝不能以增加药量而放松饮食控制。胃肠道反应一般为暂时性的，随着治疗继续而消失。

瑞格列奈 Repaglinide

剂型与规格

片剂（0.5mg，1mg，2mg）

适应证与用法用量

– 用于经饮食控制、降低体重及运动锻炼不能有效控制高血糖的 2 型糖尿病：p.o.，初始剂量为 0.5mg/ 次，每餐前 30 分钟内服药；由其他口服降血糖药转为本药治疗时，可直接转用本药，推荐初始剂量为 1mg/ 次。以后若需要可每周或每 2 周进行剂量调整。最大单次剂量为 4mg，最大日剂量为 16mg。

药物特性

妊娠分级	C
哺乳期	L4，禁止使用
禁忌证	对本药过敏者；糖尿病酮症酸中毒者；1 型糖尿病患者；C- 肽阴性糖尿病患者；重度肝功能异常者
黑框警告	无
基因多态性	无信息
肝功能不全	轻中度肝功能不全者应延长剂量调整间期，重度肝功能不全应禁用
肾功能不全	重度肾功能不全（CrCl 20～40ml/min）初始剂量为 0.5mg
肾脏替代治疗	无信息

☷ 不良反应

常见（≥1%）	罕见但严重（<1%）
体重增加、低血糖、腹泻、腹痛、恶心、头痛、上呼吸道感染、鼻咽炎、关节痛、背痛	严重的心血管事件、溶血性贫血、血小板减少、白细胞减少、超敏反应、严重肝功能损伤、胰腺炎、史-约综合征

⌘ 相互作用

药物	机制与结果	临床管理
吉非贝齐	使本药降糖作用增强、作用时间延长	禁止联用
CYP2C8、CYP3A4/5 抑制剂	可升高本药的血药浓度，增加毒性风险	监测血糖，可能需减少本药剂量
CYP2C8、CYP3A4/5 诱导剂	可降低本药的血药浓度，影响疗效	监测血糖，可能需增加本药剂量

⋇ 药代动力学

吸收	F: 56%
分布	血浆蛋白结合率：98%；V_d: 31L
代谢	经肝脏 CYP3A4、CYP2C8 代谢
排泄	经粪便（90%）、尿液（8%）排泄；$t_{1/2}$: 约 1 小时

☷ 患者教育

　　每餐前 30 分钟内服用本药，患者误餐（或加餐）应针对此餐相应的减少（或增加）1 次服药。糖尿病酮症酸中毒患者不应服用本药。每日定期监测血糖，避免低血糖的发生。患者可能出现由低血糖引起的注意力不集中和意识降低，应告知患者在驾驶或操作机械时避免低血糖的发生。

利格列汀 Linagliptin

⬦ 剂型与规格

片剂（5mg）

适应证与用法用量

- 用作饮食控制和运动的辅助治疗，以改善 2 型糖尿病患者的血糖控制：p.o.，推荐剂量为 5mg/ 次，q.d.，可与或不与食物同服。

✿ 药物特性

妊娠分级	B
哺乳期	L3，权衡利弊
禁忌证	对本药过敏者
黑框警告	无
基因多态性	无信息
肝功能不全	无须调整剂量
肾功能不全	无须调整剂量
肾脏替代治疗	无信息

不良反应

常见（≥1%）	罕见但严重（<1%）
头痛、低血糖、咳嗽、鼻咽炎、体重增加、腹泻、肌痛、关节痛	急性胰腺炎、过敏反应（急性严重过敏反应、血管性水肿、局部皮肤剥脱）

相互作用

药物	机制与结果	临床管理
促胰岛素分泌药、胰岛素	可增加低血糖的发生风险	应考虑降低这类药物的剂量

药物	机制与结果	临床管理
强效 P-gp、CYP3A4 诱导剂	可减少本药的暴露量，降低本药疗效	建议替换本药

✂ 药代动力学

吸收	F: 30%
分布	血浆蛋白结合率: 70%～99%; V_d: 1 110L
代谢	经肝脏（少量）代谢
排泄	经胆道（80%）、肾脏（5%～7%）排泄；血浆 $t_{1/2}$: 12 小时；终末 $t_{1/2}$>100 小时

8 患者教育

本品可在每天的任意时间服用，餐时或非餐时均可，需每天固定时间服药。如果漏服，下次服药不要服用双倍剂量。每天定期监测血糖，若发生低血糖，可通过吃糖缓解，并联系医师。如果发生药物过量，即刻至医院就诊。

西格列汀 Sitagliptin

◇ 剂型与规格

片剂（25mg, 50mg, 100mg）

📖 适应证与用法用量

- 用于配合饮食控制和运动改善 2 型糖尿病患者的血糖控制：p.o., 100mg/ 次，q.d., 可与或不与食物同服。

✿ 药物特性

妊娠分级	B
哺乳期	L3, 权衡利弊
禁忌证	对西格列汀过敏者

黑框警告	无
基因多态性	无信息
肝功能不全	轻度或中度无须调整剂量
肾功能不全	CrCl≥50ml/min：无须调整剂量；CrCl ≥30～<50ml/min：q.d.，50mg；CrCl <30ml/min：q.d.，25mg
肾脏替代治疗	可被透析，调整剂量为 q.d.，25mg

🖳 不良反应

常见（≥1%）	罕见但严重（<1%）
低血糖、头痛、鼻咽炎、上呼吸道感染、恶心、腹痛、腹泻	胰腺炎、急性肾衰竭、横纹肌溶解症、严重关节痛、超敏反应、史-约综合征、大疱性天疱疮

🖉 相互作用

药物	机制与结果	临床管理
促胰岛素分泌药、胰岛素	可增加低血糖的发生风险	应考虑降低这类药物的剂量

⚗ 药代动力学

吸收	F：87%
分布	血浆蛋白结合率：38%；V_d：198L
代谢	仅少量被代谢，CYP3A4/2C8 的底物；P-gp 的底物
排泄	经尿液（79%）、粪便（13%）排泄；$t_{1/2}$：11.3～12.4 小时

🗒 患者教育

　　本品可在每天的任意时间服用，餐时或非餐时均可，需每天固定时间服用。定期监测血糖（2～4 次 /d）。当与胰岛素或磺酰脲类药物联合使用时，可能会增加低血糖的风险。应告知患者当出现急性胰腺炎的特征性症状，如持续性的、重度腹痛或心力衰竭的典型症状时，应及时就医。服药期间若出现水疱或破溃等疑似大疱性类天疱疮时，应停止服药，并及时就医。

 ### 阿格列汀 Alogliptin

⊘ **剂型与规格**

片剂（6.25mg，12.5mg，25mg）

▯▯ **适应证与用法用量**

- 用于 2 型糖尿病患者的血糖控制。作为饮食控制和运动的辅助治疗；或在单独使用盐酸二甲双胍仍不能有效控制血糖时的联合使用。
- 推荐用法为 25mg，p.o.，q.d.。

✿ **药物特性**

妊娠分级	B
哺乳期	权衡利弊
禁忌证	对本药发生严重超敏反应史的患者
黑框警告	接受本药治疗患者如出现水疱或糜烂应告知医生；如疑为大疱性类天疱疮，应停药并就诊接受适当治疗
基因多态性	无信息
肝功能不全	转氨酶显著或持续升高时，应停止使用
肾功能不全	轻度肾功能不全（CrCl≥60ml/min）无须调整；中度肾功能不全（30ml/min≤CrCl<60ml/min）调整为 12.5mg q.d.；严重肾功能不全或终末期肾脏病（CrCl<30ml/min）调整为 6.25mg q.d.
肾脏替代治疗	无信息

不良反应

常见(≥1%)	罕见但严重(<1%)
鼻咽炎、头痛、上呼吸道感染	胰腺炎、心力衰竭、过敏反应、肝功能异常、严重和致残性关节痛、大疱性类天疱疮

相互作用

药物	机制与结果	临床管理
羟氯喹	可能导致低血糖	禁止联用
氟喹诺酮类药物	导致血糖波动	禁止联用
β受体拮抗剂	导致血糖波动	避免联用
ACEIs	导致血糖波动	避免联用

药代动力学

吸收	F：100%，高脂餐对给药不会有显著影响
分布	血浆蛋白结合率：20%；V_d：417L
代谢	不经广泛的代谢
排泄	经肾脏(76%)和粪便(13%)排泄；$t_{1/2}$：21 小时

患者教育

可与食物同时或分开服用。建议在服用本药前和后定期评估肾功能和心衰风险。患者应知道服用本药可能会导致急性胰腺炎，表现为持续的、剧烈的腹痛，可放射至背部，可能伴有或不伴有呕吐，如疑似该症状，应立即就医。服用本药后可能会发生低血糖症。若漏服，在下一次服药时不要增加剂量。

维格列汀 Vildagliptin

剂型与规格

片剂(50mg)

⚕️ 适应证与用法用量

- 用于治疗 2 型糖尿病: 单药治疗或与二甲双胍联用, 或与胰岛素联用: 50mg/ 次, 早晚各一次; 与磺酰脲类药物联用: 50mg/ 次, 每日一次, 早上服用; 不推荐使用 100mg 以上的剂量。

⚕️ 药物特性

妊娠分级	避免使用
哺乳期	避免使用
禁忌证	对本药及任何成分过敏
黑框警告	无
基因多态性	无信息
肝功能不全	不推荐使用
肾功能不全	CrCl <50ml/min: 50mg/ 次, q.d.
肾脏替代治疗	不被透析

🔲 不良反应

常见(≥1%)	罕见但严重(<1%)
头晕、头痛、鼻咽炎	大疱性类天疱疮、急性胰腺炎、关节痛

🔗 相互作用

药物	机制与结果	临床管理
生长抑素类药物	导致糖调节受损	监测血糖
喹诺酮类药物	导致血糖异常,增加低血糖或高血糖风险	监测血糖
硫辛酸、氯喹、羟氯喹	增加低血糖风险	监测血糖

⚗ 药代动力学

吸收	F: 85%
分布	血浆蛋白结合率: 9.3%; V_d: 71L
代谢	经肝脏代谢很少
排泄	15%经粪便排泄, 85%经肾脏排泄; $t_{1/2}$: 3 小时

患者教育

可与食物同时或分开服用。服药期间避免从事需要精神警觉或协调的活动，因为本药可能导致头晕。如果漏服本药应尽快补服，但不要在一天内服用双倍剂量。定期监测肝功能，出现黄疸或其他提示肝功能障碍症状的患者应停止服用本品并及时就医。应告知患者当出现急性胰腺炎的特征性症状，如持续性的、重度腹痛或心力衰竭的典型症状时，应及时就医。服药期间若出现水疱或破溃等疑似大疱性类天疱疮时，应停止服药，并及时就医。辅料中含有乳糖，乳糖不耐受者不建议使用本品。

达格列净 Dapagliflozin

⊘ 剂型与规格

片剂（5mg, 10mg）

适应证与用法用量

- 用于 2 型糖尿病成人患者：起始剂量为 5mg/ 次，p.o., q.d., 晨服；剂量可增加至 10mg/ 次, q.d.。
- 用于心力衰竭成人患者：剂量为 10mg/ 次, p.o., q.d.。

⚙ 药物特性

妊娠分级	不推荐使用
哺乳期	避免使用

禁忌证	对本药有严重超敏反应史者；重度肾功能不全的患者 [eGFR<30ml/(min·1.73m²)]；透析患者
黑框警告	无
基因多态性	无信息
肝功能不全	无须调整剂量
肾功能不全	eGFR 30～45ml/(min·1.73m²)：不建议使用；eGFR<30ml/(min·1.73m²)：禁用
肾脏替代治疗	禁止使用

📇 不良反应

常见(≥1%)	罕见但严重(<1%)
急性肾损伤、尿路感染、排尿增加、背痛、肢体疼痛、恶心、血脂异常、便秘、鼻咽炎、皮疹	血容量不足、超敏反应、酮症酸中毒、尿脓毒症、肾盂肾炎

🔗 相互作用

药物	机制与结果	临床管理
阳性尿糖试验	尿糖试验结果呈阳性	采用其他方法监测血糖
1,5-脱水葡萄糖醇	血糖值不可靠	采用其他方法监测血糖

🔬 药代动力学

吸收	F: 78%
分布	血浆蛋白结合率：91%
代谢	经肝脏代谢
排泄	75% 经肾脏排泄，21% 经粪便排泄；$t_{1/2}$: 12.9 小时

患者教育

　　需要在早晨服用。因为本药不会受到进食的影响，其在空腹或餐后都可以起到很好的降血糖作用，因此餐前或餐后服用都可以。本药和其他降血糖药联用时，可能会出现低血糖，需要监测血糖。服药期间出现酮症酸中毒的症状或体征，如恶心、呕吐、腹痛、全身不适和呼吸急促等，应立即停用本品，并及时就医。服药期间患者在生殖器或会阴部出现疼痛或压痛、红斑或肿胀，伴有发烧或不适，应警惕坏死性筋膜炎的发生，应及时就医。使用本药可增加生殖器真菌感染的风险，应密切观察相关症状。

恩格列净 Empagliflozin

剂型与规格

　　片剂（10mg，25mg）

适应证与用法用量

- 用于治疗 2 型糖尿病：10mg/ 次，p.o.，q.d.，晨服；剂量可增加至 25mg/ 次，q.d.。

药物特性

妊娠分级	妊娠中晚期避免使用
哺乳期	避免使用
禁忌证	对本药有严重超敏者；重度肾损害、终末期肾脏病或透析患者
黑框警告	无
基因多态性	无信息
肝功能不全	重度肝损害者不建议使用
肾功能不全	eGFR<45ml/（min•1.73m^2）：不建议使用
肾脏替代治疗	无信息

⊟ 不良反应

常见（≥1%）	罕见但严重（<1%）
尿路感染、排尿增加、上呼吸道感染、血脂异常、关节痛、恶心	低血压、酮症酸中毒、急性肾损伤及肾功能损害、尿脓毒症、肾盂肾炎

⚕ 相互作用

药物	机制与结果	临床管理
利尿剂	尿量增加和尿频	监测血压
胰岛素或胰岛素促泌剂	增加低血糖风险	监测血糖
阳性尿糖试验	尿糖试验结果呈阳性	采用其他方法监测血糖
1,5-脱水葡萄糖醇	血糖值不可靠	采用其他方法监测血糖

⚗ 药代动力学

吸收	无信息
分布	血浆蛋白结合率：86.2%；V_d：73.8L
代谢	经肝脏代谢
排泄	41.2% 经粪便排泄，54.4% 经肾脏排泄；$t_{1/2}$：12.4 小时

⚇ 患者教育

需要在早晨服用，空腹或进餐后均可。本品和其他降血糖药联用时，可能会出现低血糖，需要定期监测血糖；治疗时可发生低密度脂蛋白胆固醇（LDL-C）升高，根据需要进行监测和治疗。服药期间出现酮症酸中毒的症状或体征，如恶心、呕吐、腹痛、全身不适和呼吸急促等，应立即停用本品，并及时就医。服药期间患者在生殖器或会阴部出现疼痛或压痛、红斑或肿胀,伴有发烧或不适,应警惕坏死性筋膜炎的发生,应及时就医。使用本药可增加生殖器真菌感染的风险,应密切观察相关症状。

 ## 卡格列净 Canagliflozin

剂型与规格

片剂(0.1g, 0.3g)

适应证与用法用量

– 与二甲双胍联用:当单独使用二甲双胍血糖控制不佳时,可与二甲双胍联合使用,配合饮食和运动改善成人2型糖尿病患者的血糖控制。

– 与二甲双胍和磺脲类药物联用:当联用二甲双胍和磺脲类药物血糖控制不佳时,可与二甲双胍和磺脲类药物联合使用,配合饮食和运动改善成人2型糖尿病患者的血糖控制。起始剂量为100mg, p.o., q.d.,当天第一餐前服用。对于耐受每天100mg、eGFR≥60ml/(min·1.73m^2)且需要额外血糖控制的患者,剂量可增至300mg, q.d.。

药物特性

妊娠分级	妊娠中晚期避免使用
哺乳期	避免使用
禁忌证	对本药有严重过敏反应的人群,如过敏反应或血管性水肿;重度肾损害[eGFR低于30ml/(min·1.73m^2)]、终末期肾脏病或正在接受透析的患者
黑框警告	无信息
基因多态性	无信息
肝功能不全	轻度至中度肝损害患者无须调整剂量,不推荐重度肝损害的患者使用

肾功能不全	eGFR≥60ml/(min·1.73m^2)：无须调整剂量；eGFR≥45ml/(min·1.73m^2)至<60ml/(min·1.73m^2)：100mg, q.d.；eGFR<45ml/(min·1.73m^2)：不建议使用；eGFR<30ml/(min·1.73m^2)：禁止使用
肾脏替代治疗	不被透析（血液透析）

不良反应

常见（≥1%）	罕见但严重（<1%）
呕吐、腹痛、便秘、恶心、全身不适、尿路感染、排尿增加、口渴、血脂异常、生殖器真菌感染、上呼吸道感染、关节痛	酮症酸中毒、充血性心力衰竭、严重尿路感染、会阴坏死性筋膜炎、严重超敏反应

相互作用

药物	机制与结果	临床管理
葡糖醛酸转移酶酶诱导剂（如利福平、苯妥英钠、苯巴比妥、利托那韦）	可降低本药疗效	避免联用。如必须联用，对于能耐受100mg, q.d.、eGFR>60ml/(min·1.73m^2)且需要额外血糖控制的患者，可考虑增加剂量至300mg, q.d.。对于eGFR为45ml/(min·1.73m^2)至<60ml/(min·1.73m^2)，可考虑其他降糖治疗
地高辛	可升高地高辛的曲线下面积和平均峰浓度	谨慎联用，严密监测地高辛的血药浓度

药代动力学

吸收	F: 65%，食物不影响吸收
分布	蛋白结合率 99%，V_d: 83.5L
代谢	广泛通过 O-葡糖醛酸化
排泄	经肾脏（33%）排泄，经粪便（41.5%）排泄，$t_{1/2}$：10.6 小时（0.1g），13 小时（0.3g）

患者教育

建议在一天的第一餐前服药；当与胰岛素或胰岛素促泌剂联用时，可能增加低血糖风险，应考虑降低胰岛素或胰岛素促泌剂的剂量，以降低低血糖风险；当出现酮症酸中毒、下肢部位的感染（包括骨髓炎）、下肢新发疼痛或触痛、疮或溃疡，应停用本药并立即就医；使用本药可增加生殖器真菌感染的风险，应密切观察相关症状。

艾塞那肽 Exenatide

剂型与规格

注射液（0.25mg/ml，单次注射药量 5μg 或 10μg）

适应证与用法用量

- 用于成人 2 型糖尿病患者控制血糖：i.h.，起始剂量 5μg/次，b.i.d.，在早餐和晚餐前 60 分钟内（或每天的 2 顿主餐前；给药间隔大约 6 小时或更长），根据临床应答，在治疗 1 个月后剂量可增加至 10μg/次，b.i.d.。

药物特性

妊娠分级	C，权衡利弊
哺乳期	L3，权衡利弊

禁忌证	对本药及其他成分过敏者；1型糖尿病患者；甲状腺髓样癌既往史或家族史患者；2型多发性内分泌肿瘤综合征患者
黑框警告	禁止用于有甲状腺髓样癌患者或家族史患者、2型多发性内分泌瘤综合征患者
基因多态性	无信息
肝功能不全	无须调整
肾功能不全	CrCl 30～50ml/min：谨慎使用；CrCl<30ml/min：避免使用
肾脏替代治疗	不被透析

🖾 不良反应

常见（≥1%）	罕见但严重（<1%）
注射部位反应、恶心、呕吐、腹泻、便秘、头痛、头晕、低血糖、心跳加快	甲状腺C细胞肿瘤、急性胰腺炎、急性胆囊疾病、肾功能不全、低血糖并发症、血小板减少症

🔗 相互作用

药物	机制与结果	临床管理
磺脲类药物	增加发生低血糖风险	监测血糖，减少磺脲类药物剂量

🔬 药代动力学

吸收	F：100%
分布	V_d：28.3L
代谢	极少全身代谢
排泄	经肾小球滤过消除，$t_{1/2}$：2.4小时

🗂 患者教育

　　本药为预装注射笔装置,详细操作指导可见药品包装盒所附"注射笔使用手册"。如果错过一次剂量,应跳过错过的剂量,按照正常时间表用药,饭后不要注射已错过的剂量。在本药至少 1 小时前服用口服避孕药或抗生素。本药应避光存放于 2～8℃,不得冷冻,首次使用艾塞那肽注射笔后,可在不超过 25℃将其存储 30 天。不要与他人共用注射笔或针头,因为有传播血源性病原体的危险。

利拉鲁肽 Liraglutide

🖊 剂型与规格

　　注射液(3ml:18mg)

📋 适应证与用法用量

- 用于成人 2 型糖尿病患者血糖控制,降低伴有心血管疾病 2 型糖尿病成人患者的主要心血管不良事件:i.h.,起始剂量 0.6mg/d,q.d.,至少 1 周后,剂量应增加至 1.2mg/d,最多 1.8mg/d,可与或不与食物同服。

✳ 药物特性

妊娠分级	C,避免使用
哺乳期	L3,权衡利弊
禁忌证	对本药及其他成分过敏者;1 型糖尿病患者;用于治疗糖尿病酮症酸中毒;甲状腺髓样癌既往史或家族史患者;2 型多发性内分泌肿瘤综合征患者
黑框警告	禁止用于有甲状腺髓样癌患者或家族史患者、2 型多发性内分泌瘤综合征患者

基因多态性	无信息
肝功能不全	谨慎使用
肾功能不全	轻度肾功能不全:无须调整剂量;中重度肾功能不全:谨慎使用
肾脏替代治疗	不被透析

不良反应

常见(≥1%)	罕见但严重(<1%)
恶心、呕吐、腹泻、食欲下降、便秘、消化不良、头痛、鼻咽炎、上呼吸道感染、背痛、注射部位反应、血清胆红素升高	甲状腺 C 细胞肿瘤、胰腺炎、急性胆囊疾病、肾功能不全、低血糖、严重的超敏反应

相互作用

药物	机制与结果	临床管理
磺脲类药物	增加发生低血糖风险	监测血糖,减少磺脲类药物剂量
华法林和其他香豆素衍生物	尚不清楚	密切监测 INR

药代动力学

吸收	F:55%,食物无影响
分布	血浆蛋白结合率:>98%;V_d:13L
代谢	被内源性代谢
排泄	经尿液、粪便排泄;$t_{1/2}$:13 小时

患者教育

在一天中的任何时间每天给药一次,与膳食无关。

如果漏用,应跳过漏用的剂量,恢复正常计划;如果自上一次给药后超过 3 天,建议重新给药。本药应存放于2〜8℃,不得冷冻,首次使用利拉鲁肽笔后,可在 15〜30℃将其存储 30 天。不要与他人共用注射笔,因为有传播血源性病原体的危险。

 短效胰岛素制剂 Short-acting Insulin

⬦ **剂型与规格**

注射剂(10ml:300IU)

▥ **适应证与用法用量**

- 用于治疗糖尿病:i.h.,剂量应根据患者的病情个体化。个体胰岛素需要量通常为 0.3〜1IU/(kg•d)。当患者存在胰岛素抵抗时(如处于青春期或肥胖状态),每日的胰岛素需要量可能会增加。而当患者体内存在残余的内源性胰岛素分泌时,每日的胰岛素需要量可能会减少。

✿ **药物特性**

妊娠分级	B
哺乳期	可以使用
禁忌证	低血糖症;对人胰岛素、间甲酚或本品其他成分过敏者
黑框警告	无
基因多态性	无
肝功能不全	根据血糖调整剂量
肾功能不全	根据血糖调整剂量
肾脏替代治疗	无信息

⊟ 不良反应

常见（≥1%）	罕见但严重（<1%）
低血糖反应、注射部位反应、体重增加、脂肪营养不良	严重低血糖、严重过敏反应、胰岛素抵抗

⚮ 相互作用

药物	机制与结果	临床管理
β受体拮抗剂	所有的β受体拮抗剂均能掩盖心悸等低血糖症状，大多非选择性β受体拮抗剂可增加低血糖的发生率和严重性	避免联用普萘洛尔；谨慎联用其他β受体拮抗剂，监测血糖
NSAIDs、ACEIs、ARBs、磺胺类、MAOIs、氟喹诺酮类、H_2受体拮抗剂	可增强本药的降血糖作用，增加低血糖的发生风险或严重程度	密切监测血糖
噻嗪类利尿剂、CCBs、皮质类固醇、甲状腺素、生长激素、口服避孕药	可降低本药的降糖作用，导致血糖失控	密切监测血糖

⚗ 药代动力学

无信息。

⚇ 患者教育

定期监测血糖（2~4 次/d）。若使用本品后，血糖 <3.8mmol/L，应及时补充葡萄糖或饮用果汁，并就医。未开封的药品放在冰箱中冷藏（2~8℃）保存，不得使用冷冻后的本品，正在使用的本品不要放于冰箱中，可在室温下（不超过 30℃）存放 4 周，避光保存。针头一次性使

用,不可重复利用,定期更换注射部位。针头应在皮下停留至少 6 秒钟,以确保胰岛素被完全注射入体内。

🖊 精蛋白锌胰岛素 Protamine Zinc Insulin

🖉 剂型与规格

注射剂(10ml:400IU)

▤▤ 适应证与用法用量

- 中、轻度糖尿病:i.h.,早餐前 30~60 分钟注射,起始治疗 4~8IU/ 次,q.d.,按血糖、尿糖变化调整维持剂量。有时需于晚餐前再注射一次,剂量根据病情而定,一般每日总量为 10~20IU。使用前须滚动药瓶,使胰岛素混匀,但不要用力摇动以免产生气泡。

✿ 药物特性

妊娠分级	可以使用
哺乳期	可以使用
禁忌证	低血糖症患者;胰岛细胞瘤患者
黑框警告	无
基因多态性	无
肝功能不全	根据血糖调整剂量
肾功能不全	根据血糖调整剂量
肾脏替代治疗	无信息

▦ 不良反应

常见(≥1%)	罕见但严重(<1%)
低血糖反应、局部过敏反应(注射部位红斑、丘疹、硬结)、脂肪营养不良	严重低血糖、全身性过敏反应、胰岛素抵抗

ℰ 相互作用

药物	机制与结果	临床管理
β 受体拮抗剂	所有的 β 受体拮抗剂均能掩盖心悸等低血糖症状,大多非选择性 β 受体拮抗剂可增加低血糖的发生率和严重性	避免联用普萘洛尔;谨慎联用其他 β 受体拮抗剂,监测血糖
NSAIDs、ACEIs、ARBs、磺胺类、MAOIs、氟喹诺酮类、H_2 受体拮抗剂	可增强本药的降血糖作用,增加低血糖的发生风险或严重程度	密切监测血糖
噻嗪类利尿剂、CCBs、皮质类固醇、甲状腺素、生长激素、口服避孕药	可降低本药的降糖作用,导致血糖失控	密切监测血糖

✂ 药代动力学

吸收	吸收缓慢而均匀
分布	分布于细胞外液
代谢	经肝脏(50%)代谢
排泄	经肾排泄

⌂ 患者教育

定期监测血糖(2~4 次 /d)。若使用本品后,血糖 <3.8mmol/L,应及时补充葡萄糖或饮用果汁,并就医。未开封的药品放在冰箱中冷藏(2~8℃)保存,不得使用冷冻后的本品,正在使用的本品不要放于冰箱中,可在室温下(不超过 30℃)存放 4 周,避光保存。针头一次性使

用,不可重复利用,定期更换注射部位。针头应在皮下停留至少 6 秒钟,以确保胰岛素被完全注射入体内。使用前须滚动药瓶,使胰岛素混匀,但不要用力摇动以免产生气泡。本品不能用于静脉注射。

 ## 速效胰岛素类似物 Fast-acting Insulin Analogue

⬦ 剂型与规格

注射剂,3ml∶300IU(笔芯);如门冬胰岛素、赖脯胰岛素或谷赖胰岛素

📖 适应证与用法用量

- 糖尿病:①i.h.,剂量因人而异,常为 0.5～1.0IU/(kg·d)。可在腹部、大腿、上臂三角肌或臀部皮下注射。②静脉给药:用 100IU/ml 的门冬胰岛素与 0.9% 氯化钠、5% 或 10% 葡萄糖及 40mmol/l 氯化钾的聚丙烯输注包配制浓度为 0.05～1.0IU/ml 的输注用液体(在室温下可稳定保持 24 小时),可用于胰岛素泵做连续皮下胰岛素输注治疗。

✿ 药物特性

妊娠分级	B
哺乳期	可以使用
禁忌证	低血糖症者;对本药或任何其他成分过敏者
黑框警告	无
基因多态性	无
肝功能不全	需要调整剂量
肾功能不全	需要调整剂量
肾脏替代治疗	无信息

🔲 不良反应

常见(≥1%)	罕见但严重(<1%)
低血糖、注射部位局部反应(如皮疹、瘙痒)、体重增加、脂肪营养不良	严重过敏反应、胰岛素抵抗

🔗 相互作用

药物	机制与结果	临床管理
β受体拮抗剂	所有的β受体拮抗剂均能掩盖心悸等低血糖症状,大多非选择性β受体拮抗剂可增加低血糖的发生率和严重性	避免联用普萘洛尔;谨慎联用其他β受体拮抗剂,监测血糖
NSAIDs、ACEIs、ARBs、磺胺类、MAOIs、氟喹诺酮类、H_2受体拮抗剂	可增强本药的降血糖作用,增加低血糖的发生风险或严重程度	密切监测血糖
噻嗪类利尿剂、CCBs、皮质类固醇、甲状腺素、生长激素、口服避孕药	可降低本药的降糖作用,导致血糖失控	密切监测血糖

🔬 药代动力学

吸收	无
分布	血浆蛋白结合率:5%
代谢	经肝脏(50%)代谢
排泄	经肾脏(30%)排泄;$t_{1/2}$:1.5小时

🚼 患者教育

定期监测血糖（2～4 次 /d）。若使用本品后，血糖<3.8mmol/L，应及时补充葡萄糖或饮用果汁，并就医。未开封的药品放在冰箱中冷藏（2～8℃）保存，不得使用冷冻后的本品，正在使用的本品不要放于冰箱中，可在室温下（不超过 30℃）存放 4 周，避光保存。针头一次性使用，不可重复利用，定期更换注射部位。针头应在皮下停留至少 6 秒钟，以确保胰岛素被完全注射入体内。使用前须滚动药瓶，使胰岛素混匀，但不要用力摇动以免产生气泡。本品不能用于静脉注射。

预混胰岛素类似物 Recombinant Human Insulin Anaiogues

🖊 剂型与规格

注射剂 25R，50R（3ml：300IU）

🔲 适应证与用法用量

- 糖尿病：i.h.，剂量应根据患者的病情个体化，可在餐前即时注射，必要时，也可在饭后立即注射。

✿ 药物特性

妊娠分级	可以使用
哺乳期	可以使用
禁忌证	低血糖患者；对赖脯胰岛素及其他组分过敏的患者
黑框警告	无
基因多态性	无
肝功能不全	根据血糖调整剂量
肾功能不全	需要减少剂量
肾脏替代治疗	无信息

🖂 不良反应

常见（≥1%）	罕见但严重（<1%）
低血糖，注射部位红肿、瘙痒	严重低血糖、胰岛素抵抗

🖉 相互作用

药物	机制与结果	临床管理
β受体拮抗剂	所有的β受体拮抗剂均能掩盖心悸等低血糖症状，大多非选择性β受体拮抗剂可增加低血糖的发生率和严重性	避免联用普萘洛尔；谨慎联用其他β受体拮抗剂，监测血糖
NSAIDs、ACEIs、ARBs、磺胺类、MAOIs、氟喹诺酮类、H_2受体拮抗剂	可增强本药的降血糖作用，增加低血糖的发生风险或严重程度	密切监测血糖
噻嗪类利尿剂、CCBs、皮质类固醇、甲状腺素、生长激素、口服避孕药	可降低本药的降糖作用，导致血糖失控	密切监测血糖

⚗ 药代动力学

无信息。

👤 患者教育

定期监测血糖（2～4次/d）。若使用本品后，血糖<3.8mmol/L，应及时补充葡萄糖或饮用果汁，并就医。未开封的药品放在冰箱中冷藏（2～8℃）保存，不得使用冷冻后的本品，正在使用的本品不要放于冰箱中，可在室温下（不超过30℃）存放4周，避光保存。针头一次性使用，不可重复利用，定期更换注射部位。针头应在皮下停

留至少 6 秒钟,以确保胰岛素被完全注射入体内。使用前须滚动药瓶,使胰岛素混匀,但不要用力摇动以免产生气泡。本品不能用于静脉注射。

胰岛素 Insulin

⌀ 剂型与规格
注射液(10ml∶400IU)

📖 适应证与用法用量
- 1 型、2 型糖尿病:i.h.,①1 型糖尿病,通常剂量为 0.5～1IU/(kg•d),根据血糖监测结果调整。②2 型糖尿病,在无急性并发症情况下,敏感者 5～10IU/d,一般约 20IU/d,肥胖、对胰岛素敏感性较差者需增加剂量。在有急性并发症情况下,应每 4～6 小时注射一次,剂量根据病情变化及血糖监测结果调整。
- 酮症酸中毒、高血糖非酮症性高渗性昏迷:i.v.gtt,成人 4～6IU/h,病情较重者,可先 i.v.,10IU,随后 i.v.gtt,当血糖降至 13.9mmol/L 以下时,应减少剂量及注射频率。儿童按 0.1IU/(kg•h)给药,根据血糖变化调整剂量。

❀ 药物特性

妊娠分级	B
哺乳期	可以使用
禁忌证	对本药过敏患者;低血糖发作期间的患者
黑框警告	无信息
基因多态性	无信息
肝功能不全	可能增加低血糖风险,监测血糖并酌情调整剂量
肾功能不全	可能增加低血糖风险,监测血糖并酌情调整剂量
肾脏替代治疗	无信息

⊡ 不良反应

常见(≥1%)	罕见但严重(<1%)
低血糖、注射部位反应、头痛、反射减弱、感觉障碍、灰指甲、尿路感染、胸痛、恶心、腹痛、腹泻、体重增加、脂肪代谢障碍	严重过敏反应、胰岛素抵抗、严重低血糖

◈ 相互作用

药物	机制与结果	临床管理
β受体拮抗剂	所有的β受体拮抗剂均能掩盖心悸等低血糖症状,大多非选择性β受体拮抗剂可增加低血糖的发生率和严重性	避免联用普萘洛尔;谨慎联用其他β受体拮抗剂,监测血糖
NSAIDs、ACEIs、ARBs、磺胺类、MAOIs、氟喹诺酮类、H_2受体拮抗剂	可增强本药的降血糖作用,增加低血糖的发生风险或严重程度	密切监测血糖
噻嗪类利尿剂、CCBs、皮质类固醇、甲状腺素、生长激素、口服避孕药	可降低本药的降糖作用,导致血糖失控	密切监测血糖

⚇ 药代动力学

吸收	无
分布	血浆蛋白结合率:5%
代谢	经肝脏(50%)代谢
排泄	静脉注射 $t_{1/2}$:5~10分钟;皮下注射 $t_{1/2}$:2小时

𝟴 患者教育

用药期间应定期检查血糖、尿常规、肝肾功能、视力、眼底视网膜血管、血压及心电图等，以了解病情及糖尿病并发症情况。低血糖的症状有疲倦、精神错乱、心悸、头痛、出汗和呕吐等状况，轻微的低血糖症状可以通过口服葡萄糖或糖制品进行治疗，严重时需要及时就医。切勿与他人共用胰岛素注射笔、胰岛素注射器或胰岛素泵等胰岛素注射装置。

抗感染药物

β-内酰胺酶抑制剂的复方制剂

 ### 阿莫西林克拉维酸钾 Amoxicillin and Clavulanate Potassium

剂型与规格

片剂（2∶1,4∶1,7∶1,克拉维酸钾 125mg/ 片）；颗粒剂［125mg∶31.25mg（4∶1），200mg∶28.5mg（7∶1）］；干混悬剂［250mg∶62.5mg（4∶1），200mg∶28.5mg（7∶1）］；注射用无菌粉末［250mg∶50mg（5∶1），500mg∶100mg（5∶1），1 000mg∶200mg（5∶1）］

适应证与用法用量

- 用于治疗敏感菌株引起的感染（上呼吸道感染、下呼吸道感染、泌尿系统感染、皮肤和软组织感染及其他感染）：①p.o.，7∶1 制剂：457～914mg/ 次，q.12h.；4∶1 制剂：312.5mg，t.i.d.；2∶1 制剂：375mg，t.i.d.，严重感染时，剂量可加倍，未经重新检查，连续治疗不得超过 14 日。②i.v./i.v.gtt.，5∶1 注射液，1 200mg，q.8h.；对严重感染者，剂量可增至 1 200mg/ 次，q.6h.，未经重新检查，连续治疗不得超过 14 日。

- 预防手术感染：i.v./i.v.gtt.，通常于诱导麻醉时给予 1 200mg。对有高感染危险性手术（如结肠手术）的患者，1 200mg/ 次，3～4 次 /d。如术中感染的危险性增加，可继续按此方案给药数日。

✿ 药物特性

妊娠分级	B
哺乳期	L1，可以使用
禁忌证	对本药及任何青霉素类药物有超敏反应的患者；曾接受其他 β- 内酰胺类药物后出现重度速发型超敏反应的患者；严重肝功能损伤的患者和曾经因阿莫西林 / 克拉维酸而造成黄疸 / 肝损伤的患者；有出现麻疹的危险性且同时伴发细菌感染的传染性单核细胞增多症及淋巴细胞白血病的患者
黑框警告	无
基因多态性	无信息
肝功能不全	严重肝功能不全者避免使用
肾功能不全	CrCl<10ml/min：q.d. 10ml/min≤CrCl<30ml/min：q.12h.
肾脏替代治疗	可被透析；常规剂量，q.d.；每次血液透析后需补充额外剂量

🖃 不良反应

常见（1%～10%）	罕见但严重（<1%）
恶心、呕吐、腹泻、皮疹、荨麻疹、皮肤黏膜念珠菌病	严重过敏反应、史 - 约综合征、假膜性结肠炎、肾衰竭、间质性肾炎、胆汁淤积性黄疸、肝衰竭、溶血性贫血

✍ 相互作用

药物	机制与结果	临床管理
丙磺舒	丙磺舒可降低肾小管对阿莫西林的分泌	避免联用
文拉法辛	增加 5- 羟色胺（5-HT）综合征风险	避免联用
甲氨蝶呤	减少甲氨蝶呤清除	避免联用，监测甲氨蝶呤浓度并调整剂量
华法林	增加出血风险	密切监测

✂ 药代动力学

吸收	F: 阿莫西林 97%；F: 克拉维酸 64%
分布	血浆蛋白结合率：阿莫西林 18%；克拉维酸 25%
代谢	克拉维酸经肝脏广泛代谢
排泄	阿莫西林经肾脏（50%～70%）排泄；克拉维酸经肾脏（25%～40%）排泄；$t_{1/2}$：阿莫西林 1.3 小时；克拉维酸 1 小时

☐ 患者教育

　　干混悬剂用温水冲服。足疗程治疗，一般情况下服药后症状会在 2～3 天缓解，如果变严重要及时就医。服药期间出现黄疸，持续或严重的腹泻、腹痛，皮疹或荨麻疹等，应及时就医。

哌拉西林钠他唑巴坦钠 Piperacillin Sodium and Tazobactam Sodium

⊘ 剂型与规格

　　注射用无菌粉末[2.25g（2.0g：0.25g），4.5g（4.0g：0.5g）]

🔲 适应证与用法用量

– 呼吸道感染，泌尿道感染，腹腔内感染，皮肤及软组织感染：单纯性和复杂性皮肤和皮下组织感染，细菌性败血症，妇科感染，中性粒细胞减少者的细菌感染，骨、关节感染和多种细菌混合感染。

– 用法用量：i.v.gtt.，剂量和频率可根据感染的严重程度和部位增减，剂量范围为 2.25～4.5g/ 次，给药频率可为 q.6h.、q.8h. 或 q.12h.，常规疗程为 7～10 日，医院获得性肺炎的推荐疗程为 7～14 日。

✿ 药物特性

妊娠分级	B
哺乳期	L2，权衡利弊
禁忌证	对青霉素类、头孢菌素类抗生素或 β-内酰胺酶抑制药过敏者
黑框警告	只能用于治疗或预防被证实或强烈怀疑由细菌感染引起的疾病
基因多态性	无信息
肝功能不全	无须调整
肾功能不全	CrCl<40ml/min 需要调整剂量及频次
肾脏替代治疗	可被透析，每次透析后需额外加用 0.75g

🗷 不良反应

常见（≥1%）	罕见但严重（<1%）
皮疹、瘙痒、腹痛、腹泻便秘、恶心、呕吐、口腔念珠菌感染、头痛、失眠	艰难梭菌感染、药源性血小板减少症、骨髓抑制、史 - 约综合征、中毒性表皮坏死松解症（TEN）、过敏反应、肾衰竭

相互作用

药物	机制与结果	临床管理
丙磺舒	丙磺舒可抑制肾小管分泌本药,降低本药肾脏清除率	避免联用
肝素、口服抗凝血药	影响凝血功能	定期监测凝血功能
甲氨蝶呤	降低甲氨蝶呤的清除	监测甲氨蝶呤血药浓度

药代动力学

吸收	F: 71%(i.m.)
分布	血浆蛋白结合率约30%; V_d: 10~16L
代谢	部分经肝脏代谢
排泄	哌拉西林:经肾脏(68%)、胆汁(<5%)排泄;他唑巴坦钠:经肾脏(80%)、粪便(0.64%)排泄; $t_{1/2}$: 0.7~1.2 小时

患者教育

若同时使用口服避孕药,本药可能降低前者的有效性。用药期间推荐采用其他避孕措施。用药期间出现黄疸、出血表现,持续或严重的腹泻、腹痛,皮疹或荨麻疹等,应及时就医。

头孢哌酮钠舒巴坦钠 Cefoperazone Sodium and Sulbactam Sodium

剂型与规格

粉针剂[1.0g(0.5g/0.5g), 1.5g(1.0g/0.5g), 3.0g(2.0g/1.0g)]

⚕ 适应证与用法用量

- 适用于治疗由敏感菌所引起的下列感染：上、下呼吸道感染；上、下泌尿道感染；腹膜炎、胆囊炎、胆管炎和其他腹腔内感染；败血症；脑膜炎；皮肤和软组织感染；骨骼和关节感染；盆腔炎、子宫内膜炎、淋病和其他生殖道感染。

- 成人：i.v./i.v.gtt.，①1∶1 制剂，2～4g/d，分等量每 12 小时 1 次。②2∶1 制剂，1.5～3g/ 次，分等量每 12 小时 1 次。在严重感染或难治性感染时，1∶1 制剂可增至 8g/d（头孢哌酮 4g，舒巴坦 4g），分等量每 12 小时 1 次。2∶1 制剂可增至 12g/d（头孢哌酮 8g，舒巴坦 4g），分等量每 6～12 小时 1 次。舒巴坦的最大日剂量为 4g。

- 儿童：i.v./i.v.gtt.，①1∶1 制剂，40～80mg/(kg·d)，分等量每 6～12 小时 1 次。②2∶1 制剂，30～60mg/(kg·d)，分等量每 6～12 小时 1 次。在严重感染或难治性感染时，1∶1 制剂可增至 160mg/(kg·d)[头孢哌酮 80mg/(kg·d)，舒巴坦 80mg/(kg·d)]，分等量每 6～12 小时 1 次。

❀ 药物特性

妊娠分级	B
哺乳期	L2，权衡利弊
禁忌证	对头孢菌素类及本药成分过敏患者
黑框警告	无信息
基因多态性	无信息
肝功能不全	无信息

肾功能不全	CrCl 15～30ml/min,舒巴坦给药剂量 1g/次,q.12h. CrCl≤15ml/min,舒巴坦给药剂量 0.5g/次,q.12h.
肾脏替代治疗	可被透析

🖃 不良反应

常见(1%～10%)	罕见但严重(<1%)
中性粒细胞减少、白细胞减少、直接库姆斯试验(Coombs 试验)阳性、凝血障碍、转氨酶升高、腹泻、恶心呕吐	维生素 K 缺乏、出血、过敏反应、假膜性肠炎、TEN、血恶病质、间质性肺炎、急性肾衰竭

🖋 相互作用

本药与能产生低凝血酶原血症、血小板减少或胃肠道出血的药物同时应用时,要考虑这些药物对凝血功能以及出血危险性增加的影响。

⚗ 药代动力学

吸收	舒巴坦 F: 100%
分布	血浆蛋白结合率:82～93%(头孢哌酮),38%(舒巴坦);V_d:18～27.6L(头孢哌酮),10.2～11.3L(舒巴坦),能较好地分布于组织和体液
代谢	无信息
排泄	约 84% 的舒巴坦和 25% 的头孢哌酮经肾脏排泄,其余的头孢哌酮大部分经胆汁排泄;$t_{1/2}$:舒巴坦 1 小时,头孢哌酮 1.7 小时

🖳 患者教育

足疗程使用。建议患者在出现严重腹泻或皮疹时,应及时就医。本药可能导致双硫仑样反应,在治疗期间和停药后 3 天内不得饮酒。

氨基糖苷类

 ## 阿米卡星 Amikacin

⌀ 剂型与规格

注射液[1ml∶0.1g(10万IU),2ml∶0.2g(20万IU)]

▤ 适应证与用法用量

- 敏感菌所致的感染:下呼吸道感染,腹腔感染,胆道感染,骨、关节、皮肤及软组织感染(包括烧伤、术后感染等),复杂性和迁延性尿路感染,中枢神经系统(CNS)感染(包括脑膜炎),细菌性心内膜炎,菌血症或败血症等。
- 单纯性尿路感染:i.m./i.v.gtt.,200mg,q.12h.。
- 其他全身感染:i.m./i.v.gtt.,7.5mg/kg,q.12h.,或15mg/kg,q.24h.。最大剂量为1.5g/d,疗程不得超过10日。

❀ 药物特性

妊娠分级	D,权衡利弊
哺乳期	L2,暂停哺乳
禁忌证	对本药或其他氨基糖苷类过敏的患者
黑框警告	关注其潜在的肾毒性和神经毒性(特别是耳毒性),要进行密切监测
基因多态性	无信息
肝功能不全	无须调整剂量
肾功能不全	需要根据CrCl进行剂量调整
肾脏替代治疗	可被透析,血液透析后补充2/3剂量;持续性血液滤过给予常规剂量的30%~70%,q.12h.~q.18h.

⊟ 不良反应

常见（≥1%）	罕见但严重（<1%）
神经毒性、听力减退、耳鸣、耳部饱满感、肾毒性	神经肌肉阻滞、肾毒性、耳毒性、呼吸道麻痹

⚗ 相互作用

药物	机制与结果	临床管理
氨基糖苷类药物	联用或先后连续局部或全身应用，可增加耳毒性、肾毒性及神经肌肉阻滞作用	避免联用
神经肌肉阻滞剂	可使神经肌肉组织作用增强，导致肌肉软弱、呼吸抑制等症状	避免联用
多黏菌素类药物	联用或先后连续局部或全身应用，可增加肾毒性和神经肌肉阻滞作用	避免联用

⚙ 药代动力学

吸收	吸收迅速
分布	血浆蛋白结合率：0～11%；V_d: 24L
代谢	在体内不代谢
排泄	以原型经肾脏排泄；$t_{1/2}$: 2～2.5 小时

🗉 患者教育

　　服药期间观察有无耳毒性（如耳鸣、眩晕、耳聋等）或肾毒性（如少尿等）的症状或体征。补充足量液体，以减少肾小管损害。

庆大霉素 Gentamicin

⟡ 剂型与规格

　　注射液［1ml：40mg（4 万 IU），2ml：80mg（8 万 IU）］

🈺 适应证与用法用量

- 敏感菌所致的败血症、下呼吸道感染、肠道感染、盆腔感染、腹腔感染、皮肤软组织感染、复杂性尿路感染等。鞘内及脑室内注射可作为敏感菌所致严重 CNS 感染（如脑膜炎、脑室炎）的辅助治疗。
- 一般感染：i.m./i.v.gtt.，80mg 或 1～1.7mg/kg，q.8h. 或 5mg/kg，q.24h.，疗程为 7～14 日。静脉滴注药物浓度不超过 1mg/ml，在 30～60 分钟内缓慢滴入。
- 单纯性尿路感染（不适用于初治）：i.m./i.v.gtt.，体重小于 60kg 者，每次 3mg/kg，q.d.。体重大于 60kg（包含 60kg）者，160mg/ 次，q.d. 或每次 1.5mg/kg，q.12h.。
- 严重 CNS 感染（如脑膜炎、脑室炎）的辅助治疗：鞘内及脑室内注射，4～8mg/ 次，2～3 日一次。

✡ 药物特性

妊娠分级	D，权衡利弊
哺乳期	L2，暂停哺乳
禁忌证	对本药或其他氨基糖苷类过敏者
黑框警告	本药有潜在的耳毒性、肾毒性和神经毒性，要进行密切监测，避免联用有肾毒性、神经毒性的药物、强效利尿药
基因多态性	无信息
肝功能不全	无须调整剂量
肾功能不全	需要根据 CrCl 进行剂量调整
肾脏替代治疗	可被透析，透析结束时给予 1～1.7mg/kg，儿童给予 2mg/kg

🗒 不良反应

常见（≥1%）	罕见但严重（<1%）
听力减退、耳鸣、CrCl 降低、头痛、嗜睡、关节痛	神经肌肉阻滞、肾毒性、耳毒性、呼吸道麻痹

✍ 相互作用

药物	机制与结果	临床管理
氨基糖苷类药物	联用或先后连续局部或全身应用，可增加耳毒性、肾毒性及神经肌肉阻滞作用	避免联用
神经肌肉阻滞剂	增强神经肌肉阻滞作用，导致肌肉软弱、呼吸抑制等症状	避免联用
多黏菌素类药物	联用或先后连续局部或全身应用，可增加肾毒性和神经肌肉阻滞作用	避免联用

⚗ 药代动力学

吸收	无信息
分布	血浆蛋白结合率：0～30%；V_d: 0.29～0.37L/kg
代谢	少量代谢
排泄	经肾脏（65%～100%）排泄；$t_{1/2}$: 成人 2 小时，儿童 3.05～3.9 小时

🗭 患者教育

服药期间观察有无耳毒性（如耳鸣、眩晕、耳聋等）或肾毒性（如少尿等）的症状或体征。补充足量液体，以减少肾小管损害。

妥布霉素 Tobramycin

◇ 剂型与规格

注射液[2ml：80mg（8 万 IU）]；滴眼剂[5ml：15mg（0.3%）；8ml：24mg]；眼膏剂[3.5g：10.5mg（0.3%）]

🏥 适应证与用法用量

– 治疗敏感菌所致的新生儿脓毒症、败血症、CNS 感染（包括脑膜炎）、泌尿生殖系统感染、胆道感染、腹腔感染（包括腹膜炎）、骨骼感染、烧伤感染、皮肤软组织感染、急慢性中耳炎、呼吸道感染、亚急性细菌性心内膜炎。与其他抗菌药联用于治疗葡萄球菌所致的感染（耐甲氧西林菌株感染除外）：i.m./i.v.gtt.，每次 1～1.7mg/kg，q.8h.，疗程 7～14 日。

- 外眼及附属器感染：①滴眼剂，轻至中度感染，患侧 1～2 滴 / 次，q.4h.；重度感染，患侧 2 滴 / 次，q.1h.，病情缓解后减量使用，直至痊愈。②眼膏剂：轻至中度感染，患侧一次使用约 1.5cm 的药膏，2～3 次 /d，病情缓解后减量。

❉ 药物特性

妊娠分级	注射剂：D；眼用制剂：B
哺乳期	L3，暂停哺乳
禁忌证	对本品及其他氨基糖苷类药物过敏者；本人或家族中有人因使用链霉素引起耳聋或其他耳聋者；肾衰竭者；妊娠患者
黑框警告	本药有潜在的耳毒性、肾毒性和神经毒性，要进行密切监测，避免联用有肾毒性、神经毒性的药物、强效利尿药；早产儿和新生儿谨慎使用；妊娠期使用氨基糖苷类药物会造成胎儿危害
基因多态性	无信息
肝功能不全	无须调整剂量
肾功能不全	CrCl<70ml/min 需要调整剂量
肾脏替代治疗	无信息

🏥 不良反应

常见（≥1%）	罕见但严重（<1%）
听力减退、耳鸣、肌酐升高、血清转氨酶升高	神经肌肉阻滞、肾毒性、耳毒性、呼吸道麻痹、史 - 约综合征、TEN、多形性红斑

🔗 相互作用

药物	机制与结果	临床管理
氨基糖苷类药物	联用或先后连续局部或全身应用，可能增加耳毒性、肾毒性及神经肌肉阻滞作用	避免联用
利尿剂	利尿剂可能改变本药在血清和组织中的浓度，部分利尿剂可增强本药的毒性	避免联用依他尼酸、呋塞米、尿素或静脉用甘露醇
神经肌肉阻滞剂	增强神经肌肉阻滞作用，导致肌肉软弱、呼吸抑制或呼吸麻痹	避免联用
多黏菌素类药物	可增加肾毒性和神经肌肉阻滞作用	避免联用

📊 药代动力学

吸收	无
分布	血浆蛋白结合率极低；V_d: 85.1L
代谢	在体内不代谢
排泄	主要以原型经肾脏排泄；$t_{1/2}$: 3～4.4 小时

患者教育

滴眼剂可与眼膏联用，日间使用滴眼剂，晚间使用眼膏。

服药期间观察有无耳毒性（如耳鸣、眩晕、耳聋等）或肾毒性（如少尿等）的症状或体征。补充足量液体，以减少肾小管损害。

大环内酯类

阿奇霉素 Azithromycin

剂型与规格

片剂、胶囊、肠溶（片剂、胶囊）：[0.25g（25 万 IU）]；颗粒剂[0.1g（10 万 IU）]；注射液（500mg）

适应证与用法用量

- 一般感染：p.o.，总量 1 500mg，一日 500mg，顿服，连用 3 日；或第 1 日 500mg，第 2～5 日 250mg，均顿服。
- 社区获得性肺炎：i.v.gtt./p.o.，序贯疗法，先 i.v.gtt.，500mg/ 次，q.d.，至少连用 2 日，再 p.o.，500mg/d，顿服，总疗程为 7～10 日。
- 尿道炎、宫颈炎：p.o.，单次 1 000mg。
- 盆腔炎：i.v.gtt./p.o.，序贯疗法，先 i.v.gtt.，500mg，q.d.，使用 1～2 日，再 p.o.，250mg/d，顿服，总疗程为 7 日。
- 由沙眼衣原体、敏感淋球菌或杜克嗜血杆菌引起的性传播疾病：p.o.，单次 1 000mg。
- 预防鸟分枝杆菌复合体感染：p.o.，1 200mg/ 次，q.w.，与或不与利福布汀联用。

✿ 药物特性

妊娠分级	B
哺乳期	L2，可以使用
禁忌证	对任何大环内酯类或酮内酯类抗生素过敏的患者；既往使用阿奇霉素后有胆汁淤积性黄疸/肝功能不全病史的患者
黑框警告	无
基因多态性	无信息
肝功能不全	无须调整剂量
肾功能不全	无须调整剂量，CrCr<10ml/min 慎用
肾脏替代治疗	不被透析

▣ 不良反应

常见（≥1%）	罕见但严重（<1%）
腹痛、腹泻、恶心、呕吐、胃肠胀气、头痛、头晕、转氨酶升高	严重过敏反应、史-约综合征、重症肌无力、胸痛、Q-T间期延长、尖端扭转型室性心动过速、肝炎、肝衰竭、肾衰竭

✍ 相互作用

药物	机制与结果	临床管理
麦角类衍生物	抑制麦角代谢，增加急性中毒风险	禁止联用
华法林	抑制华法林代谢，增加出血风险	密切监测 INR
延长 Q-T 间期的药物或Ⅲ类抗心律失常药	增加心脏毒性	避免联用

❋ 药代动力学

吸收	F: 38%；食物影响很小
分布	血浆蛋白结合率：7%～51%（浓度依赖性）；V_d: 31.1L/kg
代谢	35% 经肝脏代谢
排泄	主要以原型经胆道排泄；$t_{1/2}$: 成人 68 小时，孕妇 6.7 小时

☻ 患者教育

应足疗程使用。可与或不与食物同服，与食物同服能增加耐受性。一般情况下服药后症状会在 2～3 天缓解，如果感染未控制或恶化，需要及时就医。

🖊 红霉素 Erythromycin

⬭ 剂型与规格

肠溶（片剂、胶囊）；（琥珀酸乙酯）片剂；胶囊[0.125g（12.5 万 IU），0.25g（25 万 IU）]；注射用无菌粉末[0.25g（25 万 IU），0.3g（30 万 IU）]；软膏剂（1%）；眼膏剂（0.5%）

▯▯ 适应证与用法用量

- 治疗敏感菌引起的感染，一般用法：p.o.，250mg，q.6h. 或 500mg，q.12h.。根据病情的严重程度，剂量可增至 4g/d。若为链球菌感染，疗程至少为 10 日。成人一次 0.5～1.0g，2～3 次 /d，i.v.，治疗军团菌病剂量可增加至 3～4g/d，分 4 次，i.v.，成人一日不超过 4g；儿童每日 20～30mg/kg，分 2～3 次给药。
- 持续预防风湿性心脏病患者链球菌感染复发：p.o.，250mg，b.i.d.。
- 肠道内阿米巴病：p.o.，250mg，q.6h.，连用 10～14 日。

- 妊娠期泌尿系统感染：p.o., 500mg, q.i.d., 空腹服用，连用 7 日。对不能耐受此剂量的患者，可减量至 250mg/ 次，q.i.d., 连用 14 日。
- 对四环素禁忌或不耐受成人的泌尿系统感染、子宫颈内感染、直肠感染：p.o., 500mg/ 次，q.i.d, 连用 7 日。
- 军团病：p.o., 1~4g/d, 分次服用。
- 预防对青霉素过敏的心脏瓣膜病患者牙科手术或上呼吸道手术时的心内膜炎：p.o., 术前 1 小时服用 1g, 术后 6 小时再服用 500mg。
- 沙眼、结膜炎、睑缘炎、眼外部感染：涂于眼睑内，2~3 次 /d, 最后一次宜于睡前使用。
- 化脓性皮肤病（如脓疱疮）、小面积烧伤感染、溃疡面感染、寻常痤疮：局部外用，取适量涂于患处，b.i.d.。

❀ 药物特性

妊娠分级	B
哺乳期	L1, L3：新生儿早期（幽门狭窄），权衡利弊
禁忌证	对任何大环内酯类药物过敏者禁用
黑框警告	无
基因多态性	CYP3A4/5 中度抑制剂
肝功能不全	严重肝病患者可蓄积药物
肾功能不全	无须调整剂量
肾脏替代治疗	无信息

🗐 不良反应

常见（≥1%）	罕见但严重（<1%）
恶心、呕吐、腹痛、腹泻、转氨酶升高	Q-T 间期延长、室性心律失常、史 - 约综合征、TEN、肝炎、听力损失

☞ 相互作用

药物	机制与结果	临床管理
麦角类衍生物	抑制麦角代谢，增加急性中毒风险	禁止联用
西沙必利	抑制肝脏对西沙必利的代谢，可能增加Q-T间期延长、心律失常等风险	禁止联用
特非那定、阿司咪唑	可显著改变上述药物的代谢，罕见严重心血管不良反应	禁止联用
华法林	增加出血风险	密切监测，考虑调整华法林的剂量

⚗ 药代动力学

吸收	F: 18%～45%；食物不影响血清浓度
分布	血浆蛋白结合率：70%～90%；V_d: 40L
代谢	经肝脏代谢
排泄	经胆道和肾脏（<5%）排泄；$t_{1/2}$: 1～1.5 小时

🧑 患者教育

使用软膏剂的患者应避免接触眼睛及黏膜。肠溶剂型建议餐前服用。

🖊 克拉霉素 Clarithromycin

⬭ 剂型与规格

片剂、胶囊、颗粒剂（0.125g, 0.25g）

▥ 适应证与用法用量

– 敏感菌或敏感病原体所致的感染：一般感染，p.o.，

250mg，b.i.d.；严重感染时，500mg 次，b.i.d.，连用
5～14 日，鼻窦炎和获得性肺炎连用 6～14 日。

 – 牙源性感染：p.o.，250mg，b.i.d.，连用 5 日。

 – 分枝杆菌感染：p.o.，500mg，b.i.d.。用于人类免疫缺
陷病毒（HIV）感染患者的弥散性鸟分枝杆菌复合体
感染时，应联用其他抗分枝杆菌药，并持续治疗至
临床显效。

 – 根除幽门螺杆菌：p.o.，三联疗法，500mg/ 次，b.i.d.，
连用 10 日。

❀ 药物特性

妊娠分级	C
哺乳期	L1，权衡利弊
禁忌证	对任何大环内酯类过敏者；有胆汁淤积性黄疸病史或先前使用克拉霉素的肝功能不全的患者；电解质紊乱患者；伴有肾功能不全的严重肝功能不全患者
黑框警告	无
基因多态性	CYP3A4/5 强抑制剂
肝功能不全	无须调整剂量
肾功能不全	CrCl<30ml/min，剂量减半或延长给药间隔至 q.24h.
肾脏替代治疗	无信息

🗒 不良反应

常见（≥1%）	罕见但严重（<1%）
味觉障碍、恶心、腹泻、呕吐、消化不良、腹痛、头痛、皮疹	急性超敏反应、Q-T 间期延长、肝毒性、艰难梭菌相关性腹泻、重症肌无力的加重

✒ 相互作用

药物	机制与结果	临床管理
延长 Q-T 间期的药物（阿司咪唑、西沙必利、匹莫齐特、特非那定等）	通过延长 Q-T 间期增加心脏毒性	避免联用，或监测心电图
CYP3A4/5 底物	本药抑制 CYP3A4/5 底物代谢，增加其毒性	监测毒性并减少底物剂量，禁止联用治疗窗窄或已知延长 Q-T 间期的药物
CYP3A4/5 诱导剂	增加本药代谢，降低疗效	监测并增加本药剂量
CYP3A4/5 抑制剂	降低本药代谢，增加毒性	监测并减少本药剂量
华法林	抑制华法林代谢，增加出血风险	密切监测 INR
口服降血糖药、胰岛素	可能会导致明显的低血糖	密切监测血糖

⚕ 药代动力学

吸收	F: 55%；食物延缓吸收
分布	V_d: 243～266L
代谢	经肝脏代谢
排泄	经粪便（4%）、肾脏（20%～40%）排泄；$t_{1/2}$: 5～7 小时

☺ 患者教育

应足疗程使用。一般情况下服药后症状会在 2～3 天缓解，如果恶化，应及时就医。服药期间可能会出现味觉改变，如口腔金属味等。

磺 胺 类

 复方磺胺甲噁唑 Compound Sulfamethoxazol

◇ 剂型与规格

片剂［磺胺甲噁唑（SMZ）：甲氧苄啶（TMP）100mg：20mg，400mg：80mg］

适应证与用法用量

- 治疗敏感细菌的感染：p.o.，成人或体重不小于40kg 的儿童，每次 800mg/160mg（SMZ/TMP），q.12h.；年 龄大于 2 个月且体重小于40kg 的儿童，一次用药含 20～30mg/kg（SMZ）、4～6mg/kg（TMP），q.12h.。
- 耶氏肺孢子虫肺炎：①治疗时，p.o.，一次用药含 18.75～25mg/kg（SMZ）、3.75～5mg/kg（TMP），q.6h.；②预防时，p.o.，初次给予 800mg/160mg （SMZ/TMP），b.i.d.；继以相同剂量，q.d. 或 3 次 / 周。

✴ 药物特性

妊娠分级	C；D（临近分娩时）
哺乳期	SMZ：L3，TMP：L2，权衡利弊
禁忌证	对磺胺类药物过敏者；小于 2 个月的婴儿；妊娠晚期患者；叶酸缺乏引起的巨幼细胞性贫血的患者
黑框警告	无
基因多态性	葡萄糖 -6- 磷酸脱氢酶缺乏症患者更容易发生由 SMZ/TMP 引起的溶血性贫血
肝功能不全	避免使用

| 肾功能不全 | CrCl 为 15～30ml/min，剂量减半；CrCl <15ml/min，避免使用 |
| 肾脏替代治疗 | 可被透析 |

⊟ 不良反应

常见(≥1%)	罕见但严重(<1%)
腹泻、恶心、皮疹	严重过敏反应、肾衰竭、肝衰竭、全血细胞减少、心律失常、史 - 约综合征、高钾血症、低血糖、溶血性贫血

🔗 相互作用

药物	机制与结果	临床管理
抗心律失常药、延长 Q-T 间期的药物	增加 Q-T 间期延长和其他心脏事件的风险	避免联用，密切监测并考虑降低剂量
CYP2C8、CYP2C9 底物	TMP 是 CYP2C8 和 CYP2C9 抑制剂，降低底物的代谢，增加底物毒性的风险	减少 CYP2C8、CYP2C9 底物剂量
CYP3A4/5、CYP2C9 诱导剂	增加 TMP 代谢，降低 TMP 作用	监测并增加 TMP 剂量
CYP3A4/5、CYP2C9 抑制剂	减少 TMP 代谢，增加 TMP 毒性风险	监测并减少 TMP 剂量
甲氨蝶呤	TMP 的协同抗叶酸作用增加甲氨蝶呤毒性	避免联用，或监测甲氨蝶呤的血药浓度，必要时减少甲氨蝶呤剂量

⚗ 药代动力学

吸收	F: 90%～100%；食物无影响
分布	血浆蛋白结合率：SMZ 约 70%，TMP44%；V_d：SMZ 为 360ml/kg，TMP 为 2L/kg
代谢	经肝脏（90%）代谢
排泄	SMZ：经肾脏（84.5%）排泄，TMP：经肾脏（66.8%）排泄；$t_{1/2}$：SMZ，8～11 小时；TMP，6～17 小时

⚇ 患者教育

本药有光敏反应，需要使用防晒霜。治疗期间要足量饮水，预防肾脏并发症。足疗程治疗。一般情况下服药后症状会在 2～3 日缓解，如果变严重要及时就医。本药可能导致双硫仑样反应，因此在治疗期间和停药后 3 天内不得饮酒。

抗 病 毒 药

阿昔洛韦 Acyclovir

⌀ 剂型与规格

片剂、胶囊（0.2g）；乳膏剂（3%）；滴眼剂（8ml：8mg）

▥ 适应证与用法用量

– 单纯疱疹病毒感染：①片剂 / 胶囊，p.o.，初发，200mg/ 次，5 次 /d，连用 10 日；或 400mg/ 次，t.i.d.，连用 5 日；复发，200mg/ 次，5 次 /d，连用 5 日。复发性感染慢性抑制疗法，200mg/ 次，t.i.d.，连用 6 个月。②乳膏剂，取适量涂于患处，4～6 次 /d，q.2h.，连用 7 日。

- 带状疱疹病毒感染：p.o., 800mg/ 次, 5 次 /d, 连用 7~10 日。局部给药同"单纯疱疹"。
- 用于免疫缺陷者水痘的治疗：片剂或胶囊，p.o., 800mg/ 次, q.i.d., 连用 5 日。单纯疱疹性角膜炎，眼睑内滴入，q.2h.。

✿ 药物特性

妊娠分级	B
哺乳期	L2, 可以使用
禁忌证	对阿昔洛韦或伐昔洛韦过敏者
黑框警告	无
基因多态性	无信息
肝功能不全	无须调整剂量
肾功能不全	CrCl 为 10~25ml/min 时，延长给药间隔至 24 小时；当 CrCl<10ml/min 时，剂量减半，延长给药间隔至 24 小时
肾脏替代治疗	可被透析

▣ 不良反应

常见(≥1%)	罕见但严重(<1%)
乏力、头痛、恶心、呕吐、腹泻、皮肤瘙痒、荨麻疹	严重过敏反应、意识模糊、癫痫、急性肾功能不全、血栓性血小板减少性紫癜 / 溶血性尿毒症综合征

⌇ 相互作用

药物	机制与结果	临床管理
丙磺舒	本药与丙磺舒竞争性抑制有机酸分泌，使本药排泄减慢，增加毒性	密切监测

药物	机制与结果	临床管理
齐多夫定	可引起肾毒性，表现为深度昏睡和疲劳	谨慎联用

⚗ 药代动力学

吸收	F：10%～20%；食物无影响
分布	蛋白结合率：9%～33%；V_d：0.8L/kg
代谢	经肝脏代谢，代谢产物没有活性
排泄	经肾脏（62%～90%）排泄；$t_{1/2}$：2.5～3.3 小时

🖧 患者教育

在治疗期间保持足够的饮水。足疗程使用。建议患者使用乳膏剂时应佩戴指套或橡胶手套以防病毒传播。症状可在服药后 2～3 日内改善，若出现恶化，应及时就医。

奥司他韦 Oseltamivir

⃠ 剂型与规格

胶囊（30mg，45mg，75mg）；颗粒剂（15mg，25mg）

▯▯ 适应证与用法用量

- 治疗甲型和乙型流感：p.o.，75mg/ 次，b.i.d.，连用 5 日。
- 预防甲型和乙型流感：p.o.，75mg/ 次，q.d.，至少连用 7 日。与流感患者密切接触后（2 日内开始用药）或于流感季节时预防用药。

❀ 药物特性

妊娠分级	C
哺乳期	L3，权衡利弊
禁忌证	对本药或其他成分过敏者

黑框警告	无
基因多态性	无信息
肝功能不全	轻度或中度无须调整剂量
肾功能不全	CrCl 为 30～60ml/min 时，30mg/ 次，治疗 b.i.d.，连用 5 日，预防 q.d.；当 CrCl 为 10～30ml/min 时，30mg/ 次，治疗 q.d.，连用 5 日，预防 q.o.d.；当 CrCl <10ml/min 且非透析时，避免使用
肾脏替代治疗	可被透析

🖽 不良反应

常见(≥1%)	罕见但严重(<1%)
恶心、呕吐、腹泻、头痛、皮疹、肝功能损伤、精神障碍	严重过敏反应、异常行为、精神错乱致伤及死亡、心律失常、史 - 约综合征、癫痫

🖉 相互作用

药物	机制与结果	临床管理
流感疫苗	可能减弱流感减毒活疫苗的疗效	除非临床需要，在开始使用本药的前 2 周内或停用本药后 48 小时应避免接种流感减毒活疫苗；灭活流感疫苗的接种则无须考虑本药的用药时间

⚗ 药代动力学

吸收	F: 75%；食物无影响
分布	血浆蛋白结合率: 42%；V_d: 23～26L
代谢	经肝脏广泛代谢
排泄	经肾脏(99%)排泄，$t_{1/2}$: 1～3 小时

🔒 患者教育

　　可以与食物同服或分开服用,进食同时服用可提高
耐受性,减少胃肠道刺激。应足疗程使用。一般情况下
服药后症状会在 2～3 天缓解,如果恶化,应及时就医。

恩替卡韦 Entecavir

⌀ 剂型与规格

　　片剂、分散片(0.5mg, 1.0mg);胶囊(0.5mg)

🗋 适应证与用法用量

- 用于治疗病毒复制活跃、血清谷丙转氨酶持续升高
  或肝脏组织学显示有活动性病变的慢性乙型肝炎:
  p.o., 0.5mg/ 次, q.d., 餐前或餐后至少 2 小时服用。
  曾在拉米夫定治疗时发生病毒血症或出现耐药者,
  1mg/ 次, q.d.。

✿ 药物特性

妊娠分级	C
哺乳期	L4,不推荐使用
禁忌证	对本药过敏者
黑框警告	HIV 和乙型肝炎病毒合并感染的患者在未治疗 HIV 的情况下用本药治疗乙肝,可能导致对 HIV 核苷逆转录酶抑制药的耐药;提前停止治疗可能会导致疾病恶化;乳酸性酸中毒
基因多态性	无信息
肝功能不全	无须调整剂量
肾功能不全	当 CrCl<50ml/min 时,需减少剂量或延长给药间隔时间
肾脏替代治疗	可被透析

⊟ 不良反应

常见(≥1%)	罕见但严重(<1%)
转氨酶升高、恶心、腹痛、头痛、眩晕、疲劳、失眠、肌痛、风疹	乳酸酸中毒、过敏反应、肝大、肝性脑病、血小板减少

✍ 相互作用

药物	机制与结果	临床管理
降低肾功能或竞争性通过主动肾小球分泌的药物	本药主要通过肾脏清除,可能增加不良反应发生风险	密切监测不良反应

⚗ 药代动力学

吸收	F:接近100%;食物延缓吸收
分布	血浆蛋白结合率:13%
代谢	少量经肝脏代谢
排泄	经肾脏(62%~73%)排泄;$t_{1/2}$:128~149小时

⚇ 患者教育

空腹(餐前或餐后至少2小时)服用,足疗程治疗,请勿擅自停药。患者应在医生的指导下服用本药,并告知医生任何新出现的症状及合并用药情况。如果停药有时会出现肝脏病情加重,所以应在医生的指导下改变治疗方法。如果感染了HIV而未接受有效的HIV药物治疗,本药可能会增加对HIV药物治疗耐药的机会。使用本药治疗并不能降低经性接触或污染血源传播HBV的危险性,因此需要采取适当的防护措施。若内包装开封或破损,请勿使用。

更昔洛韦 Ganciclovir

◇ 剂型与规格

注射液无菌粉末（0.05g, 0.15g, 0.25g）

🎛 适应证与用法用量

- 免疫缺陷患者发生的巨细胞病毒性视网膜炎：i.v.gtt., 每次 5mg/kg, b.i.d., 连用 14～21 日。然后改为每次 5mg/kg, q.d., 连用 7 日；或每次 6mg/kg, q.d., 连用 5 日。滴注时间不少于 1 小时。
- 接受器官移植的患者预防巨细胞病毒感染：i.v.gtt., 每次 5mg/kg, q.12h., 连用 7～14 日。然后改为每次 5mg/kg, q.d., 连用 7 日；或每次 6mg/kg, q.d., 一周 5 日。滴注时间不少于 1 小时。

❀ 药物特性

妊娠分级	C
哺乳期	L3，权衡利弊
禁忌证	对本药过敏者
黑框警告	临床毒性包括粒细胞减少、贫血和血小板减少；在动物实验中，更昔洛韦具有致癌性和致畸性
基因多态性	无信息
肝功能不全	无须调整剂量
肾功能不全	CrCl 为 50～69ml/min，诱导剂量 2.5mg/kg, b.i.d., 维持剂量 2.5mg/kg, q.d.；CrCl 为 25～49ml/min，诱导剂量 2.5mg/kg, q.d., 维持剂量 1.5mg/kg, q.d.；CrCl 为 10～24ml/min，诱导剂量 1.25mg/kg, q.d., 维持剂量 0.625mg/kg, q.d.
肾脏替代治疗	可被透析

⊟ 不良反应

常见（≥1%）	罕见但严重（<1%）
瘙痒、多汗、腹泻、食欲减退、呕吐、贫血、中性粒细胞减少、血小板减少症、败血症、周围神经病变、视物模糊、视力降低、肌酐升高、发热、寒颤	骨髓抑制、心律失常、史 - 约综合征、胰腺炎、肾衰竭、横纹肌溶解

⌨ 相互作用

药物	机制与结果	临床管理
亚胺培南西司他丁	已有癫痫发作的报道	避免联用
具有肾毒性药物	可加重肾功能损害，使本药经肾排出量减少而引起毒性反应	避免联用
影响造血系统的药物、骨髓抑制药物	可增强对骨髓的抑制作用	避免联用

⚘ 药代动力学

吸收	无
分布	血浆蛋白结合率：1%～2%
代谢	在体内不被代谢
排泄	经肾脏（5%）、粪便（86%）排泄；$t_{1/2}$：4.8 小时

⚐ 患者教育

　　本品是一种潜在的致畸原和致癌原，具有引起出生缺陷和癌症的可能，应提醒患者可能对胎儿有风险并应采取避孕措施，建议育龄妇女和男性在治疗期间和治疗后至少 90 天应避孕。治疗期间应定期监测血常规。治疗期间可能会出现惊厥发作、头晕和意识模糊，应避免驾驶和操作机械。

利巴韦林 Ribavirin

⊘ 剂型与规格

片剂、胶囊（0.1g）

📖 适应证与用法用量

- 呼吸道合胞病毒引起的病毒性呼吸道感染，如肺炎、支气管炎、口咽部病毒感染：p.o., 150mg/次，t.i.d., 疗程 7 日。
- 皮肤疱疹病毒感染：p.o., 300mg/次，3～4 次/d，疗程 7 日。

✷ 药物特性

妊娠分级	X
哺乳期	L4，权衡利弊
禁忌证	对利巴韦林过敏者；自身免疫性肝炎患者；妊娠患者、可能妊娠的患者及其配偶；血红蛋白病患者（如重度地中海贫血、镰状细胞性贫血）
黑框警告	单药治疗对慢性丙型肝炎病毒感染无效；动物实验证实本药有明显的致畸和／或胚胎毒性，本药禁用于孕妇及其配偶；主要毒性是溶血性贫血；可能导致心脏病恶化及致命性心肌梗死，严重或不稳定性心脏疾病的患者应避免使用本药
基因多态性	无信息
肝功能不全	谨慎使用
肾功能不全	CrCl 为 30～50ml/min 时，0.2g/次或0.4g/次交替服用，q.d.；CrCl<30ml/min 时，0.2g，q.d.
肾脏替代治疗	无信息

🖰 不良反应

常见(≥1%)	罕见但严重(<1%)
脱发、皮炎、体重减轻、腹痛、腹泻、食欲不振、口干、贫血、嗜中性粒细胞减少、头晕、头痛、焦虑、失眠、疲倦、流感样症状、关节痛	骨髓抑制、血栓性血小板减少性紫癜、肝毒性、听觉障碍、自杀意念

🖉 相互作用

药物	机制与结果	临床管理
去羟肌苷	可增强去羟肌苷介导的线粒体毒性,导致致命或非致命的乳酸性酸中毒、致命的肝衰竭、周围神经病变、胰腺炎	禁止联用
硫唑嘌呤	可减少硫唑嘌呤的清除,增加硫唑嘌呤诱导的骨髓毒性	监测血象,根据监测结果调整剂量,如出现血细胞减少,应停用本药
阿巴卡韦、扎西他滨、拉米夫定、司他夫定	可致乳酸性酸中毒	谨慎联用
齐多夫定	本药可抑制齐多夫定转变成活性型的磷酸齐多夫定,降低齐多夫定疗效	谨慎联用

药代动力学

吸收	F: 64%；高脂饮食使 AUC 和 C_{max} 均增加 70%
分布	不与血浆蛋白结合；V_d: 2 859L
代谢	经肝脏代谢
排泄	经肾脏（61%）排泄、粪便（12%）排泄；$t_{1/2}$: 298 小时

患者教育

任何情况下都不要打开、压碎或破坏药物胶囊；治疗前、治疗期间和停药后至少 6 个月，服用本药的女性均应避免妊娠，妊娠者应采用至少 2 种以上避孕措施有效避孕；如使用本药出现任何心脏病恶化症状，应立即停药并就医。

抗寄生虫病药

阿苯达唑 Albendazole

剂型与规格

片剂、胶囊（0.1g, 0.2g）

适应证与用法用量

- 蛔虫病、蛲虫病：p.o., 400mg/ 次，顿服。
- 钩虫病、鞭虫病：p.o., 400mg/ 次，b.i.d., 连服 3 日。
- 粪类圆线虫病：p.o., 400mg/ 次，q.d., 连服 6 日，必要时治疗 2 周后重复给药 1 次。
- 旋毛虫病：p.o., 400mg/ 次，b.i.d., 连服 7 日。
- 囊虫病：p.o., 20mg/（kg·d），分 3 次服用，10 日为 1

个疗程,一般需 1～3 个疗程。疗程间隔视病情而定;或 15～20mg/(kg·d),分 2 次服用,10 日为 1 个疗程,停药 15～20 日后,可进行第 2 个疗程。一般需 2～3 个疗程,必要时可重复治疗。

- 包虫病:p.o.,20mg/(kg·d),分 2 次服用,疗程 1 个月,一般需 5 个疗程以上,疗程间隔为 7～10 日。
- 华支睾吸虫病:p.o.,400mg/d,分 2 次或 1 次服用,7 日为 1 个疗程。
- 绦虫病:p.o.,400～800mg/d,连服 3 日。

❀ 药物特性

妊娠分级	C
哺乳期	L2,权衡利弊
禁忌证	对阿苯达唑过敏者;严重肝、肾、心功能不全者;活动性溃疡病患者;眼囊虫患者手术摘除虫体前;2 岁以下儿童
黑框警告	无
基因多态性	无信息
肝功能不全	谨慎使用,严重肝功能不全者禁用
肾功能不全	严重肾功能不全者禁用
肾脏替代治疗	不被透析

🖺 不良反应

常见(≥1%)	罕见但严重(<1%)
头痛、头晕、发热、转氨酶升高、恶心、呕吐、腹痛、可逆性脱发	严重过敏反应、再生障碍性贫血、粒细胞缺乏症、横纹肌溶解、急性肾衰竭、急性肝衰竭、多形性红斑、史-约综合征

相互作用

药物	机制与结果	临床管理
西咪替丁、地塞米松、吡喹酮	可增加本药不良反应的发生率	谨慎联用
茶碱	本药抑制茶碱的代谢,可导致茶碱毒性反应	谨慎联用、监测茶碱浓度

药代动力学

吸收	F<5%;食物可显著增加吸收
分布	体内分布依次为肝、肾、肌肉,可透过血脑屏障
代谢	主要经肝脏代谢
排泄	经尿液(87%)、消化道(13%)排泄;$t_{1/2}$: 8~15小时

患者教育

足疗程使用。治疗期间及停药后 1 个月内应避孕。儿童或有吞咽困难的人,药片可以碾碎或咀嚼后,用水送服。感染线虫病的患者应经常用热水清洗内衣和被褥,以防止再次感染。

抗 结 核 药

 ## 利福平 Rifampicin

剂型与规格

片剂(0.15g);胶囊(0.15g, 0.3g);滴眼剂(10ml:5mg, 10ml:10mg)

📋 **适应证与用法用量**

- 与其他抗结核药联合用于结核病的初治与复治：p.o., 450～600mg/d，空腹顿服，最大剂量为 1 200mg/d。
- 无症状脑膜炎球菌带菌者：p.o., 5mg/kg, q.12h., 连服 2 日。
- 麻风病：p.o., 600mg/ 次, q.d., 与氨苯砜联用，同时加用或不加用氯法齐明。
- 人工瓣膜感染性心内膜炎：p.o., 300mg/ 次, q.8h.，疗程至少 6 周。
- 沙眼、结膜炎、角膜炎：1～2 滴 / 次, 4～6 次 /d，治疗沙眼的疗程为 6 周。

✳ **药物特性**

妊娠分级	C
哺乳期	L2，权衡利弊
禁忌证	对利福霉素类药物过敏者；严重肝功能不全者；胆道阻塞者；妊娠早期妇女
黑框警告	无
基因多态性	无信息
肝功能不全	慎用本药，严密监测肝功能
肾功能不全	CrCl 为 10～50ml/min 时，给予常规剂量的 50%～100%；CrCl<10ml/min 时，给予常规剂量的 50%
肾脏替代治疗	不被透析

🗒 **不良反应**

常见（≥1%）	罕见但严重（<1%）
消化道反应、肝毒性	粒细胞缺乏症、弥散性血管内凝血、超敏反应、血管性水肿、肝衰竭、肝硬化

∮ 相互作用

药物	机制与结果	临床管理
CYP3A4 强诱导剂	增加本药代谢,降低疗效	避免联用
CYP3A4 强抑制剂	降低本药代谢,增加毒性	避免联用
经 CYP3A4 代谢的药物	本药为 CYP3A4 诱导剂,可增加底物的代谢,从而降低药物疗效	谨慎联用,严密监测
对氨基水杨酸盐	可影响本药的吸收,降低本药的血药浓度	两药需间隔至少 6 小时
口服避孕药	本药可促进雌激素的代谢或减少其肠肝循环,联用可减弱口服避孕药的作用	使用本药时改用其他非口服避孕药方式避孕

⚗ 药代动力学

吸收	F: 90%~95%
分布	血浆蛋白结合率: 80%~91%; V_d: 1.6L/kg
代谢	主要经肝脏代谢
排泄	经粪便(60%~65%)、肾脏(6%~15%)排泄; $t_{1/2}$: 1.5~5 小时

🗓 患者教育

应餐前 1 小时或餐后 2 小时服药,用整杯水送服。抗酸剂应在使用本品至少 1 小时后服用。服药后,大小便、唾液、痰液、泪液可呈橘红色,属于正常现象。本药可导致角膜接触镜永久染色,服药期间应避免佩戴。

异烟肼 Isoniazid

剂型与规格

片剂（50mg，100mg，300mg）；注射液（2ml：50mg，2ml：100mg）

适应证与用法用量

- 与其他抗结核药联用于治疗多型结核病，包括结核性脑膜炎以及其他分枝杆菌感染：①p.o.，预防，300mg/d，顿服；治疗，与其他抗结核药联用时，5mg/（kg·d），最大剂量为300mg/d；或15mg/（kg·d），最大剂量为900mg/d，2～3次/周；急性粟粒型肺结核、结核性脑膜炎，200～300mg/次，t.i.d.。②i.m./i.v.gtt./i.v.，常规剂量为300～400mg/d，或5～10mg/（kg·d）；急性粟粒型肺结核、结核性脑膜炎，10～15mg/（kg·d），最大日剂量为900mg；间歇疗法，600～800mg/次，2～3次/周。③胸膜腔、腹腔、椎管内注射，50～200mg/次。
- 百日咳：p.o.，10～15mg/（kg·d），分3次服用。
- 睑腺炎：p.o.，4～10mg/（kg·d），分3次服用。

药物特性

妊娠分级	C
哺乳期	L3，权衡利弊
禁忌证	对异烟肼过敏者；肝功能异常者；精神病患者；癫痫患者
黑框警告	需警惕与异烟肼相关的严重肝炎，停药数月后亦可能发生；用药期间应定期监测患者转氨酶；急性肝病患者应暂缓结核病的预防治疗

基因多态性	无信息
肝功能不全	无信息
肾功能不全	无须调整剂量
肾脏替代治疗	不被透析

不良反应

常见(≥1%)	罕见但严重(<1%)
转氨酶升高、神经病变(步态不稳或手指疼痛)、食欲不佳、恶心呕吐、眼或皮肤黄染	严重皮疹、粒细胞缺乏症、贫血、血小板减少、重型肝炎、肝损伤、系统性红斑狼疮、视神经炎、癫痫发作

相互作用

药物	机制与结果	临床管理
抗结核药	可增加本药的肝毒性,尤其是已有肝功能损害者或异烟肼快乙酰化者	避免联用,如联用应在疗程的前3个月密切监测有无肝毒性征象
经CYP3A酶代谢的药物	可抑制CYP3A介导的药物代谢,联用可升高其血药浓度	谨慎联用,并监测不良反应
含铝制酸药	可延缓并减少本药的口服	避免联用,或在口服抗酸药前至少1小时服用本药
卡介苗	本药具有抗菌活性,联用可减弱卡介苗在膀胱内的治疗效果或疫苗接种的效果	使用本药期间不应接种卡介苗

⚗ 药代动力学

吸收	F: 90%；食物可减少生物利用度
分布	血浆蛋白结合率: 0～10%；V_d: 0.57～0.76L/kg
代谢	经肝脏代谢
排泄	经肾脏（75%～95%）排泄；快乙酰化者: $t_{1/2}$: 0.5～1.6 小时；慢乙酰化者: $t_{1/2}$: 2～5 小时

🙎 患者教育

本药应空腹服用。如同时服用抗酸药，应在服用本品前至少 1 小时服用抗酸药。服药期间不得饮酒，定期检查肝功能。在治疗过程中，若出现神经炎症状，应及时就医。

抗 真 菌 药

氟康唑 Fluconazole

⬭ 剂型与规格

片剂、胶囊、分散片（50mg，100mg）；氯化钠注射液（100ml∶0.2g）

📖 适应证与用法用量

- 念珠菌菌血症、播散性念珠菌病及其他侵入性念珠菌感染: p.o./i.v.gtt., 常用剂量为第 1 日 400mg，以后 200mg/d，根据临床症状可将剂量增至 400mg/d，疗程依据临床反应确定；用于播散性念珠菌病时也可采用首剂 400mg，以后 200mg/d，q.d., 至少连用 4 周，症状缓解后至少继续使用 2 周。
- 口咽部念珠菌病:①p.o., 常用剂量为 50mg/ 次，

q.d.，连用 7～14 日，也可采用首剂 200mg，之后 100mg/ 次，q.d.，至少连用 2 周。对异常难治的黏膜念珠菌病，可增至 100mg/ 次，q.d.。②i.v.gtt.，常用剂量为 50～100mg/ 次，q.d.，连用 7～14 日。用于预防艾滋病患者口咽部念珠菌病的复发时，在完成 1 个疗程后，可按 150mg/ 次，q.w.。

- 其他黏膜念珠菌病：①p.o.，常用剂量为 50mg/ 次，q.d.，连用 14～30 日。对异常难治的黏膜念珠菌病，可增至 100mg/ 次，q.d.。用于食管念珠菌病时也可采用首剂 200mg，以后 100mg/ 次，q.d.，至少连用 3 周，症状缓解后至少继续使用 2 周。依据治疗反应可增量至 400mg/ 次，q.d.。②i.v.gtt.，常用剂量为 50～100mg/d，连用 14～30 日。

- 阴道念珠菌病：p.o.，单剂 150mg。

- 隐球菌脑膜炎及其他部位隐球菌感染：p.o./i.v.gtt.，常用剂量为第 1 日 400mg，以后 200～400mg/d，疗程依据临床反应及真菌学反应确定，隐球菌脑膜炎治疗时间一般为脑脊液检菌转阴后，再继续使用 6～8 周。用于预防艾滋病患者隐球菌脑膜炎的复发时，在完成 1 个疗程后，可继续给予维持剂量，200mg/d，连用 10～12 周。

- 预防接受细胞毒化疗或放疗的恶性肿瘤患者的真菌感染：p.o.，50mg/ 次，q.d.。

- 用于预防念珠菌病时，p.o.，200～400mg/ 次，q.d.。用于预防念珠菌病时，i.v.gtt.，50～400mg/ 次，q.d.。本药应在预计可能出现的中性粒细胞减少前数日开始使用，并持续用药至中性粒细胞计数超过 $1×10^9$/L 后 7 日。

- 地方性深部真菌病：i.v.gtt.，200～400mg/ 次，q.d.，疗程可长至 2 年。疗程应根据不同的感染而有所差异。

- 皮肤真菌病,如体癣、手癣、足癣、头癣、指(趾)甲癣:p.o.,150mg/次,q.w.,连用 2～4 周,足癣可延长至 6 周,头癣连用 6～8 周。花斑癣,p.o.,50mg/次,q.d.,连用 2～4 周。皮肤着色真菌病,p.o.,400～600mg/d,连用 4～6 个月,依据病情可适当延长疗程。

✵ 药物特性

妊娠分级	C
哺乳期	L2,可以使用
禁忌证	对本药过敏者
黑框警告	无
基因多态性	无信息
肝功能不全	慎用
肾功能不全	单剂量治疗无须调整;多剂量治疗时,首剂给予常规剂量后,若 CrCl≤50ml/min,给予常规剂量的一半
肾脏替代治疗	可被透析

▤ 不良反应

常见(≥1%)	罕见但严重(<1%)
头痛、腹痛、腹泻、恶心、呕吐、转氨酶升高、皮疹	过敏反应、史-约综合征、粒细胞缺乏、血小板减少、震颤、Q-T 间期延长、尖端扭转型室性心动过速、肾上腺皮质功能不全、肝衰竭

ᔆ 相互作用

药物	机制与结果	临床管理
可能延长 Q-T 间期的药物	增加 Q-T 间期延长的风险	禁止联用

药物	机制与结果	临床管理
CYP2C19、CYP2C9或CYP3A4/5底物	减少底物代谢，增加底物毒性	避免联用,如需联用,应严密监测或减少底物剂量
磺酰脲类药物	增加低血糖发生风险	避免联用,如需联用,应严密监测或减少磺脲类药物剂量

⚗ 药代动力学

吸收	F: 90% 以上; 食物无影响
分布	血浆蛋白结合率: 11%~12%
代谢	很少被代谢,为 CYP2C19、CYP3A4/5 的中度抑制剂和 CYP2C9 的强抑制剂
排泄	经肾脏(80%)排泄; $t_{1/2}$: 30 小时

患者教育

如果每周服用一次,则在每周同一天和同一时间服药。氟康唑与多种药品都会发生药物相互作用,未经医师或药师允许,不应服用任何新的药物。

特比萘芬 Terbinafine

✎ 剂型与规格

片剂(0.125g, 0.25g);乳膏剂(1%);喷雾剂(15ml:0.15g)

适应证与用法用量

- 真菌感染:①片剂, p.o., 250mg/ 次, q.d.。体癣、股癣 2~4 周;手足癣 2~6 周;皮肤念珠菌病 2~4 周;头癣 4 周;甲癣,多数为 6~12 周,部分患者可能需 6 个月或更长时间。②局部给药,取适量涂或喷于患处,乳膏,b.i.d.,疗程为 1～2 周;喷雾剂:2～3 次 /d,疗程为 1～2 周。

✳ 药物特性

妊娠分级	B
哺乳期	L2,权衡利弊
禁忌证	对本药过敏者;慢性或活动性肝病患者
黑框警告	无
基因多态性	CYP2D6 弱代谢型患者使用时应谨慎
肝功能不全	避免使用
肾功能不全	CrCl<50ml/min 时,避免使用
肾脏替代治疗	不被透析

🖾 不良反应

常见(≥1%)	罕见但严重(<1%)
腹痛、腹泻、消化不良、腹胀、味觉障碍、转氨酶升高、头痛、头晕、皮疹、瘙痒、荨麻疹、关节痛、肌痛	过敏性休克、皮肤和系统性红斑狼疮加重、多形性红斑、史 - 约综合征、粒细胞缺乏、中性粒细胞减少症、全血细胞减少症、血小板减少、肝衰竭、胰腺炎

𝄐 相互作用

药物	机制与结果	临床管理
CYP2D6 底物	抑制 CYP2D6 底物的代谢,增加毒性风险	避免联用,或在严密监测或减少底物剂量的情况下使用

⚗ 药代动力学

吸收	F：40%（口服）；<5%（局部给药）
分布	血浆蛋白结合率>99%；V_d：948L
代谢	广泛经肝脏代谢
排泄	经肾脏（70%）排泄，$t_{1/2}$：22～26 小时

患者教育

在治疗指甲真菌感染时，甲床的症状改善可能在治疗几个月后才会出现。出现皮疹、感染或肝功能损伤的症状时，应及时就医。

伊曲康唑 Itraconazole

⊘ 剂型与规格

分散片、颗粒剂、胶囊（0.1g）；注射液（25ml∶0.25g）；口服溶液剂（150ml∶1.5g）

适应证与用法用量

- ①全身性真菌感染，如曲霉病、念珠菌病、隐球菌病（包括隐球菌性脑膜炎）、组织胞浆菌病、孢子丝菌病、副球孢子菌病、芽生菌病和其他多种少见的全身性或热带真菌病。②口腔、食管、外阴阴道念珠菌感染及真菌性角膜炎。③皮肤真菌病。④皮肤癣菌和／或酵母菌所致甲真菌病。
- 100～300mg/次，1～3 次/d，具体用法用量根据感染部位及真菌种类确定。

❀ 药物特性

妊娠分级	C
哺乳期	L2，权衡利弊
禁忌证	对本药过敏者；心室功能障碍者；与多种 CYP3A4 底物联用者

黑框警告	警惕充血性心力衰竭、心脏效应和药物相互作用;服药期间若出现充血性心力衰竭的体征或症状,请停止服用
基因多态性	CYP3A4 抑制剂
肝功能不全	无须调整剂量
肾功能不全	无须调整剂量
肾脏替代治疗	不被透析

☒ 不良反应

常见(≥1%)	罕见但严重(<1%)
水肿、高血压、瘙痒、皮疹、腹痛、腹泻、恶心、呕吐、肝功能异常、头晕、头痛、鼻炎、鼻窦炎、上呼吸道感染	充血性心力衰竭、胰腺炎、肝毒性、严重过敏反应、周围神经疾病、听力丧失、肺水肿

⚗ 相互作用

药物	机制与结果	临床管理
强效 CYP3A4 抑制剂	本药主要经 CYP3A4 代谢,联用可升高本药的生物利用度,增加毒性	谨慎联用,密切监测,根据情况减少剂量
CYP3A4 底物、P-gp 抑制剂	可升高以上药物和/或其活性代谢物的血药浓度,可能增加毒性	谨慎联用,密切监测
可降低胃液酸度的药物	减少本药的吸收,联用可降低血药浓度	谨慎联用,监测疗效,并根据需要增加本药剂量
强效 CYP3A4 诱导剂	本药主要经 CYP3A4 代谢,联用可降低本药的生物利用度,使疗效减弱	避免联用

药代动力学

吸收	F：55%；食物增加吸收
分布	血浆蛋白结合率：99.8%；V_d>700L
代谢	主要经肝脏代谢，CYP3A4 底物，强 CYP3A4 抑制剂
排泄	经肾脏（35%）、粪便（54%）排泄；$t_{1/2}$：16～28 小时

患者教育

　　本药口服溶液不应与食物同服，服药后至少 1 小时内不要进食，对于口腔和 / 或食道念珠菌病，应将口服液在口腔内含漱约 20 秒后再吞咽，吞咽后不可用其他液体漱口。胶囊剂型应餐后马上给药，整粒吞服。胶囊剂型和口服液剂型的黏膜暴露量的局部影响可能不同，患者不可自行更换药物剂型。本品与多种药品都会发生药物相互作用，未经医师或药师允许，不应服用任何新的药物。育龄妇女使用本品时，应采取确保有效的避孕措施，直至本品治疗结束后的下一个月经周期。服药期间出现心力衰竭、肝功能障碍（厌食、恶心、呕吐、乏力、腹痛或尿色加深等）或听力丧失时，应立即停药并及时就医。本品可能会导致头晕或视物模糊 / 复视，出现这些情况时不建议驾驶或操作机械。

喹 诺 酮 类

环丙沙星 Ciprofloxacin

剂型与规格

　　片剂、胶囊（0.25g，0.5g）；注射液（2ml：0.1g）；氯化

钠注射液（100ml∶0.2g）

▯▯ 适应证与用法用量

- 泌尿系统感染：①p.o.，急性单纯性下尿路感染，500mg/d，分 2 次服用，疗程为 5～7 日。复杂性尿路感染，1 000mg/d，分 2 次服用，疗程为 7～14 日。②i.v.gtt.，200～400mg/ 次，每 8～12 小时 1 次，疗程为 7～14 日。
- 慢性细菌性前列腺炎：i.v.gtt.，400mg/ 次，q.12h.，疗程为 28 日。
- 单纯性淋病：p.o.，单剂 500mg。
- 呼吸系统感染：①p.o.，肺炎，1 000～1 500mg/d，分 2～3 次服用，疗程为 7～14 日。②i.v.gtt.，下呼吸道感染，400mg/ 次，每 8～12 小时 1 次，疗程为 7～14 日。医院获得性肺炎，400mg/ 次，q.8h.，疗程为 10～14 日。急性鼻窦炎，400mg/ 次，q.12h.，疗程为 10 日。
- 复杂性腹腔内感染：i.v.gtt.，400mg/ 次，q.12h.，与甲硝唑联用，疗程为 7～14 日。
- 肠道感染：①p.o.，1 000mg/d，分 2 次服用，疗程为 5～7 日。②i.v.gtt.，200mg/d，q.12h.；严重感染可增至 800mg/d，分 2 次使用。疗程为 5～7 日。

✳ 药物特性

妊娠分级	C，禁止使用
哺乳期	L3，权衡利弊
禁忌证	对环丙沙星或其他喹诺酮类药物过敏者；儿童及 18 岁以下青少年；与替扎尼定联用者
黑框警告	可能引起的严重不良反应包括肌腱炎、肌腱断裂、周围神经病变、CNS 影响和重症肌无力加重

基因多态性	葡萄糖-6-磷酸脱氢酶缺乏的患者可能会出现严重甚至致命的溶血反应
肝功能不全	无须调整剂量
肾功能不全	CrCl 30～50ml/min, 250～500mg, q.12h.
	CrCl 5～29ml/min, 250～500mg, q.18h.
肾脏替代治疗	可被透析

🔲 不良反应

常见(≥1%)	罕见但严重(<1%)
恶心、呕吐、腹泻、肝功能异常、嗜酸性粒细胞增多、头痛、皮疹、躁动、局部静脉注射部位反应	肌腱炎、肌腱断裂、重症肌无力加重、超敏反应、史-约综合征、心肌梗死、心动过速、Q-T间期延长、肝衰竭、肾衰竭、间质性肾炎、难辨梭菌相关腹泻、周围神经病变、癫痫发作、抑郁症

🔗 相互作用

药物	机制与结果	临床管理
替扎尼定	本药可增强替扎尼定的低血压和镇静效应	禁止联用
已知可延长Q-T间期的药物	可能增强延长Q-T间期的作用	避免联用
降血糖药	本药可增强降糖效果，导致血糖紊乱	谨慎联用，监测空腹血糖，考虑调整降血糖药的剂量
含多价阳离子的药物	通过螯合导致本药吸收下降	上述药物使用前至少2小时或使用后至少6小时服用本药

药物	机制与结果	临床管理
皮质类固醇	可增加发生肌腱炎和肌腱断裂的风险	谨慎联用,若出现肌腱疼痛或断裂情况,应停药就医

药代动力学

吸收	F:70%～80%;食物可延缓吸收
分布	血浆蛋白结合率:20%～40%;V_d:2.1～2.7L/kg
代谢	主要经肝脏代谢,CYP1A2 强抑制剂,CYP3A4 中效抑制剂
排泄	口服 35%～50% 经肾排泄,静脉 50%～70% 经肾排泄;$t_{1/2}$:4～6 小时

患者教育

与或不与食物同服皆可,但不可与牛奶或其他乳制品同服。应使用涂抹防晒霜等方式,避免过度暴露于日光或紫外线下。本药可引起眩晕和头痛,驾驶、操作机械或需完成精细动作时应谨慎。服药期间出现肌腱疼痛、肌肉无力、麻木感等应及时就医。

莫西沙星 Moxifloxacin

剂型与规格

片剂(0.4g);氯化钠注射液(250ml:0.4g:2.0g)

适应证与用法用量

- 由敏感病原菌导致的呼吸道感染、皮肤软组织感染、腹腔感染:p.o./i.v.gtt.,40mg/ 次,q.d.,疗程根据疾病情况确定。

❀ 药物特性

妊娠分级	C，禁止使用
哺乳期	L2，禁止使用或暂停哺乳
禁忌证	对本药或其他喹诺酮类药物过敏者；18岁以下患者；妊娠患者
黑框警告	严重不良反应包括肌腱炎、肌腱断裂、周围神经病变、CNS 影响和重症肌无力加重
基因多态性	无信息
肝功能不全	无须调整剂量
肾功能不全	无须调整剂量
肾脏替代治疗	不被透析

▣ 不良反应

常见(≥1%)	罕见但严重(<1%)
恶心、腹泻、头晕、头痛、失眠、贫血、转氨酶升高	肌腱炎和肌腱断裂、周围神经病变、CNS 影响、癫痫发作、精神异常、重症肌无力的加重、Q-T 延长、嗜中性粒细胞减少症、血小板减少(症)、肝衰竭、严重的心脏、皮肤和过敏反应

❦ 相互作用

药物	机制与结果	临床管理
可延长 Q-T 间期的药物	增加 Q-T 间期延长的风险	避免联用
糖皮质激素	可增加发生肌腱炎和肌腱断裂的风险	谨慎联用，若出现肌腱疼痛或断裂情况，应停药就医
NSAIDs	可能增加 CNS 的刺激和抽搐的风险	避免联用

药物	机制与结果	临床管理
含多价阳离子的药物	本药可与金属阳离子形成螯合物，联用可能干扰本药的吸收	使用上述药物至少4小时前或8小时后服用本药
降血糖药	可引起血糖紊乱	避免联用，监测空腹血糖，应考虑调整降血糖药的剂量

药代动力学

吸收	F：约90%；食物无影响
分布	血浆蛋白结合率：30%～50%；V_d：1.7～2.7L/kg
代谢	52%经肝脏代谢
排泄	经肾脏（20%）、粪便（25%）排泄；$t_{1/2}$：12小时

患者教育

　　服药不受食物影响，但不可与牛奶或其他乳制品同服。服用本药至少2小时前或6小时后再服用抗酸剂、硫糖铝，或矿物质补充剂和含钙、铁或锌的多种维生素。加强防晒，避免过度暴露于日光或紫外线下。本药可引起眩晕和头痛，驾驶、操作机械或需完成精细动作时应谨慎。服药期间出现肌腱疼痛、肌肉无力、麻木感等应及时就医。

诺氟沙星 Norfloxacin

剂型与规格
　　片剂、胶囊（0.1g）

适应证与用法用量
　　- 用于敏感菌导致的尿路感染、淋病、前列腺炎、肠道

感染和伤寒及其他沙门菌感染：p.o.，300~400mg/次，
b.i.d.；淋病，p.o.，800~1 200mg，顿服。疗程根据疾
病情况确定。

✿ 药物特性

妊娠分级	C
哺乳期	L3，避免使用或暂停哺乳
禁忌证	对本药过敏者；儿童及18岁以下青少年
黑框警告	严重不良反应包括肌腱炎、肌腱断裂、周围神经病变、CNS 影响和重症肌无力加重
基因多态性	无信息
肝功能不全	无信息
肾功能不全	CrCl<30ml/min 时，400mg/次，q.d.
肾脏替代治疗	无信息

🖾 不良反应

常见（≥1%）	罕见但严重（<1%）
恶心、胃痉挛、头晕、头痛、乏力、转氨酶升高	Q-T 间期延长、血管炎、史 - 约综合征、TEN、贫血、再生障碍性贫血，血小板减少、胆汁淤积性黄疸、肝衰竭、严重过敏反应、重症肌无力加重、肌腱断裂、肌腱炎、周围神经病变、癫痫、听力障碍、视力障碍、间质性肾炎

𝒮 相互作用

药物	机制与结果	临床管理
呋喃妥因	与本药有拮抗作用	避免联用
尿碱化剂	尿碱化剂可降低本药在尿中的溶解度，导致结晶尿和肾毒性	谨慎联用

药物	机制与结果	临床管理
茶碱类药物	本药可抑制 CYP450 介导的茶碱类药的代谢，联用可升高茶碱类药的血药浓度，出现茶碱中毒症状	联用时应监测茶碱类药的血药浓度，并调整剂量。
华法林	可增强华法林的抗凝作用	联用时应密切监测 INR
含多价阳离子的药物	本药可与金属阳离子形成螯合物，联用可能干扰本药的吸收	上述药物使用前至少 2 小时或使用后至少 6 小时服用本药

⚗ 药代动力学

吸收	F: 30%～40%
分布	血浆蛋白结合率：10%～15%
代谢	经肝、肾代谢
排泄	经肾脏（26%～32%）、胆道（28%～30%）排泄；$t_{1/2}$: 3～4 小时

患者教育

应空腹服用，不可与牛奶或其他乳制品同服。服用本药至少 2 小时前或 6 小时后再服用抗酸剂、硫糖铝，或矿物质补充剂和含钙、铁或锌的多种维生素。应使用涂抹防晒霜等方式，避免过度暴露于日光或紫外线下。本药可引起眩晕和头痛，驾驶、操作机械或需完成精细动作时应谨慎。服药期间出现肌腱疼痛、肌肉无力、麻木感等应及时就医。

氧氟沙星 Ofloxacin

剂型与规格

滴耳剂（5ml∶15mg）

适应证与用法用量

– 中耳炎、外耳道炎、鼓膜炎：经耳给药，患侧 6～10
  滴 / 次，2～3 次 /d，滴耳后应进行 10 分钟的耳浴，根
  据症状适当增减滴耳次数。

药物特性

妊娠分级	C
哺乳期	L2，权衡利弊
禁忌证	对本药或喹诺酮类药物过敏者
黑框警告	无
基因多态性	无信息
肝功能不全	无信息
肾功能不全	无信息
肾脏替代治疗	无信息

不良反应

常见（≥1%）	罕见但严重（<1%）
局部反应、味觉异常、感觉异常、头晕、瘙痒、皮疹	暂时性听觉障碍、暂时性味觉障碍、耳出血、耳鸣、高血压、震颤

相互作用

长期大量使用经局部吸收后，可产生与全身用药相
同的药物相互作用。

⚗ 药代动力学

无信息

👥 患者教育

在使用本药的耳用溶液之前,应通过将瓶子握在手中 1~2 分钟来加热溶液,以免因滴入冷溶液而导致头晕。患者应侧卧,患耳向上,然后滴入滴剂。应保持该位置 5 分钟,以促进水滴渗入耳道。如有必要,对另一只耳朵重复此操作给药。

左氧氟沙星 Levofloxacin

🔗 剂型与规格

片剂、胶囊(0.2g、0.5g);注射液(2ml:0.2g,5ml:0.5g);氯化钠注射液(100ml:0.2g,250ml:0.5g);滴眼剂(0.3%)

📋 适应证与用法用量

- 由敏感菌导致的医院获得性肺炎、社区获得性肺炎、急性鼻窦炎、慢性支气管炎急性细菌性发作、皮肤及皮肤软组织感染、慢性细菌性前列腺炎、尿路感染、急性肾盂肾炎和吸入性炭疽(暴露后)等。
- p.o./i.v.gtt., 500~750mg/ 次, q.d., 疗程根据疾病情况确定。
- 滴眼液:每次滴眼 1 滴, t.i.d., 根据症状可适当增减。对角膜炎的治疗在急性期每 15~30 分钟滴眼 1 次,对严重的病例在开始 30 分钟内每 5 分钟滴眼 1 次,病情控制后逐渐减少滴眼次数。

❋ 药物特性

妊娠分级	C,禁止使用(尤其是妊娠早期)
哺乳期	L3,避免使用或暂停哺乳

禁忌证	对本药或其他喹诺酮类药物过敏者；儿童及 18 岁以下青少年；妊娠或可能妊娠的患者
黑框警告	可能引起的严重不良反应包括肌腱炎、肌腱断裂、周围神经病变、CNS 影响、重症肌无力加重和皮肤超敏反应
基因多态性	无信息
肝功能不全	无须调整剂量
肾功能不全	CrCl 20～50ml/min，剂量减半 CrCl 5～19ml/min，给药间隔在增加至 48 小时
肾脏替代治疗	不被透析

🗌 不良反应

常见（≥1%）	罕见但严重（<1%）
光敏反应、恶心和呕吐、皮疹、肌痛、关节痛、肌腱炎、头痛	史-约综合征、肾衰竭、贫血、中性粒细胞减少症、血小板减少、癫痫发作、心脏停搏、心律失常、肝衰竭、肌腱断裂、精神失常、血糖异常、艰难梭菌相关性结肠炎、外周神经病变、CNS 副作用、严重的心脏、皮肤和过敏反应

∬ 相互作用

药物	机制与结果	临床管理
皮质类固醇	可增加发生肌腱炎和肌腱断裂的风险	谨慎联用

药物	机制与结果	临床管理
NSAIDs	可能增加 CNS 的刺激和癫痫发作的风险	避免联用
降血糖药	可引起血糖紊乱	避免联用，监测空腹血糖，应考虑调整降血糖药的剂量
含多价阳离子的药物	联用可减少本药的吸收	上述药物应在服用本药前或后至少 2 小时
可延长 Q-T 间期的药物	增加 Q-T 间期延长的风险	避免联用

⚗ 药代动力学

吸收	F：99%；食物有影响
分布	血浆蛋白结合率：24%～38%；V_d：74～112L
代谢	不被代谢
排泄	经肾脏（87%）排泄；$t_{1/2}$：6～8 小时

患者教育

与或不与食物同服皆可，但不可与牛奶或其他乳制品同服。服用本药至少 2 小时前或 2 小时后再服用抗酸剂、硫糖铝，或矿物质补充剂和含钙、铁或锌的多种维生素。应使用涂抹防晒霜等方式，避免过度暴露于日光或紫外线下。本药可引起眩晕和头痛，驾驶、操作机械或需完成精细动作时应谨慎。服药期间出现肌腱疼痛、肌肉无力、麻木感等应及时就医。服药期间应大量饮水，防止尿液浓缩形成结晶。

其他抗菌药物

 克林霉素 Clindamycin

剂型与规格

片剂、胶囊、分散片（0.075g，0.15g）；注射液（2ml∶0.15g）；注射用无菌粉末（0.15g）

适应证与用法用量

- 适用于敏感厌氧菌及需氧菌（肺炎链球菌、A 组溶血性链球菌及金黄色葡萄球菌等）所致的下列感染：①下呼吸道感染包括肺炎、脓胸及肺脓肿；②皮肤及软组织感染；③妇产科感染如子宫内膜炎、非淋球菌性卵巢 - 输卵管脓肿、盆腔炎、阴道侧切术后感染；④腹腔感染如腹膜炎、腹腔脓肿，妇产科及腹腔感染需同时与抗需氧革兰氏阴性菌药物联合应用；⑤静脉制剂可用于上述感染中的较重症患者，也可用于血流感染及骨髓炎。

- 成人：①p.o.，150～300mg/ 次，4 次 /d。重症感染可增至 450mg/ 次，4 次 /d；②i.v.gtt./i.m.，轻中度感染600～1 200mg/d，q.12h.～q.6h.；重度感染 1 200～2 700mg/d，分 2～3 次给药。

- 儿童：①p.o.，一般感染，8～16mg/（kg•d），分 3～4次服用。严重感染：17～25mg/（kg•d），分 3～4 次服用；②i.v.gtt./i.m.，中度感染，15～25mg/（kg•d），3 次 /d；重度感染，25～40mg/（kg•d），分 3～4 次给药。

- 注：静脉滴注时用 50～100ml 0.9% 氯化钠注射液或

5% 葡萄糖注射液溶解稀释成浓度不超过 6mg/ml 的
药液，缓慢滴注，通常不超过 20mg/min。

✿ 药物特性

妊娠分级	B
哺乳期	L2，谨慎使用
禁忌证	对克林霉素过敏者
黑框警告	警惕克林霉素相关的艰难梭菌相关性腹泻
基因多态性	未知
肝功能不全	慎用，建议减少剂量
肾功能不全	严重肾功能不全：慎用
肾脏替代治疗	不被透析

🔲 不良反应（口服）

常见（≥1%）	罕见但严重（<1%）
皮疹、腹泻、腹痛、恶心、呕吐	过敏性休克、Q-T 间期延长、多形红斑、史 - 约综合征、假膜性结肠炎

🔗 相互作用

药物	机制与结果	临床管理
红霉素、氯霉素	竞争性结合同一靶点，降低本药抗菌作用	避免联用
神经肌肉阻滞剂	本药具有神经肌肉阻滞作用，联用可能增强神经肌肉阻滞药的作用	避免联用
吸入性麻醉药	本药可增强吸入性麻醉药的神经肌肉阻滞现象，导致骨骼肌软弱、呼吸抑制或麻痹	在手术中或术后联用时应谨慎

药物	机制与结果	临床管理
伤寒活疫苗	本药对伤寒沙门菌具有抗菌活性，联用可降低伤寒活疫苗的免疫效应	两者应间隔24小时或24小时以上
阿片类药物	本药的呼吸抑制作用与阿片类的中枢呼吸抑制作用可因累加而有导致呼吸抑制延长或引起呼吸麻痹（呼吸暂停）的可能	需对患者进行密切观察或监护

药代动力学

吸收	F：90%；食物无显著影响
分布	血浆蛋白结合率：92%～94%；V_{d}：0.6～1.2L/kg
代谢	广泛经肝脏和肠道代谢，CYP3A4 底物
排泄	经肾脏（10%）、粪便（3.6%）排泄；$t_{1/2}$：2.4 小时

患者教育

应足疗程使用。服药后保持直立 30 分钟，并足量饮水，以尽量减少胃肠道溃疡的风险。用药期间应密切注意大便次数，若出现排便次数增多、剧烈腹痛、水样便或血便等症状，应及时告知医生。

青 霉 素 类

阿莫西林 Amoxicillin

剂型与规格

片剂、胶囊、颗粒剂、干混悬剂（0.125g，0.25g）

🏷️ 适应证与用法用量

- 用于治疗敏感菌（不产 β- 内酰胺酶菌株）所致的下列感染：①溶血性链球菌、肺炎链球菌等革兰氏阳性球菌和流感嗜血杆菌所致的中耳炎、鼻窦炎、咽炎、扁桃体炎等上呼吸道感染和急性支气管炎、肺炎等下呼吸道感染；②大肠埃希菌、奇异变形杆菌或粪肠球菌所致的泌尿、生殖道感染；③溶血性链球菌或大肠埃希菌所致的皮肤、软组织感染；④用于治疗急性单纯性淋病；⑤用于治疗伤寒、伤寒带菌者及钩端螺旋体病；⑥与另一种抗菌药（如四环素类、克拉霉素、左氧氟沙星、甲硝唑等）、质子泵抑制剂和铋剂四联药物联合用于幽门螺杆菌的根除治疗。

- 成人：①一般感染，p.o.，500～1 000mg/ 次，每 6～8 小时 1 次，一日剂量不超过 4 000mg。②无并发症的急性尿路感染：p.o.，单次 3 000mg，也可于 10～12 小时后再增加 3 000mg。③淋病，p.o.，单次 3 000mg，与丙磺舒 1 000mg 联用。④预防感染性心内膜炎：p.o.，单次 3 000mg，于手术（如拔牙）前 1 小时给予。

- 儿童：小儿，20～40mg/(kg·d)，q.8h.。3 个月以下婴儿，30mg/(kg·d)，q.12h.。新生儿和早产儿，1 次 50mg。

❀ 药物特性

妊娠分级	B
哺乳期	L1，可以使用
禁忌证	青霉素过敏及青霉素皮肤试验阳性患者
黑框警告	无
基因多态性	无信息
肝功能不全	无须调整剂量

肾功能不全	CrCl 10～30ml/min, 0.25～0.5g/12h
	CrCl<10ml/min, 0.25～0.5g/24h
肾脏替代治疗	可被透析

🖂 不良反应

常见(≥1%)	罕见但严重(<1%)
皮疹、腹泻、恶心、呕吐、头痛	严重过敏反应、史 - 约综合征、多形红斑、艰难梭菌腹泻、血小板减少症、贫血

🔗 相互作用

药物	机制与结果	临床管理
吗替麦考酚酯	本药可降低吗替麦考酚酯的血药浓度,降低疗效	避免联用
文拉法辛	增加 5-HT 综合征的风险	避免联用
华法林	可使凝血酶原时间延长,增加出血风险	密切监测,必要时应调整华法林的剂量
甲氨蝶呤	减少甲氨蝶呤的清除	避免联用,如须联用应减少甲氨蝶呤的剂量并监测其血药浓度和不良反应
伤寒活疫苗	本药对伤寒沙门菌具有抗菌活性,联用可降低伤寒活疫苗的免疫效应	两者应间隔 24 小时或 24 小时以上

⚗ 药代动力学

吸收	F: 75%～90%，食物影响较小
分布	血浆蛋白结合率: 20%; V_d: 0.4L/kg
代谢	无信息
排泄	经肾脏（60%）排泄; $t_{1/2}$: 1.5 小时

患者教育

　　如果引起胃部不适，可与食物同服。足疗程治疗。一般情况下服药后症状会在 2～3 日缓解，若未好转需及时就医。服药期间出现黄疸，持续或严重的腹泻、腹痛，皮疹或荨麻疹等，应及时就医。

氨苄西林 Ampicillin

🗋 剂型与规格

　　注射用无菌粉末（0.5g, 1.0g）

适应证与用法用量

- 用于治疗敏感菌所致的呼吸道感染、消化道感染、泌尿道感染、耳鼻喉感染、皮肤及软组织感染、脑膜炎、败血症、心内膜炎等。
- 成人:①i.v.gtt.，一般感染，4～8g/d，分 2～4 次给药;重症感染者剂量可增至 12g/d。一日最大剂量为 14g。②i.m.，2～4g/d，分 4 次给药。
- 儿童:一般感染。①i.m.，50～100mg/(kg·d)，分 4 次给药。②静脉给药，小儿，100～200mg/(kg·d)，分 2～4 次给药。一日最大剂量为 300mg/kg。足月新生儿，每次 12.5～25mg/kg，出生第 1、2 日 q.12h.，第三日～2 周 q.8h.，以后 q.6h.。早产儿，出生第一周、1～4 周和 4 周以上按体重每次 12.5～50mg/kg，分别为 q.12h.、q.8h. 和 q.6h.。

❀ 药物特性

妊娠分级	B
哺乳期	L1，权衡利弊
禁忌证	青霉素过敏患者
黑框警告	无
基因多态性	无信息
肝功能不全	无信息
肾功能不全	CrCl 10～50ml/min，给药间隔增加至 6～12 小时 CrCl<10ml/min，给药间隔在增加至 12～24 小时
肾脏替代治疗	可被透析

▦ 不良反应

常见(≥1%)	罕见但严重(<1%)
皮疹、荨麻疹、腹泻	多形性红斑、红皮病、史 - 约综合征、TEN、艰难梭菌相关性结肠炎、粒细胞缺乏症、血小板减少症、严重过敏反应

❧ 相互作用

药物	机制与结果	临床管理
氯霉素、红霉素、四环素类、磺胺类	可干扰本药抗菌活性	避免联用
华法林	可使凝血酶原时间延长，增加出血风险	密切监测，必要时应调整华法林的剂量
多奈哌齐、安非他酮	可增加癫痫发作风险	避免联用
复方口服避孕药	可能导致避孕效果下降	避免联用

🔬 药代动力学

吸收	F：50%（禁食状态）；食物可延缓或减少吸收
分布	血浆蛋白结合率：20%；V_d：19.5～27L
代谢	经肝脏（12%～50%）代谢
排泄	经肾脏（40%～92%）排泄；$t_{1/2}$：1～1.9 小时

👥 患者教育

应告知患者监测腹泻的发生，其严重程度从轻度到危及生命的假膜性结肠炎不等。合用氨苄西林和口服避孕药可能会降低口服避孕药的有效性，推荐采取其他形式的避孕措施。建议患者发生皮疹及时就医，皮疹在服药期间或停药后均可能发生，可能会蔓延全身，并出现红斑、轻度瘙痒和斑丘疹。

🩺 苄星青霉素 Benzathine Benzylpenicillin

🔖 剂型与规格

注射用无菌粉末（30 万 IU，60 万 IU，120 万 IU）

📋 适应证与用法用量

- 预防成人风湿热复发、控制链球菌感染的流行：i.m.，①成人，60 万～120 万 IU/ 次，每 2～4 周 1 次；②儿童，30 万～60 万 IU/ 次，2～4 周 1 次。
- 梅毒：i.m.，①非性病性梅毒，单次 120 万 IU；②一期、二期和早期潜伏梅毒，单次 240 万 IU；③晚期潜伏梅毒或不能确定病期的潜伏梅毒以及神经梅毒，240 万 IU/ 次，每隔 1 周 1 次，共 3 剂，总剂量为 720 万 IU。

❄️ 药物特性

妊娠分级	B
哺乳期	暂停哺乳

禁忌证	青霉素过敏患者
黑框警告	不得静脉注射，可能会导致心搏骤停或死亡
基因多态性	无信息
肝功能不全	无信息
肾功能不全	CrCl 10～50ml/min，减量至常规剂量的75% CrCl<10ml/min，减量至常规剂量的25%～50%
肾脏替代治疗	无信息

不良反应

常见（≥1%）	罕见但严重（<1%）
皮疹、荨麻疹	过敏反应、间质性肾炎、哮喘发作

相互作用

药物	机制与结果	临床管理
华法林	可使凝血酶原时间延长，增加出血风险	密切监测，必要时应调整华法林的剂量
多奈哌齐、安非他酮	可增加癫痫发作风险	避免联用
伤寒活疫苗	可降低伤寒活疫苗的免疫效应	避免联用

药代动力学

吸收	水解为青霉素后缓慢吸收
分布	血浆蛋白结合率：60%
代谢	水解代谢
排泄	经肾脏排泄

👥 患者教育

　　本品可能会降低口服避孕药的使用效果,推荐联用其他形式的节育措施。若注射部位出现风团或其他皮肤反应、严重的腹泻、出血/瘀斑、神经系统以及肾脏疾病的症状时,应及时就医。

哌拉西林 Piperacillin

⊘ 剂型与规格

　　注射用无菌粉末(0.5g,1.0g,2.0g)

📋 适应证与用法用量

- 用于敏感肠杆菌目细菌、铜绿假单胞菌、不动杆菌属所致的败血症、上尿路及复杂性尿路感染、呼吸道感染、胆道感染、腹腔感染、盆腔感染以及皮肤、软组织感染等。哌拉西林与氨基糖苷类联合应用亦可用于有粒细胞减少症免疫缺陷患者的感染。
- 成人:中度感染,i.v.gtt.,8g/d,分 2 次给药;严重感染,i.v.gtt./i.v.,3～4g/次,每4～6 小时给药 1 次。一日总剂量不超过24g。
- 儿童:i.v.gtt.,婴幼儿和 12 岁以下儿童,100～200mg/(kg·d)。新生儿体重低于 2kg 者,出生后第 1 周 50mg/kg,q.12h.;第 2 周起 50mg/kg,q.8h.。新生儿体重 2kg 以上者,出生后第 1 周 50mg/kg,q.8h.;1 周以上者,50mg/kg,q.6h.。

❀ 药物特性

妊娠分级	B
哺乳期	L2,权衡利弊
禁忌证	青霉素过敏患者
黑框警告	无

基因多态性	无信息
肝功能不全	无信息
肾功能不全	CrCl 20~40ml/min，4g/次，q.8h.
	CrCl<20ml/min，4g/次，q.12h.
肾脏替代治疗	可被透析

不良反应

常见（1%~10%）	罕见但严重（<1%）
荨麻疹、皮疹、注射部位反应、恶心呕吐、腹泻头晕	TEN、假膜性肠炎、粒细胞缺乏症、溶血性贫血、全血细胞减少、过敏反应、癫痫发作、肾衰竭

相互作用

药物	机制与结果	临床管理
万古霉素	增加急性肾功能不全的风险	避免联用
溶栓剂	发生严重出血	避免联用
华法林	可使凝血酶原时间延长，增加出血风险	密切监测，必要时应调整华法林的剂量
甲氨蝶呤	减少甲氨蝶呤的清除	避免联用，如须联用应减少甲氨蝶呤的剂量并监测其血药浓度和不良反应
伤寒活疫苗	可降低伤寒活疫苗的免疫效应	避免联用

药代动力学

吸收	无
分布	血浆蛋白结合率：16%；V_d: 0.18~0.3L/kg

代谢	在肝脏不被代谢
排泄	经肾脏(60%～80%)排泄; $t_{1/2}$: 54～63 分钟

患者教育

若同时使用口服避孕药,本药可能降低前者的有效性。用药期间推荐采用其他避孕措施。

青霉素 Benzylpenicillin

剂型与规格

(钾盐)注射用无菌粉末[0.25g(40 万 IU), 0.5g(80 万 IU)];(钠盐)注射用无菌粉末[0.24g(40 万 IU), 0.48g(80 万 IU), 0.96g(160 万 IU)]

适应证与用法用量

- 本药为敏感菌或敏感病原体所致以下感染的首选药物:①溶血性链球菌感染,如咽炎、扁桃体炎、猩红热、丹毒、蜂窝织炎、产褥热等。②肺炎链球菌感染,如肺炎、中耳炎、脑膜炎、菌血症等。③不产青霉素酶的葡萄球菌感染。④梭状芽孢杆菌感染,如破伤风、气性坏疽等。⑤炭疽、白喉、回归热、梅毒(包括先天性梅毒)、钩端螺旋体病。⑥与氨基糖苷类药物联合用于治疗草绿色链球菌心内膜炎。
- 本药可用于治疗流行性脑脊髓膜炎、放线菌病、淋病、莱姆病、鼠咬热、李斯特菌感染和除脆弱拟杆菌外的多种厌氧菌感染。
- 风湿性心脏病或先天性心脏病患者进行口腔、牙科、胃肠道或泌尿生殖道手术或操作前可用本药预防感染性心内膜炎的发生。
- 成人:i.v.gtt.,200 万～2 000 万 IU/d,分 2～4 次给

药；i.m.，80 万～200 万 IU/d，分 3～4 次给药。

- 儿童：i.v.gtt，①小儿，5 万～20 万 IU/（kg•d），分 2～4 次给药。②足月新生儿，每次 5 万 IU/kg。出生第 1 周患儿，q.12h.；大于 7 日患儿，q.8h.；严重感染患儿，q.6h.。③早产儿，每次 3 万 IU/kg。出生第 1 周患儿，q.12h.；出生 2～4 周患儿，q.8h.；出生 4 周后患儿，q.6h.。
- 儿童：i.m.，①小儿，每次 2.5 万 IU/kg，q.12h.。②足月新生儿，同"i.v.gtt."。③早产儿，同"i.v.gtt."。

✱ 药物特性

妊娠分级	B
哺乳期	L1，权衡利弊
禁忌证	青霉素过敏患者
黑框警告	无
基因多态性	无信息
肝功能不全	无信息
肾功能不全	CrCl 10～50ml/min，给药间隔为 8～12 小时或剂量减少 25% CrCl<10ml/min，给药间隔为 12～18 小时或剂量减少 50%～75%
肾脏替代治疗	无信息

📑 不良反应

常见(1%～10%)	罕见但严重(<1%)
轻度腹泻、恶心、呕吐、口腔念珠菌病	高钾血症、溶血性贫血(大剂量静脉注射)、过敏性反应、间质性肾炎、脑膜炎或有癫痫史可能会引起癫痫

✍ 相互作用

药物	机制与结果	临床管理
氯霉素、红霉素、四环素类、磺胺类	可干扰本药抗菌活性	避免联用
华法林	可使凝血酶原时间延长,增加出血风险	密切监测,必要时应调整华法林的剂量
甲氨蝶呤	减少甲氨蝶呤的清除	避免联用,如须联用应减少甲氨蝶呤的剂量并监测其血药浓度和不良反应
伤寒活疫苗	可降低伤寒活疫苗的免疫效应	避免联用
多奈哌齐、安非他酮	可增加癫痫发作风险	避免联用

⚗ 药代动力学

吸收	肌内注射和皮下注射:可快速吸收
分布	血浆蛋白结合率:45%～65%
代谢	经肝脏(19%)代谢
排泄	经肾脏(60%)排泄; $t_{1/2}$: 30 分钟

⚱ 患者教育

本药可能会降低口服避孕药的有效性,因此,推荐其他形式的节育措施。由于本药可能引起间质性肾炎,告知患者在出现尿色深或血尿、尿量减少、水肿、体重增加、发热或皮疹时,及时就诊。使用高剂量本药时可能引起溶血性贫血和肾功能障碍。

糖 肽 类

 万古霉素 Vancomycin

◇ **剂型与规格**

粉针剂（0.5g）；冻干粉针剂［0.4g, 0.5g（50 万 IU）］

▥▥ **适应证与用法用量**

- 本品适用于耐甲氧西林金黄色葡萄球菌及其他细菌所致的感染：败血症、感染性心内膜炎、骨髓炎、关节炎、灼伤、手术创伤等浅表性继发感染、肺炎、肺脓肿、脓胸、腹膜炎、脑膜炎。

- 成人：i.v.gtt., 2 000mg/d，分次给药，每 6 小时 500mg 或每 12 小时 1 000mg，推荐给药浓度为 5mg/ml；对于需要限制液体者，给药浓度应不超过 10mg/ml。每次静脉滴注时间至少为 60 分钟，或以不超过 10mg/min 的滴注速度给药。

- 儿童：①新生儿及婴儿，i.v.gtt.，初始剂量为每次 15mg/kg，之后为每次 10mg/kg。出生 1 周者，q.12h.；出生 1 周至 1 个月者，q.8h.；每次滴注时间至少为 60 分钟，并密切监测血药浓度。②儿童，每次 10mg/kg，q.6h.，每次滴注时间至少为 60 分钟。

❈ **药物特性**

妊娠分级	C
哺乳期	L1，权衡利弊
禁忌证	对本品过敏患者
黑框警告	无信息

基因多态性	无信息
肝功能不全	无信息
肾功能不全	开始给药剂量 15mg/kg，然后根据血药浓度优化剂量和给药间隔
肾脏替代治疗	可被透析

🖥 不良反应

常见（1%~10%）	罕见但严重（<1%）
快速滴注可引起类过敏反应、腹痛、腹泻、恶心、呕吐、头痛、背痛、尿路感染、低钾血症	心搏骤停、低血压、艰难梭状芽胞杆菌腹泻、粒细胞减少、中性粒细胞减少、血小板减少、过敏反应、剥脱性皮炎、耳毒性、肾毒性、直接库姆斯试验（Coombs 试验）阳性

💊 相互作用

药物	机制与结果	临床管理
全身麻醉药	可出现红斑、组胺样潮红、过敏反应等不良反应	在全身麻醉开始前 1 小时停止静脉滴注本药
有肾毒性和 / 或耳毒性的药物，如氨基糖苷类抗生素、含铂抗肿瘤药物、两性霉素 B 等	可引起或加重肾功能、听觉的损害	避免联用
哌拉西林	可能增加急性肾损伤的风险	避免联用
神经肌肉阻滞剂	可增强神经肌肉阻滞作用	谨慎联用

⚗ 药代动力学

吸收	无
分布	血浆蛋白结合率：18%（终末期肾病）～55%（肾功能正常）；V_d：0.2～1.25L/kg
代谢	没有明显的代谢
排泄	经肾脏（40%～100%）排泄；$t_{1/2}$：4～6 小时

⏳ 患者教育

患者在用药期间应观察严重皮肤反应症状，并监测听力和肾功能。

头孢菌素类

头孢氨苄 Cefalexin

⊘ 剂型与规格

片剂、胶囊（0.125g, 0.25g）；颗粒剂（0.05g, 0.125g）

📖 适应证与用法用量

- 用于敏感菌所致的下列轻、中度感染：①呼吸系统感染，如急性扁桃体炎、咽峡炎、鼻窦炎、支气管炎、肺炎、扁桃体周炎、哮喘、支气管扩张感染；②泌尿生殖系统感染，如急慢性肾盂肾炎、膀胱炎、前列腺炎；③皮肤软组织感染，如毛囊炎、疖、丹毒、蜂窝织炎、脓疱病、痈、痤疮感染、皮下脓肿；④中耳炎、外耳炎；⑤睑腺炎、睑炎、急性泪囊炎；⑥上颌骨周炎、上颌骨骨膜炎、上颌骨髓炎、急性腭炎、牙槽脓肿、根尖性牙周炎、智齿周围炎、拔牙后感染；⑦手术后胸腔感染、创伤感染、乳腺炎、淋巴管炎。

- 成人：p.o.，链球菌咽峡炎、单纯性膀胱炎、皮肤软组织感染，500mg/ 次，q.12h.；其他轻、中度感染，250～500mg/ 次，q.i.d.。最大日剂量为4g。
- 儿童：p.o.，链球菌咽峡炎、皮肤软组织感染，12.5～50mg/kg，q.12h.；其他轻、中度感染，25～50mg/kg，q.i.d.。

❀ 药物特性

妊娠分级	B
哺乳期	L1，权衡利弊
禁忌证	对头孢菌素类药物过敏患者；有青霉素过敏性休克或即刻反应史者
黑框警告	无
基因多态性	无信息
肝功能不全	无须调整剂量
肾功能不全	CrCl 15～29ml/min，250mg/ 次，q.8h. 或q.12h.；CrCl 5～14ml/min，250mg/ 次，q.8h. 或 q.d. CrCl 1～4ml/min，250mg/ 次，给药间隔48 小时或 60 小时
肾脏替代治疗	可被透析

✉ 不良反应

常见（1%～10%）	罕见但严重（<1%）
恶心、呕吐、腹泻、消化不良、胃炎、腹痛	严重过敏反应、艰难梭菌相关性腹泻、史 - 约综合征、贫血、中性粒细胞减少、癫痫发作、血清氨基转移酶升高、一过性肾损害

🔊 相互作用

药物	机制与结果	临床管理
华法林	可使凝血酶原时间延长,增加出血风险	密切监测,必要时应调整华法林的剂量
考来烯胺	使本药平均血药浓度降低	间隔使用
伤寒活疫苗	可降低伤寒活疫苗的免疫效应	避免联用

⚗ 药代动力学

吸收	F:口服吸收良好
分布	血浆蛋白结合率:10%～15%;V_d:0.23～0.35L/kg
代谢	在体内不代谢
排泄	经肾脏(90%)排泄;$t_{1/2}$:1.04 小时

🧍 患者教育

应足疗程使用。建议患者在出现严重腹泻或皮疹时,应及时就医。一般情况下症状会在服药 2～3 日后缓解,如果症状加重,应及时就医。

头孢地尼 Cefdinir

🔗 剂型与规格

片剂、胶囊(0.1g);分散剂(50mg, 0.1g)

🔖 适应证与用法用量

- 用于敏感菌引起的下列感染:①咽喉炎、扁桃体炎、急性支气管炎、肺炎、鼻窦炎;②中耳炎;③肾盂肾炎、膀胱炎、淋菌性尿道炎、附件炎、宫内感染、前庭

大腺炎；④乳腺炎、肛门周围脓肿、外伤或手术伤口
的继发感染；⑤毛囊炎、疖、疖肿、痈、传染性脓疱
病、丹毒、蜂窝织炎、淋巴管炎、甲沟炎、皮下脓肿、
粉瘤感染、慢性脓皮症；⑥眼睑炎、睑腺炎、睑板腺
炎；⑦猩红热。

- p.o.，①成人，100mg/ 次，t.i.d.；②儿童，9～18mg/（kg•d），
  分 3 次服用。

❀ 药物特性

妊娠分级	B
哺乳期	L1，安全
禁忌证	对头孢菌素类过敏患者
黑框警告	无
基因多态性	无信息
肝功能不全	无须调整剂量
肾功能不全	CrCl<30ml/min，300mg，q.d.
肾脏替代治疗	可被透析，300mg 或 7mg/kg，q.o.d.，每次血液透析结束时给药

▨ 不良反应

常见（1%～10%）	罕见但严重（<1%）
腹泻、恶心、呕吐、口干、皮疹、阴道炎、头痛	严重过敏反应、史 - 约综合征、多形性红斑、TEN、肾功能不全、中毒性肾病、转氨酶升高、粒细胞减少

✍ 相互作用

药物	机制与结果	临床管理
华法林	本药可能抑制肠道细菌产生维生素 K，可能导致华法林作用增强	谨慎联用

药物	机制与结果	临床管理
铁制剂、抗酸药（含铝或镁）	导致本药吸收降低而使其作用减弱	给药间隔应大于 2 小时
伤寒活疫苗	可降低伤寒活疫苗的免疫效应	避免联用
复方口服避孕药	可能导致避孕效果下降	避免联用

药代动力学

吸收	F: 25%；食物无明显影响
分布	血浆蛋白结合率: 60%～70%；V_d: 0.35L/kg
代谢	不被代谢
排泄	经肾脏（11.6%～18.4%）排泄；$t_{1/2}$: 1.7 小时

患者教育

应足疗程使用。建议患者在出现严重腹泻或皮疹时，应及时就医。一般情况下症状会在服药 2～3 日后缓解，如果症状加重，应及时就医。

头孢呋辛 Cefuroxime

剂型与规格

片剂、胶囊、分散片（0.125g, 0.25g）；注射用无菌粉末（0.25g, 0.5g, 0.75g, 1.5g）

适应证与用法用量

– 用于治疗敏感菌所致的下列感染：①呼吸系统感染，如咽炎、扁桃体炎、中耳炎、鼻窦炎、急慢性支气管炎、支气管扩张合并感染、细菌性肺炎、肺脓肿、术后肺部感染、急性上颌窦炎；②泌尿生殖系统感染，如肾盂肾炎、膀胱炎、无症状性菌尿症、单纯性（无并发症）或有并发症的淋病；③骨及关节感染；④皮肤及软组织感染,如蜂窝织炎、腹膜炎、丹毒、创伤感染、脓疱病;⑤预防手术感染,如腹部骨盆及矫形外科手术、心脏手术、肺部手术、食管及血管手术、全关节置换术中的预防感染;⑥其他,如败血症、脑膜炎,也可用于不产青霉素酶的淋病奈瑟球菌引起的女性单纯性淋病性直肠炎和由伯氏疏螺旋体引起的早期游走性红斑(莱姆病)。

- 成人:①一般用法,p.o.,250mg/ 次,b.i.d.,疗程 5~10 日。重症感染,p.o.,500mg/ 次,b.i.d.;i.v./i.v.gtt./i.m.,750~1 500mg/ 次,q.8h.,疗程 5~10 日。②危及生命的感染、罕见敏感菌引起的感染,i.v./i.v.gtt./i.m.,1 500mg/ 次,q.6h.。③肺炎,p.o.,500mg/ 次,b.i.d.;i.v./i.v.gtt./i.m.,750~1 500mg/ 次,q.8h.,疗程 5~10 日。④普通泌尿道感染,p.o.,125mg/ 次,b.i.d.;i.v./i.v.gtt./i.m.,750~1 500mg/ 次,q.8h.,疗程 5~10 日。⑤预防手术感染,手术前 0.5~1 小时静脉注射 1 500mg,若手术时间过长,i.m./i.v.,750mg,q.8h.。⑥脑膜炎,i.v./i.v.gtt./i.m.,每 8 小时不超过 3 000mg。

- 儿童:①一般推荐剂量,i.v./i.v.gtt./i.m.,3 个月以上儿童,30~100mg/(kg•d),分 3 次或 4 次给药。对于大多数感染,60mg/(kg•d)较为适合。p.o.,125mg/ 次或 10mg/(kg•次),b.i.d.,最大剂量为 250mg/d。②重症感染,100mg/(kg•d),但不能超过成人的最高剂量。新生儿,30~100mg/(kg•d),分 2 次或 3 次给药。③脑膜炎,i.v./i.v.gtt./i.m.,3 个月以上儿童,200~240mg/(kg•d),均分为每 6~8 小时 1 次。④骨和关节感染,3 个月以上儿童,15mg/(kg•d)(不超过成人使用的最高剂量),均为每 8 小时 1 次。

❋ 药物特性

妊娠分级	B
哺乳期	L2，可以使用
禁忌证	头孢菌素类过敏患者
黑框警告	无
基因多态性	无信息
肝功能不全	无须调整剂量
肾功能不全	CrCl 10～20ml/min，750mg/次，q.12h. CrCl ≤10ml/min，750mg/次，q.24h.
肾脏替代治疗	可被透析

▣ 不良反应

常见（1%～10%）	罕见但严重（<1%）
腹泻、恶心、呕吐、阴道炎、转氨酶升高、中性粒细胞减少症、全血细胞减少、血小板减少、嗜酸性粒细胞增多、注射部位反应可能包括疼痛及血栓性静脉炎	肝脏损害（肝炎、胆汁淤积、黄疸）、严重过敏反应、史 - 约综合征、贫血、癫痫发作

✇ 相互作用

药物	机制与结果	临床管理
伤寒活疫苗	可降低伤寒活疫苗的免疫效应	避免联用
复方口服避孕药	本药可影响肠道菌群，从而减少雌激素的重吸收，降低口服避孕药的作用	换用其他避孕措施

💠 药代动力学

吸收	F：37%（饭前），52%（饭后），食物没有明显的影响
分布	血浆蛋白结合率：50%
代谢	无信息
排泄	经肾脏（约 89%）清除；$t_{1/2}$：80 分钟

👤 患者教育

　　应足疗程使用。建议患者在出现严重腹泻或皮疹时，应及时就医。一般情况下症状会在服药 2～3 日后缓解，如果症状加重，应及时就医。告知女性患者，本药可降低口服避孕药的效果，建议使用其他避孕措施。

头孢克洛 Cefaclor

🖊 剂型与规格

　　分散片（0.125g，0.25g）；缓释片（0.125g，0.375g）；胶囊（0.25g，0.5g）

📑 适应证与用法用量

- 用于敏感菌所致的呼吸系统、泌尿系统、耳鼻喉及皮肤、软组织感染等。
- 成人：p.o.，①非缓释制剂，宜空腹口服。常用量为 250mg/ 次，t.i.d.。严重感染或敏感性较差的细菌引起的感染，剂量可加倍，但日剂量不超过 4g。②缓释制剂，常用量为 375～750mg/ 次，b.i.d.，于早、晚餐后口服。
- 儿童：①非缓释制剂，宜空腹口服。常用量为 20mg/（kg·d），分 3 次服用，严重感染患者可增至 40mg/（kg·d），但一日总剂量不超过 1g。②缓释制剂，20kg 以上儿童的用法用量同成人。

❈ 药物特性

妊娠分级	B
哺乳期	L2，权衡利弊
禁忌证	头孢菌素类过敏患者
黑框警告	无
基因多态性	无信息
肝功能不全	无信息
肾功能不全	无须调整剂量
肾脏替代治疗	无信息

▱ 不良反应

常见（1%～10%）	罕见但严重（<1%）
腹泻、皮疹、阴道炎、转氨酶升高	史 - 约综合征、TEN、艰难梭菌相关性结肠炎、溶血性贫血、血清病

❊ 相互作用

药物	机制与结果	临床管理
伤寒活疫苗	可降低伤寒活疫苗的免疫效应	避免联用
氢氧化铝、氢氧化镁	降低本药的吸收程度	两药至少间隔 1 小时

❊ 药代动力学

吸收	口服吸收良好
分布	血浆蛋白结合率：25%
代谢	无信息
排泄	经肾脏（60%～85%）排泄；$t_{1/2}$：0.6～0.9 小时

👤 患者教育

足疗程使用。建议患者在出现严重腹泻或皮疹时，应及时就医。一般情况下症状会在服药 2～3 天后缓解，如果症状加重，应及时就医。告知女性患者，本药可降低口服避孕药的效果，建议使用其他避孕措施。本药可能导致双硫仑样反应，在治疗期间和停药后 3 天内不得饮酒。

头孢克肟 Cefixime

🔗 剂型与规格

片剂（0.1g）；分散片、胶囊、干混悬剂（50mg、0.1g）；颗粒剂（50mg）

📙 适应证与用法用量

- 本药适用于治疗敏感菌所致的下列感染：①呼吸系统感染，如慢性支气管炎急性发作、急性支气管炎并发细菌感染、支气管扩张合并感染、肺炎、鼻窦炎；②泌尿系统感染，如肾盂肾炎、膀胱炎、淋球菌性尿道炎；③急性胆道系统细菌性感染，如胆囊炎、胆管炎；④其他感染，如中耳炎、猩红热。
- 成人：p.o.，100mg/ 次，b.i.d.；重症可增至 200mg/ 次，b.i.d.。单纯性淋病，单剂 400mg。
- 儿童：p.o.，体重小于 30kg 的儿童，每次 1.5～3.0mg/kg，b.i.d.。对于重症患者，每次 6mg/kg，b.i.d.。体重大于 30kg 的儿童，剂量同成人。

✸ 药物特性

妊娠分级	B
哺乳期	L2，权衡利弊
禁忌证	头孢菌素类过敏患者

黑框警告	无
基因多态性	无信息
肝功能不全	无信息
肾功能不全	适当减量、增加给药间隔
肾脏替代治疗	不被透析

不良反应

常见(1%～10%)	罕见但严重(<1%)
腹痛、腹泻、肠胃胀气、消化不良、稀便、恶心	多形性红斑、史 - 约综合征、TEN、艰难梭状芽胞杆菌结肠炎、过敏反应、急性肾衰竭、高胆红素血症

相互作用

药物	机制与结果	临床管理
华法林	可使凝血酶原时间延长,增加出血风险	密切监测,必要时应调整口服抗凝血药的剂量
复方口服避孕药	可能会导致避孕效果下降	避免联用
伤寒活疫苗	可降低伤寒活疫苗的免疫效应	避免联用

药代动力学

吸收	F: 40%～50%; 食物无显著影响
分布	血浆蛋白结合率: 65%; V_d: 0.6～1.1L/kg
代谢	不被代谢
排泄	经肾脏(50%)、胆汁(5%)排泄; $t_{1/2}$: 3～4 小时

患者教育

应足疗程使用。建议患者在出现严重腹泻或皮疹时，应及时就医。一般情况下症状会在服药 2～3 日后缓解，如果症状加重，应及时就医。

头孢拉定 Cefradine

剂型与规格

　　片剂、胶囊（0.25g, 0.5g）

适应证与用法用量

- 适用于敏感菌所致的急性咽炎、扁桃体炎、中耳炎、支气管炎和肺炎等呼吸道感染、泌尿生殖道感染及皮肤软组织感染等。
- 成人：p.o., 250～500mg/ 次，q.6h.。感染较严重者可增至 1g/ 次，但一日总量不超过 4g。
- 儿童：p.o., 6.25～12.5mg/（kg•d），q.6h.。

药物特性

妊娠分级	B
哺乳期	L1，权衡利弊
禁忌证	对头孢菌素类及本药过敏者
黑框警告	无
基因多态性	无信息
肝功能不全	无信息
肾功能不全	CrCl 10～50ml/min，给药剂量减至 50%
	CrCl≤10ml/min，给药剂量减至 25%
肾脏替代治疗	无信息

不良反应

常见（1%～10%）	罕见但严重（<1%）
腹泻	艰难梭菌相关性结肠炎、过敏反应、肺炎

相互作用

药物	机制与结果	临床管理
华法林	可使凝血酶原时间延长,增加出血风险	密切监测,必要时应调整口服抗凝血药的剂量

药代动力学

吸收	口服吸收迅速
分布	血浆蛋白结合率: 6%～10%
代谢	体内很少代谢
排泄	少量可经胆汁排泄

患者教育

应足疗程使用。为了尽量减少肠胃不适,药物可与食物或牛奶一起服用。告知糖尿病患者,药物可能会导致某些尿糖检测结果产生错误。建议患者在出现严重腹泻或皮疹时,应及时就医。一般情况下症状会在服药2～3天后缓解,如果症状加重,应及时就医。

头孢羟氨苄 Cefadroxil

剂型与规格

片剂、分散片(0.25g)

适应证与用法用量

- 用于治疗敏感菌所致的下列感染:①泌尿生殖系统感染,如尿道炎、膀胱炎、前列腺炎、肾盂肾炎、淋病;②呼吸系统感染,如急性扁桃体炎、急性咽炎、支气管炎、肺炎、鼻窦炎;③皮肤软组织感染,如蜂窝织炎、疖;④其他感染,如中耳炎。
- 成人:p.o.,①单纯尿路感染,常用剂量为1～2g/d,单次或分 2 次服用。其他尿路感染,常用剂量为 2g/d,分 2 次服用。②皮肤和皮肤组织感染,常用剂量为 1g/d,单次或分 2 次服用。③A 组 β- 溶血性链球菌引起的咽炎和扁桃体炎,1g/d,单次或分 2 次服用,连续服用 10 日。

- 儿童:p.o.,①尿路感染,推荐剂量为 30mg/(kg•d),q.12h.。②咽炎、扁桃腺炎和脓包病,推荐剂量为 30mg/(kg•d),单次或 q.12h.。β- 溶血性链球菌感染,连续服药至少 10 日。③其他的皮肤和皮肤组织感染,推荐剂量为 30mg/(kg•d),q.12h.。

❇ 药物特性

妊娠分级	B
哺乳期	L1,权衡利弊
禁忌证	对头孢菌素类过敏患者
黑框警告	无
基因多态性	无信息
肝功能不全	无信息
肾功能不全	CrCl 25~50ml/min,初始剂量 1g/ 次,维持剂量 0.5g,q.12h.;CrCl 10~25ml/min,初始剂量 1g/ 次,维持剂量 0.5g,q.d.;CrCl ≤10ml/min,初始剂量 1g/ 次,维持剂量 0.5g,间隔 36 小时
肾脏替代治疗	可被透析

📧 不良反应

常见(1%~10%)	罕见但严重(<1%)
腹泻	多形性红斑、史 - 约综合征、艰难梭菌所致腹泻、血小板减少症、肝衰竭、过敏反应

🔁 相互作用

药物	机制与结果	临床管理
华法林	可使凝血酶原时间延长,增加出血风险	密切监测,必要时应调整华法林的剂量
伤寒活疫苗	本药对伤寒沙门菌具有抗菌活性,联用可降低伤寒活疫苗的免疫效应	避免联用

⚗️ 药代动力学

吸收	口服快速吸收
分布	血浆蛋白结合率: 28.1%
代谢	无信息
排泄	24 小时内,90% 以原型经肾脏排泄

⛉ 患者教育

足疗程使用。建议患者在出现严重腹泻或皮疹时,应及时就医。一般情况下症状会在服药 2~3 日后缓解,如果症状加重,应及时就医。

头孢曲松 Ceftriaxone

🔗 剂型与规格

注射用无菌粉末(0.25g, 0.5g, 1.0g, 2.0g)

📖 适应证与用法用量

- 用于敏感致病菌所致的下呼吸道感染、尿路感染、胆道感染,以及腹腔感染、盆腔感染、皮肤软组织感染、骨和关节感染、败血症、脑膜炎等及手术期感染预防。本品单剂可治疗单纯性淋病。

- 成人: i.v./i.v.gtt./i.m., 1~2g/ 次, q.d.。对危重患者或

由中度敏感菌引起的感染，可增至 4g/ 次，q.d.。淋病，i.m.，单剂 250mg。手术前预防感染，i.v./i.v.gtt./i.m.，根据感染的风险程度，单剂 1～2g，于术前 30～90 分钟给药。

- 儿童：i.v./i.v.gtt/i.m.，20～80mg/（kg•d），q.d.，12 岁以上儿童用法用量同成人。

❀ 药物特性

妊娠分级	B
哺乳期	L2，权衡利弊
禁忌证	头孢菌素类过敏患者；早产儿；高胆红素血症新生儿
黑框警告	无
基因多态性	无信息
肝功能不全	无须调整剂量
肾功能不全	无须调整剂量
肾脏替代治疗	不被清除

▱ 不良反应

常见（1%～10%）	罕见但严重（<1%）
注射部位硬化、发热、皮肤紧绷或硬化、皮疹、腹泻、嗜酸性粒细胞增多、血小板增多、转氨酶升高	多形性红斑、史 - 约综合征、TEN、艰难梭状芽胞杆菌结肠炎、溶血性贫血、超敏反应、肾衰竭、肺损伤

𝄢 相互作用

药物	机制与结果	临床管理
伤寒活疫苗	本药对伤寒沙门菌具有抗菌活性，联用可降低伤寒活疫苗的免疫效应	两者应间隔 24 小时或 24 小时以上

药代动力学

吸收	F: <1%（口服）
分布	血浆蛋白结合率：85%～95%；V_d: 5.78～13.5L（健康），6.48～35.2L（脓毒症患者）
代谢	少量代谢
排泄	经肾脏（33%～67%）排泄；$t_{1/2}$: 5.8～8.7 小时

患者教育

应告知患者本药可能产生神经系统的不良反应，应注意如嗜睡、昏睡、意识障碍、癫痫、肌痉挛等症状，如发生，应立即停药并及时就医。本药可能导致双硫仑样反应，在治疗期间和停药后 3 天内不得饮酒。

头孢他啶 Ceftazidime

剂型与规格

注射用无菌粉末（0.5g，1.0g）

适应证与用法用量

- 用于敏感菌所致的全身性严重感染、呼吸道感染、耳鼻喉感染、尿路感染、皮肤及软组织感染、胃肠感染、腹腔及胆道感染、骨骼及关节感染、CNS 感染（包括脑膜炎）、败血症。用于预防经尿道前列腺切除手术后的感染。

- 成人：i.v./i.v.gtt./i.m.，1～6g/d，q.8h. 或 q.12h.。对多数感染，1g/ 次，q.8h.，或 2g/ 次，q.12h.。对尿路感染或多数较轻感染，一般为 0.5g/ 次或 1g/ 次，q.12h.。对极严重感染（尤其是免疫抑制患者，包括中性粒细胞减少的患者），2g/ 次，q.8h. 或 q.12h.，或 3g/ 次，q.12h.。囊性纤维化患者的假单胞菌肺部感染：i.v./

i.v.gtt./i.m.，0.1～0.15g/（kg·d）（最高 9g），分 3 次给药。预防经尿道前列腺切除手术后的感染：i.v./i.v.gtt./i.m.，于诱导麻醉期间给予 1g，第 2 剂应考虑于撤除导管时给予。

- 儿童：i.v./i.v.gtt./i.m.，①新生儿至 2 个月的婴儿，25～60mg/（kg·d），分 2 次给药。②2 个月以上婴儿及儿童，30～100mg/（kg·d），分 2～3 次给药。对免疫抑制、囊性纤维化或脑膜炎患儿，剂量可高达 150mg/（kg·d）（最大剂量为 6g），分 3 次给药。

✿ 药物特性

妊娠分级	B
哺乳期	L1，权衡利弊
禁忌证	对头孢菌素类及本药过敏患者
黑框警告	无
基因多态性	无信息
肝功能不全	无须调整剂量
肾功能不全	初始负荷剂量 1g，CrCl 31～50ml/min，1g/ 次，q.12h.；CrCl 16～30ml/min，1g/ 次，q.d.；CrCl 6～15ml/min，0.5g/ 次，q.d.；CrCl ≤5ml/min，0.5g/ 次，间隔 48 小时
肾脏替代治疗	可被透析

▣ 不良反应

常见（1%～10%）	罕见但严重（<1%）
转氨酶升高、注射部位炎症、静脉炎、腹泻	史 - 约综合征、TEN、艰难梭状芽胞杆菌结肠炎、过敏反应、癫痫发作

ℰ 相互作用

药物	机制与结果	临床管理
华法林	可使凝血酶原时间延长,增加出血风险	密切监测,必要时应调整华法林的剂量
伤寒活疫苗	本药对伤寒沙门菌具有抗菌活性,联用可降低伤寒活疫苗的免疫效应	避免联用

⌕ 药代动力学

吸收	无信息
分布	血浆蛋白结合率<10%
代谢	无信息
排泄	经肾脏(80%～90%)排泄;$t_{1/2}$: 1.9 小时

⌂ 患者教育

若出现严重腹泻或剧烈腹痛,应及时就医。

头孢唑林 Cefazolin

⌀ 剂型与规格

注射用无菌粉末(0.5g, 1.0g)

▯▯ 适应证与用法用量

- 适用于治疗敏感细菌所致的支气管炎及肺炎等呼吸道感染、尿路感染、皮肤软组织感染、骨和关节感染、败血症、感染性心内膜炎、肝胆系统感染及眼、耳、鼻、喉等的感染。本品也可作为外科手术前的预防用药。
- 本药不宜用于 CNS 感染。对慢性尿路感染,尤其伴有尿路解剖异常者的疗效较差。本药不宜用于治疗淋病和梅毒。

- 成人：i.v./i.v.gtt./i.m.，0.5～1g/次，2～4次/d，严重感染可增加至6g/d，分2～4次给药。
- 儿童：i.v./i.v.gtt./i.m.，1个月以上儿童，轻、重中度感染，25～50mg/（kg·d），分2～4次给药；严重感染可增至100mg/（kg·d），分2～4次静脉滴注。

✵ 药物特性

妊娠分级	B
哺乳期	L1，权衡利弊
禁忌证	头孢菌素类过敏患者
黑框警告	无
基因多态性	无信息
肝功能不全	无信息
肾功能不全	CrCl 35～50ml/min，0.5g/次，q.8h. CrCl 11～34ml/min，0.25g/次，q.12h. CrCl≤10ml/min，0.25g/次，间隔18～24小时
肾脏替代治疗	可被透析

▱ 不良反应

常见（1%～10%）	罕见但严重（<1%）
瘙痒、药物引起嗜酸性粒细胞增多症	史-约综合征、艰难梭菌结肠炎、白细胞减少症、超敏反应、癫痫发作、肝炎、肾衰竭

✒ 相互作用

药物	机制与结果	临床管理
华法林	可使凝血酶原时间延长，增加出血风险	密切监测，必要时应调整华法林的剂量

药物	机制与结果	临床管理
伤寒活疫苗	本药对伤寒沙门菌具有抗菌活性，联用可降低伤寒活疫苗的免疫效应	两者应间隔24小时或24小时以上

⚙ 药代动力学

吸收	无信息
分布	血浆蛋白结合率：72%；V_d: 0.2L/kg
代谢	无信息
排泄	经肾脏（70%～80%）排泄；$t_{1/2}$: 1.8 小时

🖧 患者教育

若出现严重腹泻或剧烈腹痛，应及时就医。

硝 咪 唑 类

奥硝唑 Ornidazole

⬳ 剂型与规格

氯化钠注射液［100ml（0.5g∶0.9g, 0.25g∶0.9g）］；片剂、分散片、胶囊、冻干粉针剂（0.25g）

▥ 适应证与用法用量

– 用于治疗敏感厌氧菌所引起的感染性疾病，包括腹部感染、盆腔感染、口腔感染、外科感染、脑部感染、败血症、菌血症等严重厌氧菌感染等。用于手术前预防感染和手术后厌氧菌感染的治疗。治疗消化系统严重阿米巴病，如阿米巴痢疾、阿米巴肝脓肿等。

- 成人：i.v.gtt.，术前术后预防用药，手术前 1～2 小时
静脉滴注 1g，术后 12 小时静脉滴注 500mg，术后 24
小时静脉滴注 500mg。治疗厌氧菌引起的感染，初
始剂量为 500～1 000mg，然后每 12 小时静脉滴注
500mg，连用 3～6 日。如患者症状改善，建议改用
口服制剂。治疗严重阿米巴病，初始剂量为 500～
1 000mg，然后每 12 小时静脉滴注 500mg，连用 3～
6 日。

- 儿童：i.v.gtt.，20～30mg/（kg·d），q.12h.，滴注时间
30 分钟。

✿ 药物特性

妊娠分级	妊娠早期谨慎使用，中晚期禁止使用
哺乳期	禁止使用或用药后 48 小时内暂停哺乳
禁忌证	对硝基咪唑类过敏患者；脑和脊髓病变患者；癫痫及各种器官硬化症患者；造血功能低下者；慢性酒精中毒者
黑框警告	无
基因多态性	无信息
肝功能不全	谨慎使用
肾功能不全	无须调整剂量
肾脏替代治疗	可被透析（血液透析）

▣ 不良反应

常见（1%～10%）	罕见但严重（<1%）
轻度胃部不适、恶心、呕吐、口中异味、胃痛、头痛、疲劳、嗜睡、困倦	痉挛、精神错乱、白细胞减少

相互作用

药物	机制与结果	临床管理
巴比妥类药、雷尼替丁、西咪替丁	可使本药加速消除而降低疗效，并可影响凝血	禁止联用
CYP 450 酶诱导剂	可加快本药的清除，导致血药浓度降低	谨慎联用
CYP 450 酶抑制剂	可抑制本药的清除，延长半衰期和清除率	谨慎联用
华法林	可抑制华法林的代谢，使其半衰期延长，增强抗凝作用	密切监测，调整给药剂量

药代动力学

吸收	无信息
分布	血浆蛋白结合率：<15%
代谢	经肝脏代谢
排泄	经肾脏（63%）、粪便（22%）排泄；$t_{1/2}$：12~14 小时

患者教育

如果出现周围神经病变、共济失调、头晕或意识不清的症状，应暂停本药治疗。治疗期间不建议驾驶车辆或者操作器械，或是从事其他需要高度注意力和快速反应的活动。

甲硝唑 Metronidazole

剂型与规格

片剂、胶囊（0.2g）；氯化钠注射液（100ml：0.5g）；栓剂（0.5g）；阴道泡腾片（0.2g）

🔲 适应证与用法用量

- ①治疗厌氧菌性阴道炎、滴虫性阴道炎及混合感染。②治疗肠道及肠外阿米巴病。③治疗小袋虫病、皮肤利什曼病、麦地那龙线虫感染、贾第虫病等。④用于治疗多种厌氧菌感染（如败血症、心内膜炎、脓胸、肺脓肿、腹腔感染、盆腔感染、妇科感染、骨和关节感染、脑膜炎、脑脓肿、皮肤软组织感染）。

- 成人，肠道阿米巴病，p.o.，400～600mg/ 次，t.i.d.；肠道外阿米巴病，p.o.，600～800mg/ 次，t.i.d.；贾第虫病，p.o.，400mg/ 次，t.i.d.；厌氧菌感染，p.o.，600～1 200mg/d，分 3 次服用；i.v.gtt.，首剂为 15mg/kg，维持剂量为 7.5mg/kg，每 6～8 小时 1 次。厌氧菌性阴道炎、滴虫性阴道炎及混合感染，阴道给药，栓剂，500mg/ 次，q.d.，晚间临睡前清洗外阴后将本药置于阴道后穹隆处。阴道泡腾片，200mg/ 次或 400mg/ 次，q.n.，将本药置于阴道深处。

- 儿童：p.o.，阿米巴病，35～50mg/（kg•d），分 3 次服用。贾第虫病，15～25mg/（kg•d），分 3 次服用；厌氧菌感染，20～50mg/（kg•d）；i.v.gtt.，首剂 15mg/kg，维持量为 7.5mg/kg，每 6～8 小时静脉滴注 1 次。

✱ 药物特性

妊娠分级	B
哺乳期	L2，避免使用或暂停哺乳
禁忌证	对甲硝唑过敏者；妊娠前三个月；有活动性 CNS 疾病和血液病者
黑框警告	动物实验证明本药具有致癌性，避免不必要的使用
基因多态性	无信息
肝功能不全	轻中度无须调整剂量；重度剂量减半

| 肾功能不全 | CrCl ≤10ml/min，剂量减半 |
| 肾脏替代治疗 | 可被透析 |

✉ 不良反应

常见（1%～10%）	罕见但严重（<1%）
恶心、呕吐、食欲不振、腹痛、头痛、眩晕、神经病变、口中金属异味、无临床意义的深色尿	严重过敏反应、癫痫发作、脑病、无菌性脑膜炎、抑郁、耳毒性、史 - 约综合征、中性粒细胞减少症、血小板减少症

♆ 相互作用

药物	机制与结果	临床管理
抗心律失常药物、TCAs	可能增加 Q-T 间期延长和其他心脏毒性风险	避免联用，若联用则密切监测，必要时调整剂量
双硫仑	本药干扰双硫仑代谢，两者合用时，患者饮酒后可出现精神症状	两药应至少间隔 2 周使用
华法林	联用可使凝血酶原时间延长，增加出血风险	密切监测 INR，必要时应调整华法林的剂量
CYP3A4/5 底物	本药可降低底物代谢，增加底物毒性	谨慎联用，并考虑调整底物剂量

⚸ 药代动力学

吸收	F：80%；食物有影响
分布	血浆蛋白结合率<20%；V_d：0.55L/kg
代谢	主要经肝脏代谢
排泄	经肾脏（60%～80%）排泄；$t_{1/2}$：8 小时

🙁 患者教育

应足疗程使用。由于本药可能导致双硫仑样反应，因此服药期间及停药 3 天内不能饮酒。一般情况下症状应在 2～3 天内改善，如出现恶化，或出现无菌性脑膜炎等神经症状，应及时就医。本药口服剂型可以与食物一起服用，以尽量减少胃部不适。

 替硝唑 Tinidazole

🖊 剂型与规格

片剂、胶囊（0.5g）

📖 适应证与用法用量

- 用于厌氧菌感染，如腹腔感染（腹膜炎、脓肿）、妇科感染（子宫内膜炎、子宫肌内膜炎、输卵管 - 卵巢脓肿）、败血症、术后伤口感染、皮肤软组织感染、肺炎、肺部脓肿、胸腔积脓、急性溃疡性牙龈炎、鼻窦炎、骨髓炎。
- p.o.，厌氧菌感染，第 1 日给药 2g，之后 1g/ 次，q.d.，或 0.5g/ 次，b.i.d.。急性齿龈炎，可单次口服 2g。
- 外科预防用药：2g/ 次，术前 12 小时顿服。阴道滴虫病，2g/ 次，顿服。性伴侣应以相同剂量同时治疗。必要时 3～5 日可重复 1 次。滴虫感染时也可 1g/ 次，q.d.，首剂加倍，连服 3 日。细菌性阴道炎，2g/d，连用 2 日，或 1g/d。阿米巴肠病，2g/d，顿服。阿米巴肝脓肿，2g/d，顿服。
- 与抗生素和抗酸药联用于根治幽门螺杆菌相关的十二指肠溃疡：0.5g/ 次，b.i.d.，连用 7 日。

⚕ 药物特性

妊娠分级	C
哺乳期	L2，权衡利弊

禁忌证	对本药过敏患者
黑框警告	动物实验证明本药具有致癌性,避免长期使用
基因多态性	无信息
肝功能不全	无须调整剂量
肾功能不全	无须调整剂量
肾脏替代治疗	可被透析

不良反应

常见(1%~10%)	罕见但严重(<1%)
恶心、食欲减退、味觉改变、头晕、虚弱、念珠菌阴道炎	严重过敏反应、麻木、感觉异常、周围神经病变、癫痫、暂时性白细胞减少

相互作用

药物	机制与结果	临床管理
口服抗凝血药	增强抗凝作用,增加出血风险	谨慎联用,密切监测凝血指标
双硫仑	本药干扰双硫仑代谢,两者合用时,患者饮酒后可出现精神症状	两药应至少间隔2周使用

药代动力学

吸收	食物有影响
分布	血浆蛋白结合率:12%;V_d: 50L
代谢	主要经肝脏代谢
排泄	经肾脏(20%~25%)、粪便(12%)排泄;$t_{1/2}$: 13.2 小时

🙎 患者教育

应足疗程使用。由于本药可能导致双硫仑样反应，因此服药期间及停药 3 天内不能饮酒。一般情况下症状应在 2～3 天内改善，如出现恶化，或出现无菌性脑膜炎等神经症状，应及时就医。本药口服剂型可以与食物一起服用，以尽量减少胃部不适。服药后可能出现口腔金属味。本药可导致头晕和疲乏，患者应避免从事需要精神警觉或协调的活动。

影响血液及造血系统的药物

促凝血药

氨甲环酸 Tranexamic Acid

剂型与规格

片剂（0.125g, 0.25g, 0.5g）；胶囊剂（0.25g）；注射剂（2ml：0.2g, 5ml：0.5g, 5ml：0.25g, 10ml：1g）

适应证与用法用量

- 用于急性或慢性、局限性或全身性原发性纤维蛋白溶解亢进所致的各种出血；用于前列腺、尿道、肺、脑、子宫、肾上腺、甲状腺等富有纤溶酶原激活物脏器的外伤或手术出血；用作组织型纤溶酶原激活物、链激酶及尿激酶的拮抗物。
- 片剂：成人每日为 1～2g，分 2～4 次口服，根据年龄和症状可适当增减剂量，或遵医嘱。
- 静脉注射或滴注：0.25～0.5g/ 次，0.75～2g/d。静脉注射液以 25% 葡萄糖液稀释，静脉滴注液以 5%～10% 葡萄糖液稀释。为防止手术前后出血，可参考上述剂量。治疗原发性纤维蛋白溶解所致出血时，剂量可酌情加大。

❋ 药物特性

妊娠分级	B
哺乳期	L3
禁忌证	对本药中任何成分过敏者；正在使用凝血酶的患者
黑框警告	无
基因多态性	无信息
肝功能不全	无须调整剂量
肾功能不全	慢性肾功能不全时酌情减量
肾脏替代治疗	无信息

⊟ 不良反应

常见(≥1%)	罕见但严重(<1%)
腹痛、腹泻、恶心、呕吐、头痛、头晕、疲乏、背痛、肌肉骨骼痛	血栓栓塞、颅内血栓、出血、癫痫发作、视力损害

ℰ 相互作用

药物	机制与结果	临床管理
雌激素衍生物	可增强血栓形成作用	避免联用
激素避孕药	可增强血栓形成作用	避免联用
(人)凝血因子IX复合物	可增强血栓形成风险	避免联用
(人)凝血酶原复合浓缩物	可增强血栓形成风险	避免联用
溶栓剂	可降低氨甲环酸疗效	避免联用
维A酸	可增强血栓形成风险	考虑调整方案

⚗ 药代动力学

吸收	*F*: 45%
分布	血浆蛋白结合率: 3%, V_d: 9～12L/kg
代谢	无信息
排泄	静脉给药后 24 小时, 90% 以原型经肾脏排出 口服给药后 72 小时, 40%～70% 以原型经肾脏排出

患者教育

　　服用本药期间, 应避免联用口服避孕药, 以免增加血栓风险。如需长期使用本药, 应定期进行眼底检查。

酚磺乙胺 Etamsylate

⌀ 剂型与规格

　　注射液(2ml∶0.5g, 5ml∶1.0g)

适应证与用法用量

- 防治各种手术前后的出血: i.v.gtt./i.m., 术前 15～30 分钟, 0.25～0.5g, 必要时 2 小时后再注射 0.25g。
- 血小板功能不良、血管脆性增加而引起的出血, 呕血、尿血: ①i.m./i.v., 0.25～0.5g/ 次, 0.5～1.5g/d。②ivgtt: 0.25～0.75g/ 次, 2～3 次 /d, 稀释后滴注。

❀ 药物特性

妊娠分级	权衡利弊
哺乳期用药	权衡利弊
禁忌证	对本药或其任何成分过敏者禁用
黑框警告	无
基因多态性	无信息
肝功能不全	无信息

肾功能不全	谨慎使用
肾脏替代治疗	无信息

📧 不良反应

常见(1%~10%)	罕见但严重(<1%)
恶心、头痛、皮疹、暂时性低血压	过敏性休克

🖊 相互作用

药物	机制与结果	临床管理
右旋糖酐	抑制血小板聚集，延长出血及凝血时间	间隔使用，先使用本药，一定时间后再使用右旋糖酐

🔬 药代动力学

吸收	无信息
分布	血浆蛋白结合率：95%
代谢	大部分不代谢
排泄	80%以上以原型经尿路排出，$t_{1/2}$：1.9 小时(静脉)，2.1 小时(肌肉)

🧍 患者教育

　　血栓栓塞性疾病(缺血性卒中、肺栓塞、DVT 形成)患者或有此病史者慎用。

凝血酶 Thrombin

◊ 剂型与规格

　　冻干粉(200IU，500IU，2 000IU)

⚕ 适应证与用法用量

- 局部止血：用灭菌生理盐水溶解成含本药 50～500IU/ml 的溶液喷雾或灌注于创面，或以明胶海绵、纱条沾后敷于创面，也可直接撒布粉状凝血酶至创面。
- 消化道出血：p.o. 或灌注给药，用磷酸盐缓冲液或生理盐水或牛奶（温度不超过 37℃为宜）溶解凝血酶，使之成 50～500IU/ml 的溶液，2 000～20 000IU/ 次，1～6 小时 / 次。病情严重者可增加用量，可根据出血部位和程度适当增减浓度、剂量或次数。

❀ 药物特性

妊娠分级	C
哺乳期用药	无信息
禁忌证	对本药过敏者
黑框警告	禁止静脉给药
基因多态性	无信息
肝功能不全	无须调整剂量
肾功能不全	无须调整剂量
肾脏替代治疗	无信息

▱ 不良反应

常见（1%～10%）	罕见但严重（<1%）
皮肤瘙痒	过敏反应、低热

✿ 相互作用

药物	机制与结果	临床管理
含酸、碱、重金属药物	两者可发生反应，从而降低本药疗效	避免联用

⚗️ 药代动力学

吸收	局部给药，很少吸收
分布	不分布
代谢	在血液中迅速失活
排泄	无信息

👥 患者教育

药物溶解后应立即使用，2～8℃可保存 4 小时；如用明胶、阿拉伯胶、果糖胶、蜂蜜等溶解本药，可提高止血效果，应注意适当减少本药剂量。

🖊️ 维生素 K₁Vitamin K₁

⬡ 剂型与规格

注射液（1ml：10mg）

📖 适应证与用法用量

- 维生素 K 缺乏引起的出血（如梗阻性黄疸、胆瘘、慢性腹泻等所致出血，香豆素类、水杨酸钠等所致的低凝血酶原血症）：①p.o.，10mg/ 次，t.i.d.；②i.m. 或深部皮下注射，10mg/ 次，1～2 次 /d，总量不超过 40mg/d。
- 预防新生儿出血：①出生后 i.m. 或 i.h.，0.5～1mg/ 次，8 小时后可重复给药 1 次，或 2～5mg/ 次，分娩前12～24 小时母体缓慢注射。②i.v.，2～5mg/ 次，分娩前 12～24 小时母体缓慢注射。

❋ 药物特性

妊娠分级	C
哺乳期用药	L1，权衡利弊
禁忌证	对本药过敏者；严重肝脏疾病或肝功能不全者

黑框警告	注射期间或者注射后可能会发生包括死亡在内的不良反应,严重的不良反应类似过敏,包括休克、心跳或呼吸骤停
基因多态性	无信息
肝功能不全	无信息
肾功能不全	无信息
肾脏替代治疗	无信息

📧 不良反应

- 偶见过敏反应。静脉注射过快可引起面部潮红、出汗、支气管痉挛、心动过速、低血压等。肌内注射可引起局部红肿和疼痛。
- 新生儿应用本品后可能出现高胆红素血症、黄疸和溶血性贫血。

💊 相互作用

药物	机制与结果	临床管理
口服抗凝血药	可抵消彼此间作用	谨慎联用
水杨酸类、磺胺类、奎宁、奎尼丁、硫糖铝、考来烯胺、放线菌素 D	可影响本药疗效	谨慎联用

⚗️ 药代动力学

吸收	F: 13%±9%(4μg p.o.), 89.2%±25.4%(10mg i.m.)
分布	组织分布少,V_d: 20L±6L
代谢	经肝脏代谢
排泄	经肾脏和胆汁排泄,静脉注射 $t_{1/2}$: 22 分钟(初),125 分钟(后)

👤 患者教育

本药注射液应注意防冻,如有油滴析出或分层不宜使用；本药遇光不稳定，应避光保存；用药期间，定期监测 PT。

抗 凝 血 药

 低分子量肝素 Low Molecular Weight Heparin

◇ 剂型与规格

注射液。低分子量肝素钠，①0.3ml∶3 200I.U. aⅩa；②0.4ml∶4 250I.U. aⅩa；③0.6ml∶6 400I.U. aⅩa。低分子肝素钙，0.5ml∶5 000I.U.aⅩa。

▥▥ 适应证与用法用量

– 普外手术：i.h.，①低分子量肝素钠，术前 2 小时注射 0.3ml（32 00I.U.aⅩa），之后 q.24h.。②低分子量肝素钙，0.3ml（2 000I.U.aⅩa）/d。首剂在术前 2～4 小时给予（但硬膜下麻醉方式者术前 2～4 小时慎用）。通常疗程为 7 日。

– 骨科手术：i.h.，①低分子量肝素钠，术前 12 小时和术后 12 小时注射 0.4ml（4 250I.U.aⅩa），视患者形成血栓的危险程度确定剂量。术后治疗每日一次，一般至少持续 10 日。②低分子量肝素钙，术前 12 小时，术后 12 小时及 24 小时各注射 40I.U. aⅩa /kg。术后第 2、3 日，每日给药 40I.U. aⅩa /kg，术后第 4 日起每日给药 60I.U.aⅩa/kg。至少持续 10 日或遵医嘱。

– 治疗血栓栓塞性疾病：i.h.，①低分子量肝素钠，0.4～0.6ml（4 250～6 400I.U.aⅩa），b.i.d.。②低分子量肝素钙，一般用量为 184～200I.U. aⅩa/（kg•d），分 2 次给予（即 92～100I.U. aⅩa /kg，b.i.d.），q.12h.，

通常疗程为 10 日。

- 血液透析中预防血凝块形成：根据患者的综合情况和血液透析条件确定剂量。于透析开始从透析管道动脉端一次性注入。①低分子量肝素钠：体重<50kg，0.3ml（3 200I.U.aXa）；体重为 50～69kg，0.4ml（4 250I.U.aXa）；体重≥70kg，0.6ml（6 400I.U.aXa）。在有出血危险的患者血液透析时，用量是上述推荐剂量的一半。②低分子量肝素钙：每次血液透析开始时从血管通道动脉端注入 5 000I.U.aXa 或遵医嘱。对于有出血倾向的患者应适当减小上述推荐剂量。若血液透析时间超过 4 小时，可再给予一个小剂量，可根据初次剂量观察的效果进行调整。

✿ 药物特性

妊娠分级	C
哺乳期用药	L2，权衡利弊
禁忌证	对本药过敏者；严重凝血障碍者；活动性消化性溃疡或有出血倾向的器官损伤者；急性感染性心内膜炎者；有低分子量肝素或肝素诱导血小板减少症者
黑框警告	无信息
基因多态性	无信息
肝功能不全	无信息
肾功能不全	CrCl<30ml/min，剂量减少 50%
肾脏替代治疗	无信息

▤ 不良反应

常见（1%～10%）	罕见但严重（<1%）
不同部位出血、转氨酶升高、注射部位反应	超敏反应、注射部位皮肤坏死、血小板减少症

⚗ 相互作用

药物	机制与结果	临床管理
全身应用抗炎剂量的NSAIDs、水杨酸类、溶栓药、口服抗凝血药	增加出血风险	避免联用，密切监测
抗凝血药量的阿司匹林、噻氯匹定、糖蛋白Ⅱb/Ⅲa受体拮抗剂、右旋糖酐、全身应用糖皮质激素	增加出血风险	谨慎联用，密切监测

⚗ 药代动力学

吸收	皮下注射吸收良好
分布	分布于血细胞和血浆中
代谢	经肝、肾、脾、肺代谢分解
排泄	经肾脏排泄；$t_{1/2}$: 6 小时

☒ 患者教育

不能用于肌内注射。应定期轮换注射部位。治疗期间，注意定期检查血小板计数及抗Ⅹa因子活性。

✎ 肝素 Heparin

⟁ 剂型与规格

（钙）注射液（1ml：5 000IU，1ml：1 万 IU）；（钠）注射液（2ml：5 000IU，2ml：1.25 万 IU）

▥ 适应证与用法用量

- 预防和治疗血栓形成或栓塞性疾病（如心肌梗死、血栓性静脉炎、肺栓塞等）、多种原因引起的弥散性血管内凝血：①深部皮下注射，首次给药 5 000～10 000IU，之后 8 000～10 000IU，q.8h. 或 15 000～20 000IU，q.12h，12 500～40 000IU/d。②i.v.，5 000～10 000IU/ 次，或 100IU/kg，q.4h.。③i.v.gtt.，20 000～40 000IU/d，加入 1 000ml 氯化钠注射液中持续滴注，但滴注前应先静脉注射 5 000IU 作为首次剂量。

- 预防高危患者血栓形成（多为防止腹部手术后的深部静脉血栓）：i.h.，手术前 2 小时先给药 5 000IU，之后每隔 8～12 小时给药 5 000IU，共 7 日。

❀ **药物特性**

妊娠分级	C
哺乳期用药	L1，可以使用
禁忌证	肝素过敏者；有自发出血倾向者；血液凝固迟缓者；溃疡病、创伤、产后出血者；严重肝功能不全者
黑框警告	无
基因多态性	无信息
肝功能不全	无须调整剂量
肾功能不全	无须调整剂量
肾脏替代治疗	不被透析

▦ **不良反应**

常见（1%～10%）	罕见但严重（<1%）
血小板减少症、转氨酶升高	肾上腺出血、肝素诱导的血小板减少症伴或不伴血栓形成、超敏反应、肝素耐药

ᛦ 相互作用

药物	机制与结果	临床管理
全身应用抗炎剂量的 NSAIDs、水杨酸类、溶栓药、口服抗凝血药	引起严重的 IX 因子缺乏,增加出血风险	避免联用,密切监测
抗凝血药量的阿司匹林、噻氯匹定、糖蛋白 IIb/IIIa 受体拮抗剂、右旋糖酐、全身应用糖皮质激素	可抑制血小板功能,增加出血风险	谨慎联用,密切监测
胰岛素	本药可与胰岛素受体作用,从而改变胰岛素的结合和作用,有本药致低血糖的报道	密切监测血糖

ᛂ 药代动力学

吸收	皮下注射或静脉注射吸收良好
分布	V_d: 0.07L/kg
代谢	经肝脏和网状内皮系统代谢
排泄	经肾脏排泄;$t_{1/2}$: 1.5 小时

ᛒ 患者教育

使用肝素后,凝血时间可能延长,可能更容易出现淤伤或出血,用药期间监测凝血时间。患者在计划任何手术前,应告知医师正在使用肝素。

华法林 Warfarin

⌀ 剂型与规格

片剂（2.5mg，3mg）

📖 适应证与用法用量

- 预防或治疗血栓栓塞性疾病、心肌梗死的辅助用药、治疗手术后或创伤后的静脉血栓形成：p.o.，第 1～3 日 3～4mg/d，3 日后可给予维持剂量 2.5～5mg/d（可参考凝血时间调整剂量使 INR 值达 2～3）。

✿ 药物特性

妊娠分级	X
哺乳期用药	L2，可以使用
禁忌证	对本药过敏者；近期有出血的倾向者；准备进行 CNS 或眼部手术，或造成大面积开放表面的创伤性手术者；恶性高血压者；子痫/先兆子痫者；先兆流产者；妊娠患者
黑框警告	可能会导致大出血或致命性出血；所有患者需要监测 INR；药物、饮食及其他影响 INR 的变化需注意
基因多态性	CYP2C9；维生素 K 环氧化物还原酶复合体亚单位 1（VKORC1）
肝功能不全	初始剂量<5mg/d，依据 INR 进行剂量调整
肾功能不全	无须调整剂量
肾脏替代治疗	不被透析

🖃 不良反应

常见(1%～10%)	罕见但严重(<1%)
出血、贫血、鼻出血、恶心、呕吐、腹泻、皮疹	大出血、消化道出血、过敏反应、紫趾综合征、皮肤和其他组织坏死、气管钙化

相互作用

药物	机制与结果	临床管理
水合氯醛	可增强本药的疗效和毒性	谨慎联用，减少本药剂量
CYP2C9 抑制剂、CYP1A2 抑制剂、CYP 3A4 抑制剂	可增加本药的血药浓度，增加出血风险	密切监测 INR
CYP2C9 诱导剂、CYP1A2 诱导剂、CYP3A4 诱导剂	可降低本药的血药浓度，降低疗效	密切监测 INR
抗血小板药、NSAIDs、5-羟色胺选择性重摄取抑制剂(SSRIs)	可增加出血的风险	密切监测 INR
人参、贯叶连翘	诱导代谢酶，降低本药疗效	密切监测 INR

药代动力学

吸收	F: 100%；食物无影响
分布	血浆蛋白结合率: 99%；V_d: 0.14L/kg
代谢	主要经肝脏 CYP2C9 代谢
排泄	主要经肾脏(92%)排泄；$t_{1/2}$: 7 天

八 患者教育

开始服药时，需每周监测 INR，待 INR 达标且稳定后，每月监测一次。服药期间进食含维生素 K 的食物应尽量稳定，应避免大量服用富含维生素 K 的绿色蔬菜及叶子（十字花科），以免减弱药效；大蒜、银杏、木瓜会增加华法林作用，增加出血风险，应避免大量服用，避免发生出血。避免饮酒。如果漏服，当日尽快服药，如果已错过全天时间，不用补服，下一剂正常服用。有出血或皮肤/组织坏死迹象应及时就医。避免可能发生割伤、磕碰的活动。由于本药的相互作用较多，在使用新的药物之前应咨询医师或药师。

 ## 利伐沙班 Rivaroxaban

◇ 剂型与规格

片剂（10mg，15mg，20mg）

□□ 适应证与用法用量

– 用于择期髋关节或膝关节置换术患者，以预防静脉血栓形成：p.o.，10mg/ 次，q.d.。如伤口已止血，首次用药应于术后 6～10 小时。接受髋关节置换术的患者，推荐疗程为 35 日；接受膝关节置换术的患者，推荐疗程为 12 日。

– 治疗 DVT 形成、降低 DVT 复发和肺栓塞的风险：p.o.，治疗初始剂量（第 1～21 日）15mg/ 次，2 次 /d，最大日剂量为 30mg；维持剂量（第 22 日及以后）及降低 DVT 复发和肺栓塞的风险的剂量为 20mg/ 次，q.d.，最大日剂量为 20mg。根据个体情况确定治疗持续时间 3～12 个月。如患者出血风险大于DVT 复发和肺栓塞的风险，必须考虑将剂量降为15mg/ 次，q.d.。

- 降低非瓣膜性房颤患者发生脑卒中和全身性栓塞的风险：p.o.，20mg/次，q.d.，最大日剂量为 20mg。低体重者可减为 15mg/次，q.d.。在利大于弊的情况下给予长期治疗。

❀ 药物特性

妊娠分级	C
哺乳期用药	L3，权衡利弊
禁忌证	对本药或成分过敏者；活动性出血者；装有人工瓣膜的患者
黑框警告	提前停药会增加血栓形成风险；存在脊髓/硬膜外血肿风险
基因多态性	无信息
肝功能不全	中重度肝功能不全避免使用
肾功能不全	根据适应证和 CrCl 进行剂量调整
肾脏替代治疗	可被透析

🖃 不良反应

常见（1%～10%）	罕见但严重（<1%）
腹膜后出血、黄疸、胆汁淤积、肝炎、皮肤瘙痒、恶心、呕吐、头晕、头痛	昏厥、卒中、大出血、脊柱/硬膜外血肿、过敏反应、颅内出血、史 - 约综合征、嗜酸性粒细胞增多和全身症状的药物反应

𝔰 相互作用

药物	机制与结果	临床管理
CYP3A4/5 抑制剂	降低本药代谢，增加毒性风险	避免联用，密切监测出血症状和体征
CYP3A4/5 诱导剂	增加本药代谢，可减弱疗效	避免联用，密切监测血栓症状和体征

药物	机制与结果	临床管理
NSAIDs、血小板聚集抑制剂、其他抗凝血药	增加出血的风险	除非利大于弊，避免联用；密切监测出血症状和体征

⚕️ **药代动力学**

吸收	F: 66%～100%；食物对高剂量利伐沙班吸收有影响
分布	血浆蛋白结合率: 92%～95%；V_d: 50L
代谢	经肝脏 CYP3A4/5 和 CYP2J2 代谢
排泄	经肾脏（66%）、粪便（28%）排泄；$t_{1/2}$: 5～11.7 小时

👤 **患者教育**

　　本品 10mg 可与食物同服，也可单独服用；15mg 和 20mg 应与食物同服。如发生漏服，患者应马上服用本品，并于次日继续每日服药一次，不应为了弥补漏服的剂量而在一日之内将剂量加倍。对于不能整片吞服的患者，可将本品压碎，与苹果酱混合后立即口服，在给予压碎的本品 15mg 和 20mg 后，应当立即进食。服药期间若出现出血征象，尤其是在与其他抗凝血药或血小板药物合用时，应及时就医。

 达比加群酯 Dabigatran Etexilate

🔗 **剂型与规格**

　　胶囊（110mg，150mg）

📋 **适应证与用法用量**

- 预防存在以下一个或多个危险因素的成人非瓣膜性房颤患者的卒中和全身性栓塞：先前曾有卒中、短暂性脑缺血发作或全身性栓塞；左心室射血分数<40%；伴有症状的心力衰竭，纽约心脏病协会（NYHA）心功能分级≥2 级；年龄≥75 岁；年龄≥65 岁，且伴有以下任一疾病（糖尿病、冠心病或高血压）：p.o.，150mg/ 次，b.i.d.。应维持长期治疗。

- 治疗急性 DVT 形成和 / 或肺栓塞以及预防相关死亡：p.o.，150mg/ 次，b.i.d.。应在接受至少 5 日的肠外抗凝血药治疗后开始使用。

- 预防复发性 DVT 形成和 / 或肺栓塞以及相关死亡：p.o.，150mg/ 次，b.i.d.。

❀ 药物特性

妊娠分级	C
哺乳期	L3，权衡利弊
禁忌证	对本药过敏者；有显著大出血风险，或存在活动性病理性出血患者；有人工心脏瓣膜植入者；有预期会影响存活时间的肝功能不全或肝病患者
黑框警告	老年患者使用；停药有卒中风险；脊髓硬膜外血肿
基因多态性	无信息
肝功能不全	无须调整剂量
肾功能不全	15ml/min<CrCl<30ml/min，75mg/ 次，b.i.d.； CrCl<15ml/min，避免使用
肾脏替代治疗	血液透析在 2～3 小时内去除 60% 的药物

☐ 不良反应

常见（≥1%）	罕见但严重（<1%）
大出血、贫血、鼻出血、胃肠道出血、腹痛、腹泻、消化不良、肝功能异常	严重出血、心肌梗死、颅内出血

℘ 相互作用

药物	机制与结果	临床管理
其他抗凝血药、溶栓药、维生素 K 拮抗剂	可显著增加发生出血的风险	禁止联用(转换用药时除外)
抗血小板聚集药、NSAIDs、SSRIs、选择性 5- 羟色胺和去甲肾上腺素重摄取抑制剂(选择性 SNRIs)	可能增加发生出血的风险	避免联用
P-gp 抑制药	可使本药血药浓度升高	避免联用
P-gp 诱导药	可使本药血药浓度降低	避免联用

⚗ 药代动力学

吸收	F: 3%～7%
分布	血浆蛋白结合率: 35%; V_d: 50～70L
代谢	主要经肝脏代谢, P-gp 底物
排泄	80% 经肾脏排泄; $t_{1/2}$: 12～17 小时

👤 患者教育

　　餐时或餐后服用均可,请勿打开胶囊。过早停用本药,可能增加发生血栓的风险,请勿擅自停药。如果漏服药物,请尽快补服;如距离下一次给药时间不足 6 小时,则无须再补服。

抗 贫 血 药

 琥珀酸亚铁 Ferrous Succinate

⌀ 剂型与规格

片剂(0.1g)

📖 适应证与用法用量

- 缺铁性贫血的预防：p.o.，①成人，0.1g/d；②孕妇，0.2g/d；③儿童，0.05g/d。
- 缺铁性贫血的治疗：p.o.，①成人，0.2～0.4g/d；②儿童，0.1～0.3g/d，分次服用。

✿ 药物特性

妊娠分级	可以使用
哺乳期用药	可以使用
禁忌证	肝肾功能严重损害，尤其是伴有未经治疗的尿路感染者；铁负荷过高、血色病或含铁血黄素沉着症患者；非缺铁性贫血（如地中海贫血）患者
黑框警告	无信息
基因多态性	无信息
肝功能不全	重度肝功能不全禁用
肾功能不全	重度肾功能不全禁用
肾脏替代治疗	无信息

🖥 不良反应

常见(1%～10%)	罕见但严重(<1%)
黑便、恶心、呕吐、上腹疼痛、便秘	无信息

🔗 相互作用

药物	机制与结果	临床管理
磷酸盐类、四环素类、鞣酸、西咪替丁、胰酶	可影响铁的吸收	谨慎联用
左旋多巴、卡比多巴、甲基多巴、喹诺酮类	减少上述药物吸收	谨慎联用，注意调整剂量

⚗️ 药代动力学

无信息。

👥 患者教育

本药宜在饭后或饭时服用，以减轻胃部刺激，不应与浓茶同服；本药可减少肠蠕动，引起便秘，并排黑便。治疗期间应定期检查血象和血清铁水平。

甲钴胺 Mecobalamin

🔗 剂型与规格

片剂、分散片、胶囊（0.5mg）；注射液（1ml：0.5mg）

📋 适应证与用法用量

- 用于治疗维生素 B_{12} 缺乏症、周围神经病等各种外周性神经代谢功能障碍症：p.o./i.m./i.v.，成人 0.5mg/ 次，t.i.d.，可根据年龄、症状酌情增减。
- 用于治疗巨红细胞性贫血：i.m./i.v.，成人 0.5mg/ 次，t.i.w.。

✳️ 药物特性

对本药或辅料过敏者禁用。

📋 不良反应

常见（1%~10%）	罕见但严重（<1%）
食欲不振、胃肠道功能紊乱、恶心、呕吐、软便、腹泻等消化系统症状	皮疹、过敏反应

🔗 相互作用

　　无信息。

🔬 药代动力学

　　无信息。

🗄 患者教育

　　本药见光易分解，故存放时应置于阴凉避光处或冰箱中，取出后应立即使用。若出现皮疹等过敏反应时，应立即停止给药并及时就医。

 硫酸亚铁 Ferrous Sulfate

🔖 剂型与规格

　　片剂（0.3g）；缓释片（0.45g）

📋 适应证与用法用量

- 用于缺铁性贫血的预防：p.o.，片剂，300mg/次，q.d.。
- 用于缺铁性贫血的治疗：p.o.，①片剂，300mg/次，t.i.d.；②缓释片，450mg/次，b.i.d.。

⚙ 药物特性

妊娠分级	可以使用
哺乳期用药	L1，可以使用
禁忌证	对铁剂过敏者；肝肾功能严重损害者；铁负荷过高、血色病或含铁血黄素沉着症患者；非缺铁性贫血患者
黑框警告	无
基因多态性	无信息
肝功能不全	重度肝功能不全禁用
肾功能不全	重度肾功能不全禁用
肾脏替代治疗	无信息

⊟ 不良反应

常见（1%～10%）	罕见但严重（<1%）
黑便、恶心、呕吐、上腹疼痛、胃肠胀气、便秘	无信息

⅌ 相互作用

药物	机制与结果	临床管理
磷酸盐类、四环素类、鞣酸、西咪替丁、胰酶	可影响铁的吸收	谨慎联用
左旋多巴、卡比多巴、甲基多巴、喹诺酮类	减少上述药物吸收	谨慎联用，注意调整剂量

⚘ 药代动力学

　　无信息。

☡ 患者教育

　　本药宜在饭后或饭时服用，以减轻胃部刺激，不应与浓茶同服；本药可减少肠蠕动，引起便秘，并排黑便。治疗期间应定期检查血象和血清铁水平。

叶酸 Folic Acid

⌀ 剂型与规格

　　片剂（0.4mg，5mg）

▯▯ 适应证与用法用量

- 用于叶酸缺乏及其所致的巨幼细胞贫血：p.o.，5～10mg/次，15～30mg/d，14 日为一疗程，或用至血象恢复正常。维持剂量 2.5～10mg/d。
- 用于预防胎儿先天性神经管畸形，妊娠期、哺乳期妇女预防给药：p.o.，育龄妇女从计划怀孕时起至怀孕后 3 个月末，0.4mg/次，q.d.。

药物特性

妊娠分级	A
哺乳期用药	L1，可以使用
禁忌证	对本药过敏或不耐受者
黑框警告	无
基因多态性	无信息
肝功能不全	无须调整剂量
肾功能不全	无须调整剂量
肾脏替代治疗	可被透析

不良反应

常见(1%～10%)	罕见但严重(<1%)
口腔异味（大剂量）、尿液呈黄色（大剂量）、食欲不振、恶心、腹胀、神志不清	严重过敏反应

相互作用

药物	机制与结果	临床管理
苯巴比妥	减少本药吸收；增加巴比妥类药物代谢使其疗效降低	监测巴比妥类药物的疗效
苯妥英钠	降低本药血药浓度；降低苯妥英钠的疗效	监测癫痫发作控制情况

药代动力学

吸收	*F*: 76%～93%
分布	储存在肝脏的大部分组织中
代谢	经肝脏代谢
排泄	经肾脏（90%）排泄；$t_{1/2}$: 0.7 小时

⚕ 患者教育

服药后可能需要几周才能达到最大疗效；因酒精会抑制叶酸的吸收，服药期间不应饮酒。

抗血小板药

 ## 氯吡格雷 Clopidogrel

◇ 剂型与规格

片剂（25mg，75mg）

▥▥ 适应证与用法用量

- 预防近期心肌梗死（<35 日）、近期缺血性卒中（7 日至 6 个月）、确诊的外周动脉性疾病血栓形成：p.o.，75mg/ 次，q.d.；根据年龄、体重、症状也可 50mg/ 次，q.d.。
- 预防非 ST 段抬高性急性冠脉综合征（不稳定型心绞痛或非 Q 波心肌梗死）血栓形成：p.o.，负荷剂量为单次 300mg，之后 75mg/ 次，q.d.，联用阿司匹林（推荐维持剂量不应超过 100mg/d），可连续用药 12 个月。
- 预防 ST 段抬高性急性冠脉综合征血栓形成：p.o.，负荷剂量为单次 300mg，之后 75mg/ 次，q.d.，联用阿司匹林，可与或不与溶栓药联用，至少用药 4 周。

❀ 药物特性

妊娠分级	B
哺乳期用药	L3，权衡利弊
禁忌证	对本药过敏者；严重肝脏损害者；活动性病理性出血者

黑框警告	本药的有效性与 CYP2C19 的活性有关，对于 CYP2C19 慢代谢者，可以考虑使用另一种血小板 P2Y 抑制剂
基因多态性	CYP2C19
肝功能不全	无须调整剂量
肾功能不全	无须调整剂量
肾脏替代治疗	不被透析

📇 不良反应

常见（1%~10%）	罕见但严重（<1%）
血肿、鼻出血、胃肠出血、腹泻、腹痛、消化不良、头痛、高血压、瘙痒、淤伤	史-约综合征、严重出血、粒细胞缺乏、全血细胞减少、血栓性血小板减少性紫癜、急性肝衰竭、过敏反应

✒ 相互作用

药物	机制与结果	临床管理
SSRIs、SNRIs、NSAIDs、糖蛋白 II_b/III_a 拮抗剂、阿司匹林、肝素、溶栓药物	可能增加发生出血的风险	密切监测出血风险
CYP2B6、CYP2C8 底物	通过抑制 CYP2B6、CYP2C8 减少底物代谢，增加底物血药浓度	监测并考虑减少底物的剂量
CYP2C19 抑制剂	可使本药活性代谢物的血药浓度降低，从而使本药的抗血小板作用减弱	监测并考虑增加本药剂量

药物	机制与结果	临床管理
CYP2C19诱导剂	可增加本药活性，从而增加毒性	监测并考虑减少本药剂量

⚗ 药代动力学

吸收	F：50%；食物无影响
分布	血浆蛋白结合率：93%
代谢	经肝脏代谢，CYP2C19底物，CYP2B6、CYP2C8抑制剂
排泄	经肾脏（50%）、粪便（46%）排泄；$t_{1/2}$：6小时

患者教育

　　指导患者密切监测出血的症状/体征，尤其是联合抗凝治疗时，发生出血时应及时就医。不要随意停止治疗，特别是在支架置入术后，避免再次栓塞。在计划手术和服用其他新药前，应告知医师患者正在服用氯吡格雷的信息。

主要影响变态反应和免疫功能的药物

抗变态反应药

 ### 苯海拉明 Diphenhydramine

◇ **剂型与规格**

片剂（25mg）；注射液（1mg：20mg）

▥ **适应证与用法用量**

- 用于皮肤过敏症、神经性皮炎、虫咬症、日光性皮炎、过敏性鼻炎及食物、药物过敏：p.o.，25mg/次，2～3次/d。
- 用于预防和治疗晕动病：深部肌内注射，20mg/次，1～2次/d。

✿ **药物特性**

妊娠分级	B
哺乳期用药	L2，避免使用
禁忌证	对本药或对其他乙醇胺类药物过敏者；新生儿、早产儿；重症肌无力者；闭角型青光眼者；前列腺肥大者
黑框警告	无
基因多态性	无信息

肝功能不全	无信息
肾功能不全	GFR>50mL/min，给药间隔延长至 6 小时 / 次
	GFR10～50mL/min，给药间隔延长至 6～12 小时 / 次
	GFR<10mL/min，给药间隔延长至 12～18 小时 / 次
肾脏替代治疗	无信息

▣ 不良反应

常见（≥1%）	罕见但严重（<1%）
中枢神经抑制作用、共济失调、恶心、呕吐、食欲不振	皮疹、粒细胞减少、胸闷、肌张力障碍、认知障碍、支气管分泌物增厚

◈ 相互作用

药物	机制与结果	临床管理
CNS 抑制剂	增强 CNS 抑制剂作用	避免联用
对氨基水杨酸钠	可降低对氨基水杨酸钠的血药浓度	谨慎联用
巴比妥类药物	本药可短暂影响巴比妥类药物的吸收	谨慎联用

⚘ 药代动力学

吸收	F：40%～60%
分布	血浆蛋白结合率：78%；V_d：3.3～6.8L/kg
代谢	经肝脏代谢
排泄	经肾脏排泄；$t_{1/2}$：2.4～9.3 小时

🧍 患者教育

　　服药期间避免喝酒；由于本药可能引起嗜睡，因此服药期间应避免驾驶汽车或操作机械等需要精神集中或协调性的活动；提醒老年患者更容易出现抗胆碱能的不良反应。

茶苯海明 Dimenhydrinate

🔗 剂型与规格

　　片剂（25mg）

🔖 适应证与用法用量

- 用于防治晕动病所致的恶心、呕吐：p.o.，①成人，25～50mg/ 次，预防于出行前 30 分钟服用，治疗则 q.4h.，最大日剂量为300mg。②1～6 岁儿童，12.5～25mg/ 次，最大日剂量为 150mg；7～12 岁儿童，25～50mg/ 次，最大日剂量为200mg。

✿ 药物特性

妊娠分级	B
哺乳期用药	L2
禁忌证	对本药或其他乙醇胺类药物过敏者；妊娠患者；新生儿及早产儿
黑框警告	无
基因多态性	无信息
肝功能不全	酌情减量
肾功能不全	无信息
肾脏替代治疗	无信息

⊟ 不良反应

常见(≥1%)	罕见但严重(<1%)
恶心、呕吐、口干、迟钝、嗜睡、疲乏	幻觉、视力下降、排尿困难、皮疹、支气管分泌物增厚

◈ 相互作用

药物	机制与结果	临床管理
CNS 抑制剂	增强 CNS 抑制剂作用	避免联用
巴比妥类药物	可短暂影响巴比妥类药的吸收	谨慎联用
对氨基水杨酸钠	可使对氨基水杨酸钠的血药浓度降低	谨慎联用

⣿ 药代动力学

吸收	无信息
分布	血浆蛋白结合率：98%~99%
代谢	无信息
排泄	$t_{1/2}$：1~4 小时

⣿ 患者教育

药物作用消失前，患者应避免从事需要精神警觉性或协调性的活动；服药期间维持足够的水化；服用本药期间不应饮酒。

氯苯那敏 Chlorphenamine

◈ 剂型与规格

片剂(1mg, 4mg)

⣿ 适应证与用法用量

- 用于皮肤过敏症、过敏性鼻炎、血管舒缩性鼻炎、药

物及食物过敏：p.o.，①成人，4mg/ 次，t.i.d.。②6～
11 岁儿童，2mg/ 次，4～6 小时 / 次，最大日剂量为
12mg。

❀ 药物特性

妊娠分级	B
哺乳期用药	L3
禁忌证	对本药过敏者
黑框警告	无
基因多态性	无信息
肝功能不全	无信息
肾功能不全	无信息
肾脏替代治疗	无信息

▱ 不良反应

常见（≥1%）	罕见但严重（<1%）
嗜睡、困倦、便秘、腹泻、恶心、口干、多尿、咽喉痛、支气管分泌物黏度增加、头晕、头痛、关节痛、虚弱、复视	中枢神经抑制、心悸、皮肤瘀斑

𝔖 相互作用

药物	机制与结果	临床管理
CNS 抑制剂	增强 CNS 抑制剂作用	避免联用
抗胆碱药物	可增强抗胆碱药的疗效	避免联用
抗抑郁药	可增强抗抑郁药的作用	避免联用
SSRIs	可增加 5- 羟色胺综合征的发生风险	避免联用

药代动力学

吸收	F：25%～50%
分布	血浆蛋白结合率：72%
代谢	经肝脏代谢
排泄	经肾脏排泄；$t_{1/2}$：12～15 小时

患者教育

可能会引起头痛、口干、困倦或嗜睡，服药期间应避免从事需要精神警觉性的活动。应避免饮酒或服用其他 CNS 抑制药物。

氯雷他定 Loratadine

剂型与规格

片剂（10mg）；胶囊（5mg，10mg）

适应证与用法用量

- 用于缓解过敏性鼻炎有关症状、慢性荨麻疹、瘙痒性皮肤病及其他过敏性皮肤病的症状及体征：p.o.，①成人，10mg/ 次，q.d.。②2～12 岁儿童，体重不超过 30kg 者，5mg/ 次，q.d.；体重大于 30kg 者，10mg/ 次，q.d.。12 岁以上儿童，10mg/ 次，q.d.。

药物特性

妊娠分级	B
哺乳期用药	L1，权衡利弊
禁忌证	对本药过敏者
黑框警告	无
基因多态性	无信息
肝功能不全	2～5 岁，5mg/ 次，q.o.d.；≥6 岁，10mg/ 次，q.o.d.

肾功能不全	CrCl<30ml/min，2～5 岁，5mg/ 次，q.o.d.；≥6 岁，10mg/ 次，q.o.d.
肾脏替代治疗	无信息

🖾 不良反应

常见（≥1%）	罕见但严重（<1%）
乏力、头痛、嗜睡、口干、胃肠道不适、恶心、胃炎、皮疹	脱发、过敏反应、肝功能异常、心动过速及心悸

🖋 相互作用

药物	机制与结果	临床管理
大环内酯类、西咪替丁、茶碱	可增加本药及代谢产物血药浓度	谨慎联用
CNS 抑制剂	可引起严重嗜睡反应	谨慎联用

🖧 药代动力学

吸收	无信息
分布	血浆蛋白结合率：97%～99%；V_d：120L/kg
代谢	经肝脏代谢（主要 CYP3A4，少量 CYP2D6）
排泄	经肾脏（40%）、粪便（40%）排泄；$t_{1/2}$：10 小时

🖺 患者教育

可能会引起头痛、口干、困倦或嗜睡，服药期间患者应避免从事需要保持警觉性的工作。

西替利嗪 Cetirizine

⌀ 剂型与规格

片剂（5mg，10mg）；分散片、胶囊（10mg）；滴剂（10mg/ml）

📋 适应证与用法用量

- 用于治疗季节性过敏性鼻炎、常年性过敏性鼻炎、过敏性结膜炎以及过敏引起的皮肤瘙痒及荨麻疹：p.o.，①6 岁以上儿童 / 成人 10mg/ 次，q.d.。用药期间如出现不良反应，可改为 5mg/ 次，早晚各 1 次。②1～2 岁儿童，2.5mg/ 次，b.i.d.；2～6 岁儿童，5mg/ 次，q.d.，或 2.5mg/ 次，b.i.d.。

❀ 药物特性

妊娠分级	B
哺乳期用药	L2，权衡利弊
禁忌证	对本药或含羟嗪的抗组胺药过敏者
黑框警告	无
基因多态性	无信息
肝功能不全	慢性肝衰竭，5mg/d
肾功能不全	CrCl <30ml/min，最大剂量 5mg/d
肾脏替代治疗	可被透析

📖 不良反应

常见（≥1%）	罕见但严重（<1%）
头痛、头晕、嗜睡、激动不安、口干、腹部不适	严重过敏

🔗 相互作用

药物	机制与结果	临床管理
茶碱	降低本药清除率，增加本药血药浓度致不良反应增多	谨慎联用
CNS 抑制剂	可引起严重嗜睡	谨慎联用

✂️ 药代动力学

吸收	F：70%；食物无影响
分布	血浆蛋白结合率：93%；V_d：30～40L
代谢	经肝脏代谢，P-gp 底物
排泄	经肾脏（70%）、粪便（10%）排泄；$t_{1/2}$：8.3 小时

患者教育

本药可能会导致头晕或嗜睡，服药期间患者应避免从事需要保持警觉性的工作，服药期间不得饮酒。

异丙嗪 Promethazine

🖋️ 剂型与规格

片剂（12.5mg，25mg）；注射液（1ml：25mg，2ml：50mg）

适应证与用法用量

- 用于皮肤黏膜过敏、过敏性鼻炎、荨麻疹、食物过敏、皮肤划痕等：①p.o.，成人，12.5mg/ 次，2～3 次 /d，餐后及睡前服用，必要时睡前可增至 25mg。儿童，每次 0.125mg/kg 或 3.75mg/m²，4～6 小时 / 次。②i.m.，成人，25mg/ 次，必要时 2 小时后重复给药。严重过敏时可用 25～50mg，最大量不得超过 100mg。
- 用于晕动病：p.o.，①成人，25mg/ 次，必要时 b.i.d.。②儿童，12.5～25mg/ 次，必要时 b.i.d.。
- 用于镇静、催眠：①p.o.，成人，25～50mg/ 次。②i.m.，成人，25～50mg/ 次；儿童，每次 0.5～1mg/kg 或 15～30mg/m²。

✿ 药物特性

妊娠分级	C
哺乳期用药	L2，权衡利弊
禁忌证	对本药或其他吩噻嗪过敏者；2 岁以下儿童；昏迷状态患者
黑框警告	由于致命的呼吸抑制的风险，不应在 2 岁以下的儿童患者中使用；本药注射液存在严重的化学刺激和组织损伤风险，禁止皮下注射，首选深部肌内注射
基因多态性	无信息
肝功能不全	无须调整剂量
肾功能不全	无须调整剂量
肾脏替代治疗	无信息

🖭 不良反应

常见(≥1%)	罕见但严重(<1%)
镇静、嗜睡、头晕、定向障碍和锥体外系症状、口干、恶心、呕吐、哮喘、便秘	呼吸抑制、心动过缓、静脉炎、血管神经性水肿、皮肤缺血性坏死、光敏性皮疹、低血压、抗精神病药物恶性综合征、癫痫、血小板减少症、粒细胞缺乏症

🖋 相互作用

药物	机制与结果	临床管理
CNS 抑制剂、麻醉药、巴比妥类、MAOIs、TCAs	可相互增强药效	避免联用，如若联用需调整剂量
抗胆碱能类药物	可增强本药的抗毒蕈碱样效应	避免联用

药物	机制与结果	临床管理
顺铂、水杨酸类、万古霉素、氨基糖苷类抗生素	可使以上药物的耳毒性症状被掩盖	谨慎联用

✂ 药代动力学

吸收	口服吸收良好；食物影响小
分布	血浆蛋白结合率 93%；V_d: 970L
代谢	经肝脏代谢，CYP2B6 和 CYP2D6 底物
排泄	经肾脏排泄；$t_{1/2}$: 9～16 小时

🛇 患者教育

　　口服本药时，可与食物或牛奶同时服，以减少对胃黏膜的刺激；服药期间可能会导致嗜睡，避免驾驶或其他需要身体协调性的工作。应避免饮酒。本药可能会引起光敏性，建议患者避免长时间暴露在阳光下。

主要作用于呼吸系统的药物

平喘药

 沙丁胺醇 Salbutamol

剂型与规格

气雾剂（100μg/揿，140μg/揿）；雾化溶液剂（含吸入溶液剂）

适应证与用法用量

- 缓解和治疗支气管哮喘或哮喘性支气管炎等伴有支气管痉挛的呼吸道疾病：①气雾剂：1～2揿/次，24小时最高不超过8揿；②吸入溶液：2.5～5mg/次，q.i.d.。
- 对常规疗法无效的慢性支气管痉挛及严重急性哮喘发作：吸入溶液2.5～5mg/次，q.i.d.，或1～2mg/h，部分成人患者需10mg，儿童患者需5mg。
- 气雾剂用于预防过敏原或运动引发的症状：运动前或接触过敏原前10～15分钟给药。对于长期治疗，最大剂量为每日给药4次，每次2揿。

药物特性

妊娠分级	C
哺乳期用药	L1，权衡利弊
禁忌证	对本药或其他成分过敏者

黑框警告	无
基因多态性	无信息
肝功能不全	无须调整剂量
肾功能不全	无须调整剂量
肾脏替代治疗	无信息

⊟ 不良反应

常见(1%~10%)	罕见但严重(<1%)
口干、咳嗽、口腔及喉部刺激、心动过速、异常兴奋、震颤、肌肉痉挛、失眠、头痛	过敏反应、支气管痉挛、心肌局部缺血、心房颤动、低血压、低钾血症

相互作用

药物	机制与结果	临床管理
MAOIs、TCAs	可增强本药对心血管系统的作用	本药用药期间或停药2周内避免联用
β受体拮抗剂	可抑制本药的肺部作用,并可使哮喘患者产生严重的支气管痉挛	避免联用,哮喘患者应考虑使用心脏选择性β受体拮抗剂
洋地黄类	可增加洋地黄类药物诱发心律失常的发生率	谨慎联用
黄嘌呤衍生物、利尿剂、糖皮质激素、茶碱类	可能增加发生低钾血症和高血糖症的风险	谨慎联用

药代动力学

吸收	F: 10%～20%
分布	血浆蛋白结合率: 10%; V_d: 156L
代谢	经过肝脏代谢
排泄	经肾脏排泄; $t_{1/2}$: 4.6～6 小时

患者教育

如果患者需要使用更多沙丁胺醇剂量控制症状，表明可能是哮喘急性发作，应及时就医。用药期间应监测血钾浓度。

 特布他林 Terbutaline

剂型与规格

雾化溶液剂（2ml：5mg）

适应证与用法用量

- 治疗及预防哮喘所致的支气管痉挛、支气管炎及肺气肿相关的可逆性支气管痉挛、预防运动诱发性哮喘：①成人及 20kg 以上儿童，5mg/ 次，t.i.d.。②20kg 以下儿童，2.5mg（1ml）/ 次，一日最多 4 次。雾化液不可与碱性溶液（pH 大于 7）的溶液混合。

药物特性

妊娠分级	B
哺乳期用药	L2, 可以使用
禁忌证	对本药或其他拟交感神经胺类药过敏者
黑框警告	无
基因多态性	无信息
肝功能不全	无须调整剂量
肾功能不全	无须调整剂量
肾脏替代治疗	无信息

🖼 不良反应

常见（1%～10%）	罕见但严重（<1%）
皮疹、震颤、头痛、失眠、嗜睡、紧张不安、心跳加快、味觉障碍、低钾血症、肌肉痉挛、无力	支气管痉挛（气道痉挛）

相互作用

药物	机制与结果	临床管理
MAOIs、TCAs	可增加心血管系统的不良反应	本药用药期间或停药2周内避免联用
卤化麻醉剂	增加心律失常的风险	使用卤化麻醉剂进行麻醉之前6小时停用本药治疗
黄嘌呤衍生物、非保钾利尿剂、糖皮质激素	可能增加发生低钾血症的风险	谨慎联用
茶碱	可使疗效增强，但可能加重心悸等不良反应	谨慎联用
β受体拮抗剂	可抑制本药的肺部作用，并可使哮喘患者产生严重的支气管痉挛	避免联用，哮喘患者应考虑使用心脏选择性β受体拮抗剂

药代动力学

无信息。

患者教育

若原先有效的剂量不再产生相同的缓解作用，可能是哮喘加重的征兆，应咨询医生，可能需要重新评估治疗则。每个单包装需要在打开后24小时内使用。一旦包装打开，需注意剩余药品不再是无菌的。若硫酸特布他林意外进入眼睛,应用流水冲洗眼睛。用药期间应监测血钾浓度、血糖水平。

 ## 噻托溴铵 Tiotropium Bromide

剂型与规格

吸入粉雾剂(18μg)

适应证与用法用量

- 慢性阻塞性肺疾病的维持治疗,包括慢性支气管炎和肺气肿,伴随性呼吸困难的维持治疗及急性发作的预防:口腔吸入,18μg/次,q.d.。

药物特性

妊娠分级	C
哺乳期用药	权衡利弊
禁忌证	对本药过敏者;对阿托品或其衍生物(如异丙托溴铵、氧托溴铵、本药赋形剂乳糖等)过敏者
黑框警告	无
基因多态性	无信息
肝功能不全	无须调量
肾功能不全	无须调量
肾脏替代治疗	不被透析

不良反应

常见(1%~10%)	罕见但严重(<1%)
口干、消化不良、腹痛、便秘、呕吐、泌尿系感染、念珠菌感染、上呼吸道感染、咽炎、鼻窦炎、头痛、关节痛、皮疹	心房颤动、室上性心动过速、血管性水肿、青光眼、尿潴留、肠梗阻、肝功能异常、支气管痉挛

∮ 相互作用

药物	机制与结果	临床管理
其他抗胆碱能药物	增加抗胆碱能不良反应	避免联用

⚗ 药代动力学

吸收	F: 19.5%
分布	血浆蛋白结合率: 72%; V_d: 32L/kg
代谢	极少代谢
排泄	经肾脏和粪便排泄; $t_{1/2}$: 5～6 天

☗ 患者教育

　　本药不适用于急性支气管哮喘发作的治疗,如出现哮喘急性发作,应立即使用吸入型短效 β_2 肾上腺素受体激动剂(如沙丁胺醇)。指导患者使用吸入装置,本药胶囊仅供吸入,禁止吞服。本药可引起头晕、视物模糊,可能影响驾驶或操作机械能力。

🖊 异丙托溴铵 Ipratropium Bromide

⌂ 剂型与规格

　　气雾剂(14g : 8.4mg, 40μg/ 揿)

⊞⊞ 适应证与用法用量

　　- 慢性阻塞性肺疾病引起的支气管痉挛的维持治疗: 气雾吸入,40～80μg/ 次,2～4 次 /d。

❈ 药物特性

妊娠分级	B
哺乳期用药	L2, 权衡利弊
禁忌证	对本药或其他任何组分,以及阿托品或其衍生物过敏者

黑框警告	无
基因多态性	无信息
肝功能不全	无须调整剂量
肾功能不全	无须调整剂量
肾脏替代治疗	无信息

不良反应

常见(1%~10%)	罕见但严重(<1%)
头痛、疼痛、流感样症状、背疼、胸痛、头晕、口干、恶心、咳嗽、呼吸困难、支气管炎、慢性阻塞性肺疾病加重、痰液增加、上呼吸道感染、鼻炎、鼻窦炎	过敏、心悸、心动过速、咽部水肿、尿潴留、角膜水肿、青光眼

相互作用

药物	机制与结果	临床管理
颠茄、颠茄生物碱类	产生过度抗胆碱能作用,出现严重口干、便秘、少尿、过度镇静、视物模糊等症状	出现上述症状立即停用两类药物,严重者采取救治措施
β受体激动剂、黄嘌呤类药物	有闭角型青光眼病史的患者联用时,可增加急性青光眼发作的可能	谨慎联用

药代动力学

吸收	F: 7%~28%
分布	血浆蛋白结合率: 0~9%; V_d: 4.6L
代谢	无信息
排泄	主要通过肾脏排泄; $t_{1/2}$: 2小时

☐ 患者教育

由于本药可能引起头晕、瞳孔扩大、视物模糊，建议患者在使用药物期间避免需要保持思维敏捷和协调的活动（如驾驶车辆或操作机器）。告知患者本药避免接触眼睛。告知患者本药不适用于哮喘急性发作。本药可能会导致心率加快、口干、便秘、排尿困难、尿潴留、呼吸道感染或鼻窦炎。指导患者使用吸入装置。

酮替芬 Ketotifen

✐ 剂型与规格

片剂、分散片（1.0mg）

▯▯ 适应证与用法用量

– 用于过敏性鼻炎，过敏性支气管哮喘：p.o.，①成人，1mg/ 次，早晚各 1 次，最大日剂量为 4mg。②4～6 岁儿童，0.4mg/ 次；6～9 岁儿童，0.5mg/ 次；9～14 岁儿童，0.6mg/ 次，均为 1～2 次 /d。

❈ 药物特性

妊娠分级	C
哺乳期用药	L3，权衡利弊
禁忌证	对本药过敏者
黑框警告	无
基因多态性	无信息
肝功能不全	无信息
肾功能不全	无信息
肾脏替代治疗	无信息

⊟ 不良反应

常见（1%～10%）	罕见但严重（<1%）
嗜睡、倦怠、口干、恶心、皮疹、体重增加	多形性红斑、血小板减少症、肝炎

⑤ 相互作用

药物	机制与结果	临床管理
镇静催眠药	增强困倦、乏力等症状	避免联用
口服降血糖药	可导致少数糖尿病患者血小板减少	避免联用
齐多夫定	抑制齐多夫定肝内代谢	避免联用

⚗ 药代动力学

吸收	F: 50%
分布	血浆蛋白结合率: 75%; V_d: 56L
代谢	经肝脏广泛代谢
排泄	经尿液和粪便排泄; $t_{1/2}$: 21 小时

⊗ 患者教育

　　本药可能引起头痛、困倦或嗜睡。用药期间患者应避免饮酒、驾驶、操作机械或高空作业。

氨茶碱 Aminophylline

⌀ 剂型与规格

　　片剂（0.1g，0.2g）；缓释片（0.1g）；注射液（2ml∶0.25g，2ml∶0.5g）

▥ 适应证与用法用量

　　– 支气管哮喘、慢性喘息性支气管炎、慢性阻塞性肺疾病、心功能不全、心源性哮喘：①p.o.，成人，

100～200mg/ 次，300～600mg/d。儿童，每次 3～5mg/kg，t.i.d.。②i.v.，成人，125～250mg/ 次，500～1 000mg/d，每 125～250mg 以 50% 葡萄糖注射液稀释至 20～40ml，注射时间不得少于 10 分钟；最大剂量为 500mg/ 次，1 000mg/d。儿童，每次 2～4mg/kg。③i.v.gtt.，250～500mg/ 次，500～1 000mg/d，以 5%～10% 葡萄糖注射液稀释后缓慢滴注。最大剂量为 500mg/ 次，1 000mg/d。

❀ 药物特性

妊娠分级	C
哺乳期用药	L3，权衡利弊
禁忌证	对本药过敏者；活动性消化性溃疡者；未经控制的惊厥性疾病者
黑框警告	无
基因多态性	无信息
肝功能不全	无信息
肾功能不全	无信息
肾脏替代治疗	可被透析

▱ 不良反应

常见（1%～10%）	罕见但严重（<1%）
恶心、呕吐、头痛、失眠、躁动、易怒	持续呕吐、剥脱性皮炎、茶碱中毒、房性心动过速或扑动、癫痫发作、心搏骤停

✇ 相互作用

药物	机制与结果	临床管理
非选择性 β 受体拮抗剂	药理作用相互拮抗	避免联用
麻黄碱及其他拟交感胺类支气管扩张剂	毒性增加	谨慎联用

药物	机制与结果	临床管理
肝微粒体酶诱导剂	可加快本药的代谢和清除	调整剂量

药代动力学

吸收	口服后迅速吸收
分布	V_d: 0.5L/kg
代谢	无信息
排泄	经肾脏排泄；$t_{1/2}$：3～9 小时

患者教育

使用本药期间应避免饮用含大量咖啡因的饮料或食用大量巧克力，以减少本药的不良反应。当出现恶心、呕吐、易激动、失眠、发热、惊厥等茶碱过量中毒症状时，应及时就医。

 茶碱 Theophylline

剂型与规格

缓释片（0.1g）

适应证与用法用量

- 支气管哮喘、哮喘性支气管炎、阻塞性肺气肿、心源性哮喘：p.o.，初始剂量为 100～200mg/ 次，早、晚用 100ml 温水送服，最大日剂量为 900mg，分 2 次服用。

药物特性

妊娠分级	C
哺乳期用药	L3，权衡利弊
禁忌证	对本药过敏者；活动性消化性溃疡者；未经控制的惊厥性疾病者

黑框警告	无
基因多态性	无信息
肝功能不全	无信息
肾功能不全	无信息
肾脏替代治疗	可被透析

不良反应

常见（1%～10%）	罕见但严重（<1%）
恶心、呕吐、胃食管反流加重、头痛、失眠、躁动、震颤	茶碱中毒、心律失常、心动过速、癫痫发作、高钙血症、呼吸骤停、心搏骤停

相互作用

药物	机制与结果	临床管理
非选择性β受体拮抗剂	药理作用相互拮抗	避免联用
麻黄碱及其他拟交感胺类支气管扩张剂	毒性增加	谨慎联用
肝微粒体酶诱导剂	可加快本药的代谢和清除	密切监测，调整剂量

药代动力学

吸收	口服吸收迅速完全，食物或抗酸剂无影响
分布	血浆蛋白结合率：40%；V_d: 0.45L/kg
代谢	主要经肝脏代谢
排泄	经尿液（50%）排泄；$t_{1/2}$: 8 小时

患者教育

本药不能用于哮喘急性发作。当出现恶心、呕吐、易激动、失眠、发热、惊厥等茶碱过量中毒症状时，应及时就医。告知患者每次采用同样的方式服药,以确保药物保持稳定的血药浓度。不可突然停药或擅自改变药物剂量。使用本药期间应避免饮用含大量咖啡因的饮料或食用大量巧克力,以避免增加本药的不良反应。由于本药存在较多的药物相互作用,建议患者在使用新的药物之前咨询医疗专业人员。

 ## 二羟丙茶碱 Diprophylline

⊘ 剂型与规格
片剂(0.2g);注射液(2ml∶0.25g);冻干粉针剂(0.25g)

适应证与用法用量
- 用于支气管哮喘、喘息性支气管炎、阻塞性肺气肿等以缓解喘息症状,也用于心源性肺水肿引起的哮喘:①p.o.,成人,0.1~0.2g/次,t.i.d.;②i.v.gtt.,成人,0.25~0.75g/次,以5%或10%葡萄糖注射液稀释。

✱ 药物特性

妊娠分级	C
哺乳期用药	L3,权衡利弊
禁忌证	对本品过敏者;活动性消化性溃疡者;未经控制的惊厥性疾病者
黑框警告	无
基因多态性	无信息
肝功能不全	无须调整剂量
肾功能不全	无须调整剂量
肾脏替代治疗	可被透析

⊡ 不良反应

常见(1%~10%)	罕见但严重(<1%)
恶心、呕吐、头痛、失眠、心悸	中枢兴奋、茶碱中毒、心律失常、肌肉颤动、癫痫发作、心搏骤停、休克

⌗ 相互作用

药物	机制与结果	临床管理
非选择性β受体拮抗剂	药理作用相互拮抗	避免联用
麻黄碱及其他拟交感胺类支气管扩张剂	毒性增加	谨慎联用
肝微粒体酶诱导剂	可加快本药的代谢和清除	调整剂量

⚗ 药代动力学

吸收	吸收迅速
分布	血浆蛋白结合率: 84%
代谢	无信息
排泄	经尿液排泄; $t_{1/2}$: 2~2.5 小时

⌸ 患者教育

本药不能用于哮喘急性发作。若患者心率过速和/或心律的任何异常改变均应密切注意。不可突然停药或擅自改变药物剂量。使用本药期间应避免饮用含大量咖啡因的饮料或食用大量巧克力,以避免增加本药的不良反应。由于本药存在较多的药物相互作用,建议患者在使用新的药物之前咨询医疗专业人员。

孟鲁司特 Montelukast

剂型与规格

片剂（10mg）；咀嚼片（4mg，5mg）；颗粒剂（0.5g∶4mg）

适应证与用法用量

– 治疗和预防哮喘、过敏性鼻炎：p.o.，①15 岁以上儿童 / 成人，片剂，10mg/ 次。②1～2 岁儿童，颗粒剂，4mg/ 次，q.d.；2～5 岁儿童，咀嚼片 / 颗粒剂，4mg/ 次，q.d.；6～14 岁儿童，咀嚼片，5mg/ 次，q.d.。

药物特性

妊娠分级	B
哺乳期用药	L3，权衡利弊
禁忌证	对本药过敏者
黑框警告	严重的神经精神症状
基因多态性	无信息
肝功能不全	无须调整剂量
肾功能不全	无须调整剂量
肾脏替代治疗	不被透析

不良反应

常见（1%～10%）	罕见但严重（<1%）
头痛、上呼吸道感染、发烧、咽炎、咳嗽、腹痛、腹泻、中耳炎、流行性感冒、鼻窦炎、中耳炎、转氨酶升高	嗜酸性粒细胞增多、皮疹、肺部症状加重、心脏并发症和 / 或神经病变、攻击性行为、自杀意念

相互作用

药物	机制与结果	临床管理
泼尼松	增加严重外周水肿风险	谨慎联用，密切监测水肿
CYP2C9、CYP3A4/5诱导剂	增加本药代谢，降低疗效	密切监测，考虑增加本药剂量
CYP2C9、CYP3A4/5抑制剂	降低本药代谢，增加发生毒性风险	密切监测，考虑减少本药剂量

药代动力学

吸收	F：63%～73%；食物减少生物利用度
分布	血浆蛋白结合率>99%；V_d：8～11L
代谢	经肝脏代谢，CYP3A4/5 和 CYP2C9 底物
排泄	主要经粪便排泄；$t_{1/2}$：3～6 小时

患者教育

本药不适用于控制哮喘急性发作。哮喘或过敏性鼻炎患者应在晚上睡前服用。患者不应自行停止或减少其他哮喘药物的剂量。告知患者本药可能导致攻击性行为、兴奋、夜梦异常或幻觉，如果观察到行为变化，建议停用本药并立即就医。

倍氯米松 Beclometasone

剂型与规格

气雾剂（250μg/揿）；鼻用喷雾剂（50μg/揿）；吸入剂（2ml：0.8mg）

适应证与用法用量

- 哮喘：气雾剂、吸入剂，①12 岁及以上儿童／成人，根据疾病严重程度 100~800μg/d，分 2 次吸入。最大日剂量为 1mg。②5~11 岁儿童，先前以血管扩张药或吸入用皮质激素治疗者，初始剂量为 40μg/ 次，b.i.d.；最大剂量 80μg/ 次，b.i.d.。

- 血管舒缩性鼻炎、防治常年性或季节性过敏性鼻炎：鼻喷雾剂，①12 岁及以上儿童 / 成人，每侧 42~84μg/ 次，b.i.d.，最大日剂量为 336μg。②6~12 岁儿童，初始剂量为每侧 42μg/ 次，b.i.d.。反应不充分或症状更严重者，可每侧 84μg/ 次，b.i.d.。症状充分控制后，应降至每侧 42μg/ 次，b.i.d.。

❋ 药物特性

妊娠分级	C
哺乳期用药	L2，权衡利弊
禁忌证	对本品任何成分过敏者；严重高血压、糖尿病者；胃、十二指肠溃疡者；骨质疏松症者；有精神病史者；癫痫病史者；青光眼患者
黑框警告	无
基因多态性	无信息
肝功能不全	无须调整剂量
肾功能不全	无须调整剂量
肾脏替代治疗	无信息

▣ 不良反应

常见（1%~10%）	罕见但严重（<1%）
头痛、咽炎、咳嗽、鼻窦炎、上呼吸道感染、背痛	严重过敏反应、青光眼、睡眠障碍

✎ 相互作用

无信息。

⚗ 药代动力学

吸收	F: 10%～15%
分布	分布于鼻腔；V_d: 0.3L/kg
代谢	经肝脏代谢
排泄	经胆汁（70%）尿液（10%～15%）排泄；$t_{1/2}$: 15 小时

☷ 患者教育

建议患者在没有医疗专业人员批准时，用药期间避免接种。本药仅能预防，不能治疗哮喘急性发作。告知患者服药后不会在几周内出现症状的改善。避免突然停药，应逐渐减量。指导患者每次用药后使用吸入器用水清洗口腔，以预防口腔局部感染。本药鼻喷剂不可接触眼睛，一旦接触应立即用水清洗。

布地奈德 Budesonide

⚯ 剂型与规格

气雾剂（200μg/揿，0.1mg/揿）；吸入粉雾剂（0.1mg/吸，0.2mg，200μg/吸）；混悬液（2ml∶1mg）

▦ 适应证与用法用量

- 支气管哮喘：①气雾剂，成人 200～1 600μg/d，2～7 岁儿童 200～400μg/d，7 岁以上儿童 200～800μg/d，分 2～4 次。②混悬液，成人初始或严重时 2mg/次，儿童 0.5～1mg/次，b.i.d.；维持剂量，成人 0.5～1mg/次，儿童 0.25～0.5mg/次，b.i.d.。
- 慢性阻塞性肺疾病：吸入粉雾剂，400μg/次，b.i.d.。

✺ 药物特性

妊娠分级	B
哺乳期用药	L2，权衡利弊

禁忌证	对本药过敏者
黑框警告	无
基因多态性	无信息
肝功能不全	无须调整剂量
肾功能不全	无须调整剂量
肾脏替代治疗	不被透析

不良反应

常见(1%~10%)	罕见但严重(<1%)
上呼吸道感染、喉部刺激、咳嗽、声嘶、口咽部念珠菌感染、精神症状(紧张、不安、抑郁、行为障碍等)	白内障、青光眼、过敏反应(如皮疹、支气管痉挛、血管神经性水肿等)、骨密度降低、生长速度减慢

相互作用

药物	机制与结果	临床管理
强效 CYP3A4 抑制剂	本药主要通过 CYP3A4 代谢,引起本药血药浓度明显升高	避免联用,若无法避免长期联用,则尽可能延长给药时间间隔,同时减少本药用量

药代动力学

吸收	F: 6%~39%
分布	血浆蛋白结合率: 85%~90%; V_d: 3L
代谢	主要经肝脏代谢,CYP3A4/5 的主要底物
排泄	经肾脏(60%)、粪便(15%~29%)排泄; $t_{1/2}$: 2~3 小时

患者教育

雾化吸入时,指导患者掌握正确的吸入技术,使用前轻轻摇动混悬液，为避免污染打开整瓶混悬液后应立即使用，选用带咬嘴或面罩的雾化器，用药时间为 5～15 分钟。每次给药后，用水漱口并吐出，并清洁面部，以尽量减少发生口腔念珠菌病的风险。在使用气雾剂和吸入粉雾剂时，应咨询医师或药师，掌握正确的吸入技术。

布地奈德福莫特罗 Budesonide and Formoterol

⬦ 剂型与规格

吸入粉雾剂（80μg/4.5μg/ 吸，160μg/4.5μg/ 吸，320μg/9μg/ 吸）

⬚⬚ 适应证与用法用量

－ 哮喘、慢性阻塞性肺疾病：①12 岁及以上儿童 / 成人，规格为 80μg/4.5μg/ 吸、160μg/4.5μg/ 吸，1～2 吸 / 次，b.i.d.，部分患者可能需 4 吸 / 次，b.i.d.；规格为 320μg/9μg/ 吸，1 吸 / 次，b.i.d.，部分患者可能需 2 吸 / 次，b.i.d.；最多 6 吸 / 次，最大 8 吸 /d，但可暂时使用到 12 吸。②哮喘，6 岁及以上儿童，规格为 80μg/4.5μg/ 吸，2 吸 / 次，b.i.d.；12～17 岁青少年，规格为 80μg/4.5μg/ 吸、160μg/4.5μg/ 吸，1～2 吸 / 次，b.i.d.；规格为 320μg/9μg/ 吸，1 吸 / 次，b.i.d.。当 1 日 2 次剂量可有效控制症状时，应逐渐减少剂量至最低有效剂量，甚至 1 日 1 次。

✿ 药物特性

妊娠分级	C
哺乳期用药	L3，权衡利弊
禁忌证	对本药或其他成分过敏者
黑框警告	无

基因多态性	无信息
肝功能不全	无须调整剂量
肾功能不全	无须调整剂量
肾脏替代治疗	不被透析

⊟ 不良反应

常见（1%～10%）	罕见但严重（<1%）
口咽念珠菌感染、肺炎、头痛、震颤、轻度咽部刺激、咳嗽、声嘶、视物模糊、心悸、骨密度降低	变态反应、哮喘相关死亡、支气管痉挛、肌肉痉挛、库欣综合征、肾上腺抑制和皮质亢进、生长迟缓、心律失常、低钾血症、高血糖症、抑郁、白内障、青光眼、瘀斑

∥ 相互作用

药物	机制与结果	临床管理
β受体拮抗剂	能减弱或抑制福莫特罗的作用	避免联用
CYP3A4强抑制剂	减少布地奈德代谢，增加毒性风险	密切监测
CYP3A4强诱导剂	增加布地奈德代谢，降低疗效	密切监测
MAOIs、TCAs、奎尼丁、丙吡胺、普鲁卡因胺、吩噻嗪、抗组胺药	可能延长Q-T间期，增加室性心律不齐的风险	避免联用，密切监测

⁘ 药代动力学

吸收	F：39%（布地奈德）
分布	血浆蛋白结合率：85%～90%（布地奈德），31%～64%（福莫特罗）

代谢	主要经肝脏代谢，CYP3A4/5 主要底物（布地奈德）
排泄	肾脏清除率布地奈德为 60%，福莫特罗为 1%～28%；$t_{1/2}$：2～3 小时（布地奈德），10 小时（福莫特罗）

患者教育

建议患者采用正确的吸入技术。给药后，用水漱口并吐出，并洗脸以尽量减少发生口腔念珠菌病的风险。每周至少清洗一次咬嘴并彻底风干。酒精可降低心脏对 β_2 拟交感神经药物的耐受性，用药期间避免饮酒。用药期间避免接种水痘或麻疹疫苗。长期吸入糖皮质激素可能会增加出现眼部疾病的风险，应定期检查眼睛。

沙美特罗替卡松 Salmeterol Xinafoate and Fluticasone

剂型与规格

吸入粉雾剂［沙美特罗 /（丙酸）氟替卡松：50μg/100μg/ 吸，50μg/250μg/ 吸］

适应证与用法用量

- 用于可逆性气道阻塞性气道疾病的规律治疗，包括成人和儿童哮喘，经口吸入使用。
- 成人和 12 岁及以上儿童：每次 1 吸（50μg/100μg 或 50μg/250μg），b.i.d.。
- 4 岁及以上儿童：每次 1 吸（50μg/100μg），b.i.d.。尚无 4 岁以下儿童使用本药的经验。

药物特性

妊娠分级	C
哺乳期用药	权衡利弊

禁忌证	对本药任何成分或赋形剂过敏者；对乳糖及牛奶过敏者
黑框警告	无
基因多态性	无信息
肝功能不全	无须调整剂量
肾功能不全	无须调整剂量
肾脏替代治疗	不被透析

不良反应

常见（1%～10%）	罕见但严重（<1%）
头痛、头晕、心悸、震颤、口干、喉部刺激、声嘶、发声困难、口腔及喉部念珠菌病、上呼吸道感染、咽炎、肌肉抽筋及痉挛、关节痛	库欣综合征、白内障、青光眼、行为变化、心律失常、矛盾性支气管痉挛

相互作用

药物	机制与结果	临床管理
β 受体拮抗剂或 MAOIs、TCAs	可增强 β 受体拮抗剂的毒性作用	避免联用或严密监测
CYP3A4 抑制剂	可增加沙美特罗和氟替卡松的血药浓度	避免联用或密切监测

药代动力学

吸收	F：5.3%～5.5%（丙酸氟替卡松），F：极低（沙美特罗）
分布	血浆蛋白结合率：99%（丙酸氟替卡松），96%（沙美特罗）；V_d（丙酸氟替卡松）：4.2L/kg
代谢	主要经肝脏代谢，CYP3A4 主要底物

排泄	经肾脏（丙酸氟替卡松<5%；沙美特罗 25%）和粪便（丙酸氟替卡松>95%；沙美特罗 60%）；$t_{1/2}$：10.8 小时（丙酸氟替卡松），12.6 小时（沙美特罗）

患者教育

需要掌握装置"打开 - 推开 - 吸入 - 关闭"正确使用方法。应保持装置干燥，不用的时候需要保持关闭状态。应定期就医评估，只有在医师指导下才可调整药物剂量，不能擅自停药。本品不能用于缓解哮喘急性发作，建议患者随身携带短效的支气管扩张剂（如沙丁胺醇）。

祛 痰 药

氨溴索 Ambroxol

剂型与规格

片剂、胶囊、分散片（30mg）；口服溶液剂（100ml：0.3g）

适应证与用法用量

- 用于痰液黏稠而不易咳出的祛痰治疗：p.o.，①片剂、胶囊、分散片，成人 30～60mg/ 次，2～3 次 /d。②口服溶液剂，12 岁及以上儿童 / 成人，在治疗的最初 2～3 日，10ml/ 次，t.i.d.；之后 b.i.d.；1～2 岁儿童，2.5ml/ 次，b.i.d.；2～6 岁儿童，2.5ml/ 次，t.i.d.；6～12 岁儿童，5ml/ 次，2～3 次 /d。

药物特性

哺乳期患者避免使用本药。对盐酸氨溴索或其他成分过敏者禁用。

🖾 不良反应

偶见皮疹、恶心、胃部不适、食欲缺乏、腹痛、腹泻。

🧫 相互作用

药物	机制与结果	临床管理
抗生素（阿莫西林、头孢呋辛、红霉素）	可升高抗生素在痰液和支气管分泌物中的浓度	密切监测

⚗️ 药代动力学

吸收	F: 79%
分布	血浆蛋白结合率: 90%; V_d: 522L
代谢	经肝脏代谢
排泄	26% 以结合形式经尿液排泄; $t_{1/2}$: 10 小时

👤 患者教育

应避免与中枢性镇咳药（如右美沙芬等）同时使用，以免稀化的痰液堵塞气道。使用本药 7 日后未见好转，应及时就医。

溴己新 Bromhexine

✐ 剂型与规格

片剂（8mg）

🗐 适应证与用法用量

– 用于祛痰: p.o., 成人 8～16mg/ 次, t.i.d.。

✴️ 药物特性

哺乳期患者用药需要权衡利弊。对本药过敏者禁用。

🖾 不良反应

偶有恶心、胃部不适。可能使血清转氨酶暂时升高。

⚙ 相互作用

药物	机制与结果	临床管理
抗生素（阿莫西林、头孢呋辛、红霉素、多西环素）	可升高抗生素在痰液和支气管分泌物中的浓度	密切监测

⚗ 药代动力学

吸收	F：22～27%；食物增加本药血浆浓度
分布	血浆蛋白结合率：95%；V_d：(1 209±206) L/kg
代谢	无信息
排泄	经尿液排泄；$t_{1/2}$：6.6～31.4 小时

患者教育

　　溴己新可以与食物一起或不与食物一起服用。如与其他药品同时使用可能会发生药物相互作用，应咨询医师或药师。

乙酰半胱氨酸 Acetylcysteine

⬦ 剂型与规格

　　胶囊（0.2g）；颗粒剂（0.1g，0.2g）；吸入溶液剂（3ml∶0.3g）

适应证与用法用量

- 浓稠黏液分泌过多的呼吸道疾病：①p.o.，颗粒剂，成人 200mg/ 次，t.i.d.；儿童 100mg/ 次，2～4 次 /d；胶囊，200mg/ 次，2～3 次 /d。②雾化吸入，3ml/ 次，1～2 次 /d，持续 5～10 日。
- 对乙酰氨基酚中毒：p.o.，尽早给药（中毒后 10～12 小时最有效），取 5% 本药水溶液加果汁内服，初始剂量140mg/kg，随后 70mg/kg 加入 5% 葡萄糖注射液 500ml, q.4h., 共用 17 次。

❀ 药物特性

妊娠分级	B
哺乳期用药	权衡利弊
禁忌证	对本药过敏或曾出现过敏样反应者;哮喘患者
黑框警告	无信息
基因多态性	无信息
肝功能不全	无信息
肾功能不全	无信息
肾脏替代治疗	部分被清除(血液透析)

🖂 不良反应

常见(≥1%)	罕见但严重(<1%)
皮疹、荨麻疹、潮红、瘙痒、心动过速、恶心、呕吐、类过敏反应、咽炎、流涕、喉咙紧绷	严重过敏反应、低血压、支气管痉挛、呼吸窘迫

⚘ 相互作用

药物	机制与结果	临床管理
硝酸甘油	可致明显低血压,可增强颞动脉扩张,可能引起头痛	避免联用,密切监测是否出现低血压
青霉素、四环素、头孢菌素	本药可减弱以上药物的抗菌活性	避免联用,必要时可间隔 4 小时使用
镇咳药	可能导致支气管分泌物聚集	避免联用

⚗ 药代动力学

吸收	F: 6%～10%
分布	血浆蛋白结合率: 66%～87%; V_d: 0.33～0.47L/kg
代谢	大部分在小肠黏膜去乙酰化,部分经肝脏代谢
排泄	$t_{1/2}$: 5.6 小时(成人), 11 小时(新生儿)

患者教育

　　本药与铁、铜、橡胶、氧气、氧化物接触可发生不可逆结合进而失效,应避免接触,应密封、遮光、干燥保存。本药有难闻气味,此属正常情况,随着治疗持续气味会变得不明显。吸入用小瓶中的药液可由澄清变成淡紫色,此属正常情况,不会改变疗效。

羧甲司坦 Carbocysteine

🖊 剂型与规格

　　片剂(0.1g, 0.25g);口服溶液剂(10ml∶0.2g,10ml∶0.5g)

适应证与用法用量

- 用于治疗慢性支气管炎、支气管哮喘等疾病引起的痰液黏稠、咳痰困难患者: p.o.,成人 500mg/ 次,t.i.d.;不建议儿童使用。

⚘ 药物特性

妊娠分级	权衡利弊
哺乳期用药	权衡利弊
禁忌证	消化性溃疡活动期患者
黑框警告	无
基因多态性	无信息
肝功能不全	无信息

肾功能不全	无信息
肾脏替代治疗	无信息

🖻 **不良反应**

可见恶心、胃部不适、腹泻、轻度头痛及皮疹等。

🖊 **相互作用**

药物	机制与结果	临床管理
强镇咳药	可能导致痰液堵塞气道	避免联用

⚗ **药代动力学**

吸收	口服可从胃肠道快速吸收
分布	V_d: 0.013L/kg
代谢	无信息
排泄	$t_{1/2}$: 1.33 小时

🖻 **患者教育**

由于本品可能对胃黏液腺产生影响。如果发生出血，患者应停止用药。使用本药 7 日后未见好转，应及时就医。

镇 咳 药

可待因 Codeine

⌀ **剂型与规格**

片剂（15mg，30mg）

📖 **适应证与用法用量**

– 剧烈频繁干咳的镇咳、镇痛、局部麻醉或全身麻醉时镇静：p.o.，①成人 15～30mg/ 次，30～90mg/d，最大剂量为 90mg/ 次, 240mg/d; ②12 岁及以上儿童, 镇痛时每次 0.5～1mg/kg, t.i.d., 镇咳时剂量为镇痛剂量 1/3～1/2。

❇ 药物特性

妊娠分级	C
哺乳期用药	L3, 权衡利弊
禁忌证	对本药过敏者; CYP2D6 超快代谢者; 18 岁以下青少年及儿童
黑框警告	肝毒性; 儿童是 CYP2D6 超快速代谢者; 误用、滥用、成瘾、用药过量和死亡的严重风险; 与苯二氮䓬类或其他 CNS 抑制剂同时使用; 只有速释剂型, 存在意外摄入的严重风险; 危及生命的呼吸抑制
基因多态性	无信息
肝功能不全	避免长期使用
肾功能不全	CrCl 介于 10～50ml/min 时, 给予 75% 剂量 CrCl<10ml/min 时, 给予 50% 剂量
肾脏替代治疗	无信息

🗐 不良反应

常见(≥1%)	罕见但严重(<1%)
恶心、呕吐、便秘、嗜睡、心率异常、呼吸缓慢、幻想	心动过缓、循环抑制、呼吸抑制、共济失调、胰腺炎、支气管痉挛、视力障碍、性激素减少

🖉 相互作用

药物	机制与结果	临床管理
抗胆碱能药物	可加重便秘或尿潴留	避免联用

药物	机制与结果	临床管理
其他吗啡类药物	增强中枢性呼吸抑制作用	避免联用，必要时调整药物剂量
肌松药	增强呼吸抑制作用	避免联用
SSRIs、SNRIs、TCAs、曲坦类药物	增加 5-HT 综合征的发生风险	密切监测心悸等症状，必要时立即就医

⚗ 药代动力学

吸收	易被吸收；食物无影响
分布	血浆蛋白结合率：7%～25%；V_d: 2.6L/kg
代谢	经肝脏 CYP2D6、CYP3A4 代谢
排泄	主要经肾脏排泄；$t_{1/2}$: 2～4 小时

👤 患者教育

　　长期用药时，应预防便秘的发生。应提示患者注意呼吸抑制、严重便秘、困倦和呼吸困难等症状。用药期间可能会导致困倦，应避免驾驶或其他需要运动协调的活动。避免饮酒。

右美沙芬 Dextromethorphan

◇ 剂型与规格

　　糖浆剂（10ml∶15mg）；缓释混悬剂（30ml）

📋 适应证与用法用量

- 咳嗽：p.o.，①糖浆，15ml/ 次，t.i.d.，12 岁及以下儿童根据年龄体重 1.5～5ml/ 次，3～4 次 /d。②缓释混悬液，成人 10ml/ 次，b.i.d.；2～6 岁儿童，2.5ml/ 次；6～12 岁儿童，5ml/ 次，b.i.d.。

✿ 药物特性

妊娠分级	C
哺乳期用药	L1，避免使用
禁忌证	本药过敏者；有精神病史者；服用 MAOIs 停药不满两周的患者；妊娠 3 个月内患者
黑框警告	无信息
基因多态性	无信息
肝功能不全	无信息
肾功能不全	无信息
肾脏替代治疗	无信息

▨ 不良反应

常见（1%～10%）	罕见但严重（<1%）
头晕、头痛、嗜睡、紧张不安、易激动、嗳气、食欲缺乏、便秘、恶心、皮肤过敏	神志不清，支气管痉挛，呼吸抑制

♒ 相互作用

药物	机制与结果	临床管理
MAOIs	可出现痉挛、反射亢进、异常发热、昏睡等症状	停用 MAOIs 不满 2 周内禁用本药
阿片受体拮抗剂	可出现戒断综合征	避免联用
CNS 抑制剂	可增强 CNS 抑制作用	避免联用
胺碘酮、奎尼丁	增加本药血药浓度	谨慎联用
氟西汀、帕罗西汀	加重本药不良反应	谨慎联用

药代动力学

吸收	无信息
分布	血浆蛋白结合率：60～70%，V_d: 5～6.7L/kg
代谢	无信息
排泄	$t_{1/2}$: 3～30 小时

患者教育

乙醇可增强本药的中枢抑制作用，服药期间避免饮酒。本药可能导致头晕、嗜睡或疲劳，服药期间不得驾驶、从事高空作业、从事机械作业及操作精密仪器。

复方甘草 Compound Liquorice

剂型与规格

片剂，口服溶液剂

适应证与用法用量

– 用于镇咳祛痰：p.o.，①片剂，3～4 片 / 次，t.i.d.。②口服溶液剂，5～10ml/ 次，t.i.d.，服时摇匀。

药物特性

妊娠分级	禁止使用
哺乳期用药	禁止使用，L2（苯甲酸钠、愈创甘油醚），L3（吗啡、乙醇）
禁忌证	对本药及其成分过敏者；妊娠及哺乳期患者；对乙醇（酒精）过敏者
黑框警告	无
基因多态性	无信息
肝功能不全	无信息
肾功能不全	无信息
肾脏替代治疗	无信息

⊟ 不良反应

常见（1%～10%）	罕见但严重（<1%）
恶心、呕吐、腹痛、皮疹、多汗、口干	水钠潴留、低钾血症、过敏性休克、心律失常

⌇ 相互作用

药物	机制与结果	临床管理
其他强力镇咳药	作用增加	避免联用
易导致双硫仑样反应的药物	本药含有乙醇，与上述药物联用可能产生双硫仑样反应	避免联用

⸭ 药代动力学

无信息。

꒰ 患者教育

本药口服溶液剂含乙醇，与头孢菌素类等药物合用时可能出现双硫仑样反应（面部潮红、头痛、眩晕、腹痛、胃痛、恶心、呕吐、气促、心率加快、血压降低及嗜睡、幻觉等），应避免使用。

主要作用于泌尿和生殖系统的药物

主要作用于泌尿系统的药物

 氨苯蝶啶 Triamterene

剂型与规格

片剂（50mg）

适应证与用法用量

- 水肿性疾病、特发性水肿：p.o.，①成人，初始剂量为
  25～100mg/d，分 2 次服用。与其他利尿药联用时，
  剂量应减少，维持阶段可改为隔日疗法，最大日剂量
  为 300mg。②儿童，2.5mg/（kg·d）或 125mg/m²，分
  2 次服用，q.d. 或 q.o.d.，最大日剂量为 5mg/（kg·d）或
  300mg/m²。

药物特性

妊娠分级	C，D（妊娠高血压）
哺乳期用药	L3，权衡利弊
禁忌证	对本药过敏者；高钾血症者；严重或进行性加重的肾脏疾病患者；严重的肝脏疾病者
黑框警告	可能会导致高钾血症
基因多态性	无信息

肝功能不全	严重肝功能不全者禁用；肝硬化患者减少剂量
肾功能不全	严重肾功能损害或进行性肾脏疾病或功能障碍时出现的无尿患者禁止使用
肾脏替代治疗	可被透析

🖳 不良反应

常见（1%～10%）	罕见但严重（<1%）
恶心、呕吐、腹泻、头痛、头晕、高钾血症、光敏感	粒细胞缺乏、血小板减少性紫癜、巨幼细胞性贫血、肾结石、急性间质性肾炎、急性肾衰竭、转氨酶紊乱

⚗ 相互作用

药物	机制与结果	临床管理
ACEIs、ARBs	增加低血压、高钾血症、肾毒性的发生风险	避免联用，密切监测血压及血钾水平
保钾利尿剂	增加低血压、高钾血症的发生风险	避免联用，密切监测血压及血钾水平
肾上腺糖、盐皮质激素，促肾上腺皮质激素，雌激素	降低本药的利尿作用，并增加电解质紊乱尤其是低钾血症的发生风险	避免联用，密切监测血钾水平
NSAIDs	减弱本药的降压作用，增加肾毒性的发生风险	避免联用，密切监测血压及血钾水平

⚛ 药代动力学

吸收	F：30%～70%
分布	血浆蛋白结合率：40%～70%

代谢	主要经肝脏代谢
排泄	经肾脏排泄；$t_{1/2}$：1.5～2 小时

患者教育

建议患者在每日早晨服药一次，与食物同服。服药期间避免同时摄入富含钾的食物，以免增加发生高钾血症的风险。服用本药期间不应饮酒。本药可能引起高尿酸血症或痛风发作，用药期间应监测血尿酸。服药期间应避免需要精神警觉或协调的活动。

 呋塞米 Furosemide

剂型与规格

片剂（20mg）；注射液（2ml∶20mg）

适应证与用法用量

- 水肿性疾病：①p.o.，成人，初始剂量为 20～40mg/ 次，q.d.，必要时 6～8 小时后追加 20～40mg，剂量为 600mg/d，但一般应控制在 100mg 以内，分 2～3 次服用。部分患者可减量至 20～40mg/ 次，q.o.d.（或 20～40mg/d，每周连续服药 2～4 日）。儿童，初始剂量为 2mg/kg，必要时每 4～6 小时追加 1～2mg/kg。②静脉给药，注射时间超过 1～2 分钟，成人，初始剂量为 20～40mg，必要时每小时追加剂量。维持用药阶段可分次给药；急性左心衰竭，初始剂量为 40mg，必要时每小时追加 80mg；慢性肾功能不全，通常为 40～120mg/d。儿童起始剂量为 1mg/kg，必要时每 2 小时追加 1mg/kg。最大日剂量为 6mg/kg。
- 高血压：p.o.，初始剂量为 40～80mg/d，分 2 次服用。高血压危象：i.v.，初始剂量为 40～80mg，伴急性左心衰竭或急性肾衰竭时，可酌情增加剂量。

- 本药注射液为碱性较强的钠盐注射液，静脉注射时宜用氯化钠注射液稀释，而不宜用葡萄糖注射液稀释。

❀ 药物特性

妊娠分级	C
哺乳期用药	L3，权衡利弊
禁忌证	无尿症患者；有呋塞米过敏史患者；妊娠早期妇女
黑框警告	可能引起脱水、水电解质、血容量不足，用药期间应密切监测
基因多态性	无信息
肝功能不全	肝衰竭者酌情增加剂量
肾功能不全	肾衰竭者酌情增加剂量
肾脏替代治疗	不被透析

☐ 不良反应

常见(≥1%)	罕见但严重(<1%)
高尿酸血症、高血糖、低钙血症、低钾血症、低镁血症、直立性低血压、口渴、乏力、头痛、肌肉痉挛、心律失常、便秘、呕吐、皮疹	肾毒性、耳毒性、血小板减少症、再生障碍性贫血、视觉模糊、黄视症

🖉 相互作用

药物	机制与结果	临床管理
ACEIs、ARBs	可引起严重低血压和肾功能恶化	暂停或减量使用本药，监测血压
氨基糖苷类抗生素、依他尼酸、两性霉素	增加耳毒性和/或肾毒性的发生风险	避免联用

药物	机制与结果	临床管理
NSAIDs	降低本药疗效,增加肾毒性发生风险	避免联用,监测血压和肾毒性
肾上腺糖、盐皮质激素,促肾上腺皮质激素,雌激素	降低本药的利尿作用,并增加电解质紊乱尤其是低钾血症的发生风险	避免联用,密切监测

⚗️ 药代动力学

吸收	F:47%~70%,食物可减少吸收
分布	血浆蛋白结合率:91%~99%;V_d:8.7~9.7L
代谢	较少经肝脏(10%)代谢
排泄	经肾脏(88%)、胆汁(12%)排泄;$t_{1/2}$:0.5~2小时

🗨 患者教育

用药期间避免饮酒和联用 NSAIDs。本药有光敏性,应注意防晒。本药可能导致头晕或视物模糊,应避免驾车、操作机器等需要身体协调性的活动。出现低钾血症倾向时,注意补钾;出现严重皮肤症状、低血压、尿量减少或耳毒性症状时应及时就医。

螺内酯 Spironolactone

🔗 剂型与规格

片剂(12mg,20mg)

📖 适应证与用法用量

- 水肿性疾病:p.o.,①成人,初始剂量为40~120mg/d,分2~4次服用,连用5日后酌情调整剂量。②儿童,初始剂量为1~3mg/(kg·d)或30~90mg/m²,单次或分2~4次服用,连用5日后酌情调整剂量。最大日剂量为3～9mg/（kg•d）或90～270mg/m²。

- 高血压：p.o.，初始剂量为40～80mg/d，分次服用，连用2周后酌情调整剂量。
- 原发性醛固酮增多症：p.o.，手术前患者，100～400mg/d，分2～4次服用。不宜手术的患者，则选用较小剂量维持。
- 诊断原发性醛固酮增多症：p.o.，①长期试验，400mg/d，分2～4次服用，连用3～4周。②短期试验，400mg/d，分2～4次服用，连用4日。

❋ 药物特性

妊娠分级	C
哺乳期用药	L2，权衡利弊
禁忌证	对本药过敏者；高钾血症者；艾迪生病患者
黑框警告	有动物模型致癌性的报道
基因多态性	无信息
肝功能不全	肝硬化患者，低剂量起始，缓慢加量；可隔日给药
肾功能不全	CrCl<30ml/min，避免使用
肾脏替代治疗	不被透析

🗐 不良反应

常见（1%～10%）	罕见但严重（<1%）
高钾血症、心律失常、恶心、呕吐、胃炎、胃痉挛、腹泻、头痛、嗜睡、皮疹、荨麻疹	过敏反应，胃出血，轻度高氯性酸中毒，乳腺癌，暂时性血浆肌酐、尿素氮升高，肾功能恶化，肝功能不全，肝硬化和腹水患者的神经功能受损，低血压，男性乳房发育症

✎ 相互作用

药物	机制与结果	临床管理
ACEIs、ARBs	增加低血压、高钾血症、肾毒性的发生风险	避免联用,密切监测血压及血钾水平
保钾利尿剂	增加低血压、高钾血症的发生风险	避免联用,密切监测血压及血钾水平
肾上腺皮质激素、促肾上腺皮质激素、雌激素	降低本药的利尿作用,并增加电解质紊乱尤其是低钾血症的发生风险	避免联用,密切监测血钾水平
NSAIDs	减弱本药的降压作用,增加肾毒性的发生风险	避免联用,密切监测血压及血钾水平

⚗ 药代动力学

吸收	F:73%;食物可增加吸收
分布	血浆蛋白结合率:90%
代谢	主要经肝脏代谢
排泄	经肾脏(47%～57%)排泄;$t_{1/2}$:1.4 小时

👤 患者教育

用药期间避免饮酒和服用 NSAIDs。本药可能导致头晕或视物模糊,应避免驾车、操作机器等身体协调性活动。出现高钾血症(肌无力、疲劳、心动过缓)或低钠血症(意识模糊、口干、口渴、虚弱、低血压、排尿减少)时应及时就医。避免同时服用钾补充剂或大量食用高钾食物。

氢氯噻嗪 Hydrochlorothiazide

剂型与规格

片剂（6.25mg，10mg，25mg）

适应证与用法用量

- 水肿性疾病：p.o.，①成人，宜从小剂量（12.5～25mg/d）起始，一般 25～50mg/ 次，1～2 次 /d 或 q.o.d.，或每周连用 3～5 日。②儿童，1～2mg/(kg·d) 或 30～60mg/m²，分 1～2 次口服；6 个月以内的婴儿剂量可达 3mg/(kg·d)，分 2 次口服。

- 高血压：25～100mg/d，分 1～2 次服用，初始剂量为 12.5mg/ 次，q.d.；儿童用法用量同"水肿性疾病"项。2～12 岁的儿童：每日最大口服剂量不能超过 100mg 年龄小于 2 岁的婴幼儿，每日最大口服剂量不能超过 37.5mg。

药物特性

妊娠分级	B
哺乳期用药	L2，权衡利弊
禁忌证	对本药或磺胺类药物过敏者；尿毒症患者
黑框警告	无
基因多态性	无信息
肝功能不全	无须调整剂量
肾功能不全	轻中度肾功能损伤无须调整，严重肾脏疾病谨慎使用，进行中肾衰竭避免使用
肾脏替代治疗	无信息

⊡ 不良反应

常见（≥1%）	罕见但严重（<1%）
低血压、头晕、头痛、食欲不振、恶心、便秘、高钙血症、高血糖、高尿酸血症、低钾血症、低镁血症、低钠血症、阳痿、光敏性、皮疹	心律失常、肝炎、胰腺炎、史 - 约综合征

⚭ 相互作用

药物	机制与结果	临床管理
ACEIs、ARBs	可引起严重低血压和肾功能恶化	暂停或减量使用本药，监测血压
肾上腺糖、盐皮质激素，促肾上腺皮质激素，雌激素	降低本药的利尿作用，并增加电解质紊乱尤其是低钾血症的发生风险	避免联用，密切监测血钾水平
NSAIDs	减弱本药的利尿作用，增加肾毒性的发生风险	避免联用，密切监测血压及血钾水平

⚛ 药代动力学

吸收	F: 65%～75%
分布	血浆蛋白结合率：40%～68%；V_d: 0.83～4.19L/kg
代谢	无信息
排泄	经肾脏（50%～70%）排泄；$t_{1/2}$: 6～15 小时

⚇ 患者教育

　　本药可能引起直立性低血压，用药期间避免饮酒。本药可能导致头晕或视物模糊，应避免驾车、操作机器等需要保持警觉性或协调性的活动。糖尿病患者应密切监测血糖。本药可或不与食物同时服用，最好在白天服用，夜尿影响睡眠。告知患者保证充足的水分摄入，尤其是在运动、出汗、腹泻或呕吐时。

托拉塞米 Torasemide

⬦ 剂型与规格

片剂（5mg，10mg，20mg）；注射液（2ml：10mg）；冻干粉针剂（10mg，20mg）

适应证与用法用量

- 充血性心力衰竭所致的水肿：①p.o.，初始剂量为 10mg/ 次，早晨服用，极量为 200mg/d。②i.v./i.v.gtt.，初始剂量为 5mg/ 次或 10mg/ 次，一次最大剂量为 20mg，最大日剂量为 40mg，q.d.。
- 肝硬化腹水：①p.o.，初始剂量为 10mg/ 次，早晨服用，与醛固酮受体拮抗剂或保钾利尿药同服。②i.v./i.v.gtt.，初始剂量为 5mg/ 次或 10mg/ 次，最大日剂量为 40mg，q.d.，疗程不超过 1 周。
- 肾衰竭或肾脏疾病所致的水肿：①p.o.，初始剂量为 10mg/ 次，早晨服用，最大日剂量为 200mg。②i.v./i.v.gtt.，初始剂量为 20mg/ 次，最大日剂量为 100mg，q.d.，疗程不超过 1 周。
- 原发性高血压：p.o.，初始剂量为 5mg/ 次，可增至 10mg/ 次，q.d.，如降压效果仍不理想，可考虑联合其他降压药。

✿ 药物特性

妊娠分级	B
哺乳期用药	L3，避免使用

禁忌证	对本药或磺酰脲类药过敏者；肾衰竭无尿者；严重排尿困难者；肝性脑病前期或肝性脑病者；低血压患者；低血容量者；低钾血症者；低钠血症者
黑框警告	无
基因多态性	无信息
肝功能不全	无信息
肾功能不全	无信息
肾脏替代治疗	不被透析

⊟ 不良反应

常见（≥1%）	罕见但严重（<1%）
头痛、头晕、食欲减退、恶心、呕吐、腹泻、疲乏、关节痛、肌肉痉挛、多尿、胸痛、心电图异常	血管性水肿、血管性水肿高尿酸血症、低钠血症、低血容量、室性心动过速

✍ 相互作用

药物	机制与结果	临床管理
CYP2C9 抑制剂	可升高本药的血药浓度	应监测利尿作用和血压，酌情调整本药剂量
CYP2C9 诱导剂	可降低本药的血药浓度	应监测利尿作用和血压，酌情调整本药剂量
NSAIDs	减弱本药的降压作用，增加肾毒性的发生风险	避免联用，密切监测血压及血钾水平
氨基糖苷类抗生素、依他尼酸	增加耳毒性的发生风险	避免联用

⚗ 药代动力学

吸收	F: 约为80%
分布	血浆蛋白结合率>99%; V_d: 12～15L
代谢	经肝脏（80%）代谢
排泄	经肾脏排泄; $t_{1/2}$: 3.5 小时

患者教育

本药应早晨服用，以避免夜间频繁排尿。从坐位或仰卧位应缓慢起身，防止直立性低血压。本药可能导致头晕或视物模糊，应避免驾车、操作机器等协调性活动。

复方盐酸阿米洛利 Compound Amiloride Hydrochloride

⌀ 剂型与规格

片剂（阿米洛利 2.5mg∶氢氯噻嗪 25mg）

适应证与用法用量（以阿米洛利计）

– 主要治疗水肿性疾病，亦可用于难治性低钾血症的辅助治疗: p.o., 2.5～5mg/ 次, q.d., 必要时 b.i.d., 早、晚各 1 次，与食物同服。

❋ 药物特性

妊娠分级	B
哺乳期用药	权衡利弊
禁忌证	高钾血症者; 严重肾功能减退者
黑框警告	阿米洛利可能引起严重高钾血症
基因多态性	无信息
肝功能不全	无须调整剂量
肾功能不全	CrCl<50ml/min, 避免使用
肾脏替代治疗	无信息

⊟ 不良反应

常见（≥1%）	罕见但严重（<1%）
头痛、头晕、恶心、厌食、腹痛、腹泻、血钾升高、腿部疼痛、虚弱	心绞痛、过敏反应、肾衰竭、胃肠道出血、视觉障碍

✑ 相互作用

药物	机制与结果	临床管理
ACEIs、ARBs	增加低血压、高钾血症、肾毒性的发生风险	避免联用，密切监测血压及血钾水平
保钾利尿剂	增加低血压、高钾血症的发生风险	避免联用，密切监测血压及血钾水平
肾上腺糖、盐皮质激素，促肾上腺皮质激素，雌激素	降低本药的利尿作用，并增加电解质紊乱尤其是低钾血症的发生风险	避免联用，密切监测血钾水平
NSAIDs	减弱本药的降压作用，增加肾毒性的发生风险	避免联用，密切监测血压及血钾水平

⚛ 药代动力学

吸收	F: 30%～90%
分布	V_d: 5～5.4L/kg
代谢	不被肝脏代谢
排泄	经尿液（50%）、粪便（40%）排泄；$t_{1/2}$: 6～9 小时

⌘ 患者教育

　　本药可能导致直立性低血压，所以应告知患者从坐位/仰卧位缓慢站立。若出现高钾血症（感觉异常、肌肉无力、疲劳等）症状，应及时就医。本药应在进餐时服用，服药期间不能饮酒，不能突然停药。告知患者服用本药期间避免使用其他保钾药物（如螺内酯或氨苯蝶啶），以及富含钾盐的食物或补充剂。

主要作用于生殖系统和影响泌乳功能的药物

缩宫素 Oxytocin

⊘ 剂型与规格

注射液（1ml∶5IU，1ml∶10IU）

🔢 适应证与用法用量

- 引产、催产：i.v.gtt.，2.5～5IU/ 次，以氯化钠注射液稀释至 10mIU/ml，开始每分钟不超过 1～2mIU/ml，每 15～30 分钟增加 1～2mIU，直至宫缩与正常分娩相似，最快不超过 20mIU，一般每分钟 2～5mIU。
- 产后及流产后因宫缩无力或缩复不良而引起的子宫出血：i.v.gtt.，20～40mIU/min，胎盘娩出后可肌内注射 5～10IU。

❊ 药物特性

妊娠分级	X
哺乳期用药	L2，权衡利弊
禁忌证	本药过敏者；骨盆过窄、产道受阻者；明显头盆不称及胎位异常者；有剖宫产史、子宫肌瘤剔除术史者；脐带先露或脱垂者；前置胎盘者；出现胎儿窘迫者；宫缩过强者；子宫收缩乏力长期用药无效者；产前出血（包括胎盘早剥）者；多胎妊娠者；子宫过大（包括羊水过多）者；严重的妊娠高血压综合征者

黑框警告	不适用于选择性引产
基因多态性	无信息
肝功能不全	无信息
肾功能不全	无信息
肾脏替代治疗	无信息

⊟ 不良反应

常见(≥1%)	罕见但严重(<1%)
恶心、呕吐、心率加快、心律失常	高血压危象、产后出血、子宫破裂、水中毒

✂ 相互作用

药物	机制与结果	临床管理
前列腺素类药物	使两者作用增强	经阴道使用前列腺素类药物 6 小时内禁用本药
麻黄碱	使血压升高	避免联用
其他子宫收缩药物	使子宫张力过高,产生子宫破裂和宫颈撕裂	谨慎联用
碳氢化合物类全身麻醉药	吸入全身麻醉时,使用本药可致产妇出现低血压、窦性心动过缓、房室节律失常	谨慎联用
恩氟烷、氟烷	恩氟烷浓度>1.5%,氟烷浓度>1.0% 吸入全身麻醉时,子宫对本药的效应减弱;恩氟烷浓度>3.0% 可消除反应,并可导致子宫出血	谨慎联用

⚙ 药代动力学

吸收	F: 100%
分布	血浆蛋白结合率: 0.3%
代谢	经缩宫素酶代谢
排泄	经肾脏和肝脏排泄,仅少量经尿液排泄;$t_{1/2}$: 1~6分钟

👤 患者教育

　　有高危因素的患者,用药时应警惕胎儿异常及子宫破裂的可能,用药过程中需配合检查及密切监护。

主要作用于消化系统的药物

促胃肠动力药及止吐药和催吐药

多潘立酮 Domperidone

剂型与规格

片剂（10mg）

适应证与用法用量

- 由胃排空延缓、胃食管反流、食管炎引起的消化不良症状，其他原因引起的恶心、呕吐：①成人，10mg/次，t.i.d.，最大日剂量为40mg。②儿童，一日用药次数不超过3次。35kg以下儿童：每次0.25mg/kg；35kg以上儿童：10mg/次。

药物特性

妊娠分级	C
哺乳期用药	L1，权衡利弊
禁忌证	对本药过敏者；催乳素瘤、嗜铬细胞瘤、乳腺癌患者；机械性消化道梗阻、消化道出血或穿孔者；中重度肝功能不全者
黑框警告	增加严重室性心律失常或心源性猝死的风险
基因多态性	无信息

肝功能不全	无信息
肾功能不全	无信息
肾脏替代治疗	无信息

📋 不良反应

常见（≥1%）	罕见但严重（<1%）
口干、腹泻、腹部痉挛、头痛、失眠、嗜睡、倦怠、皮疹、口腔炎、结膜炎	转氨酶异常升高、锥体外系反应、血管性水肿、尿潴留、血泌乳素升高、溢乳

⚗ 相互作用

药物	机制与结果	临床管理
可引起 Q-T 间期延长的 CYP3A4 强效抑制剂	可引起 Q-T 间期改变	禁止联用
可引起 Q-T 间期延长的药物	可引起 Q-T 间期改变	避免联用，密切监测
抗胆碱能药物	可减弱本药作用	避免联用
抗酸药、抑酸药	可降低本药生物利用度	避免联用

⚗ 药代动力学

吸收	全身生物利用度非常低
分布	血浆蛋白结合率：91%～93%
代谢	经肝脏代谢
排泄	经尿液（31%）、粪便（66%）排泄；$t_{1/2}$：6 小时

🛎 患者教育

本药应于餐前 15～30 分钟服用。本品含有乳糖，可能不适用于乳糖不耐受、半乳糖血症或葡萄糖 / 半乳糖吸收不良的患者。

甲氧氯普胺 Metoclopramide

剂型与规格

片剂（5mg）；注射液（1ml：10mg）

适应证与用法用量

- 恶心、呕吐、嗳气、消化不良、胃部胀满、胃酸过多等症状对症治疗，反流性食管炎、胆汁反流性胃炎、功能性胃滞留、胃下垂等，残胃排空延迟症、迷走神经切除后胃排空延缓，十二指肠插管，胃肠钡剂 X 线检查。
- 成人：①p.o.，5～10mg/ 次，t.i.d.，于餐前 30 分钟服用；②i.m./i.v.，不能口服或急性呕吐时，10～20mg，最大日剂量 0.5mg/kg。用于糖尿病性胃排空功能障碍患者时，于症状出现前 30 分钟口服 10mg；或于餐前及睡前服 5～10mg，4 次 /d。
- 儿童：①p.o.，5～14 岁儿童，2.5～5mg/ 次，t.i.d.，于餐前 30 分钟服用，最大日剂量为 0.1mg/kg；②i.m./i.v.，6 岁以下儿童，每次 0.1mg/kg；6～14 岁儿童，2.5～5mg/ 次。
- 糖尿病性胃排空功能障碍：于症状出现前 30 分钟口服 10mg，或 5～10mg/ 次，q.i.d.，于餐前及睡前服用。

药物特性

妊娠分级	B
哺乳期用药	L2，权衡利弊
禁忌证	对普鲁卡因或普鲁卡因胺过敏者；癫痫患者；胃肠道出血、机械性梗阻或穿孔者；嗜铬细胞瘤患者；因放疗或化疗而呕吐的乳腺癌患者

黑框警告	一旦出现迟发性运动障碍的症状和体征,应停药
基因多态性	无信息
肝功能不全	无须调整剂量
肾功能不全	CrCl 10~50ml/min,减少剂量 25% CrCl<10ml/min,减少剂量 50%
肾脏替代治疗	可被透析

☷ 不良反应

常见(≥1%)	罕见但严重(<1%)
虚弱、嗜睡、烦躁不安、头晕、头痛、视力障碍、锥体外系反应	恶性高血压、心律失常、溢乳、闭经、高催乳素血症、男性乳房发育症、粒细胞缺乏症、迟发性运动障碍、幻觉、精神抑郁症、抗精神病药恶性综合征

✐ 相互作用

药物	机制与结果	临床管理
导致锥体外系反应的药物(如吩噻嗪类)	增加锥体外系反应发生率与严重性	禁止联用
MAOIs	增加高血压危象发生风险	避免联用
西咪替丁、地高辛	使这些药物的胃肠道吸收减少	避免联用,必要时间隔 2 小时使用
利奈唑胺、SSRIs	增加 5-HT 综合征发生风险	避免联用
抗胆碱能药物、麻醉止痛药	有拮抗作用,可减弱本药对胃肠作用	谨慎联用

⚗ 药代动力学

吸收	F：80%；食物影响较少
分布	血浆蛋白结合率：30%；V_d：3.5L/kg
代谢	经肝脏代谢
排泄	经肾脏（75%～80%）排泄；$t_{1/2}$：5～6 小时

👥 患者教育

　　本药口服制剂应在餐前或睡前 30 分钟空腹服用。本药不应长期使用。服药期间避免饮酒。

莫沙必利 Mosapride

⬡ 剂型与规格

　　片剂（5mg）

▦ 适应证与用法用量

- 用于功能性消化不良伴有胃灼热、嗳气、恶心、呕吐、早饱、上腹胀等消化道症状；也可用于胃食管反流性疾病、糖尿病性胃轻瘫及部分胃切除患者的胃功能障碍：p.o.，5mg/次，t.i.d.。

✿ 药物特性

　　对本药过敏者禁用。

🔲 不良反应

常见（≥1%）	罕见但严重（<1%）
腹泻、腹痛、口干、呕吐、转氨酶升高、甘油三酯升高、嗜酸性粒细胞增多	过敏反应、暴发性肝炎、肝功能障碍、黄疸

🔗 相互作用

药物	机制与结果	临床管理
抗胆碱能药物	减弱本药作用	谨慎联用

药代动力学

吸收	无信息
分布	血浆蛋白结合率：99%
代谢	经肝脏代谢
排泄	主要经尿液和粪便排泄；$t_{1/2}$：2 小时

患者教育

本药应餐前口服。若服用一段时间（通常为 2 周），消化道症状没有改变，应停止服用。用药期间应定期监测肝功能，若出现不适、食欲不振、尿黄和球结膜黄染等症状，应及时就医。

昂丹司琼 Ondansetron

剂型与规格

片剂（4mg，8mg）；注射液（2ml：4mg，4ml：8mg）

适应证与用法用量

- 化疗和放疗引起的恶心呕吐：①成人，p.o.，8mg/ 次，每 8~12 小时 1 次。②儿童，i.v.，化疗前 5mg/m²；化疗后口服，4mg/ 次，b.i.d.，连服 5 日。
- 高度催吐的化疗药引起的呕吐：①i.v.，8mg/ 次于化疗前 15 分钟、化疗后 4 小时、8 小时；停止化疗后口服本药，8mg/ 次，每 8~12 小时，连用 5 日。②i.v.gtt.，8mg/ 次于化疗前 30 分钟，化疗后 4 小时、8 小时，停止化疗后改为口服。
- 预防手术后恶心呕吐：①成人，p.o.，8mg/ 次，于麻醉前 1 小时给予 1 次，之后 q.8h.；i.v.，4mg/ 次，于诱导麻醉的同时缓慢静脉注射。②儿童，于诱导麻醉前、期间或之后缓慢注射 0.1mg/kg 或最大剂量 4mg。

❋ 药物特性

妊娠分级	B
哺乳期用药	L2，权衡利弊
禁忌证	对本药及其他成分过敏者；使用阿扑吗啡的患者
黑框警告	静脉注射昂丹司琼有剂量依赖性 Q-T 间期延长风险
基因多态性	无信息
肝功能不全	重度肝功能不全者，最大剂量 8mg/d，输注时间超过 15 分钟
肾功能不全	无须调整剂量
肾脏替代治疗	无信息

▣ 不良反应

常见（≥1%）	罕见但严重（<1%）
头痛、头晕、疲劳、缺氧、便秘、腹泻、发热、焦虑/兴奋、转氨酶异常、口干、瘙痒	肝衰竭、锥体外系反应、过敏反应、心律失常

◈ 相互作用

药物	机制与结果	临床管理
阿扑吗啡	可能发生严重的低血压和意识丧失	禁止联用
延长 Q-T 间期的药物	增加 Q-T 间期延长的风险，可能发生尖端扭转型室性心动过速、心搏骤停	禁止联用
5-HT 类药物	可能导致血清素综合征	如果出现症状应停本药
曲马多	可能会降低曲马多的镇痛作用，增加患者自控的曲马多用量	密切监测镇痛作用

⚙ 药代动力学

吸收	F: 56%
分布	血浆蛋白结合率: 70%～76%; V_d: 2.5L/kg
代谢	主要经肝脏代谢
排泄	经肾脏(75%)、肝脏(25%)排泄; $t_{1/2}$: 3 小时

🗄 患者教育

在刚接受过腹部外科手术或接受化疗后出现恶心呕吐的患者中,本药可能会掩盖肠梗阻的症状和体征,告知患者若出现任何与潜在肠梗阻症状一致的症状和体征时应立即报告医生。本药可能引起严重的心律失常,若患者出现心律变化、头晕或晕厥发作症状应立即告知医生。

肝胆疾病辅助药

🖊 熊去氧胆酸 Ursodeoxycholic Acid

⌀ 剂型与规格

片剂(50mg)

⊞ 适应证与用法用量

- 胆固醇性结石、胆汁淤积性肝病: p.o., 每晚 10mg/kg, 分 2～3 次服用, 疗程通常 6～24 个月, 服用 12 个月后结石未变小应停止服用, 每 6 个月进行检查以判断治疗效果。
- 胆汁反流性胃炎: p.o., 每晚 250mg, 定期服用, 疗程通常 10～14 日。
- 脂肪泻、预防药物性结石: p.o., 8～10mg/(kg·d), 早、晚进餐时服用。

药物特性

妊娠分级	B
哺乳期用药	L3，权衡利弊
禁忌证	对本药或胆汁酸过敏者；胆道阻塞者；急性胆囊炎和胆管炎者；胆囊不能在X射线下被看到者；妊娠早期；胆道完全梗阻者；严重肝功能减退者
黑框警告	无
基因多态性	无信息
肝功能不全	严重肝功能减退者禁用
肾功能不全	无信息
肾脏替代治疗	无信息

不良反应

常见(≥1%)	罕见但严重(<1%)
头痛、头晕、背痛、便秘、腹泻、消化不良、上呼吸道感染、咳嗽、咽炎、病毒感染、尿路感染、脱发、皮疹	过敏反应、肝功能异常、周围水肿

相互作用

药物	机制与结果	临床管理
环孢素	本药可增加环孢素吸收	监测环孢素血药浓度，必要时调整其剂量
含铝的抗酸剂、胆汁酸螯合剂	可与本药结合，减少本药吸收，影响疗效	避免联用，必须联用需间隔2小时

药物	机制与结果	临床管理
尼群地平	本药可降低尼群地平血药峰浓度和曲线下面积	密切监测,可能需增加尼群地平剂量
激素类避孕药	可增加胆汁饱和度,促进胆结石的形成	尽量采取其他节育措施

药代动力学

吸收	F: 60%～80%
分布	无信息
代谢	经肾脏代谢
排泄	经粪便排泄; $t_{1/2}$: 3.5～5.8 天

患者教育

用药期间应定期监测肝功能,前三个月每 4 周检查一次,以后每三个月检查一次。

甘草酸二铵 Diammonium Glycyrrhizinate

剂型与规格

胶囊(50mg);注射液(10ml：50mg)

适应证与用法用量

- 伴有谷丙转氨酶升高的急、慢性肝炎的治疗:
  ①p.o., 150mg/ 次, t.i.d.。②i.v., 150mg/ 次,以 10% 葡萄糖注射液 250ml 稀释后缓慢滴注, q.d.。

药物特性

- 对甘草酸二铵过敏者;对卵磷脂过敏者;严重低钾

血症者、高钠血症者、高血压者、心力衰竭者、肾衰竭者禁用。

⊟ 不良反应

常见（≥1%）	罕见但严重（<1%）
食欲缺乏、恶心、呕吐、腹胀、浮肿、头痛、头晕、胸闷、心悸、血压升高、口干、皮疹、瘙痒	未报告

🎐 相互作用

无信息。

🕮 药代动力学

吸收	无信息
分布	血浆蛋白结合率：92%
代谢	无信息
排泄	主要经胆汁从粪便排泄

🔠 患者教育

本药为甘草提取物，用药后有出现假性醛固酮增多症表现的可能，治疗过程中应定期监测血压、血清钾和钠浓度。

葡醛内酯 Glucurolactone

🖊 剂型与规格

片剂（50mg）

🔠 适应证与用法用量

– 用于急慢性肝炎的辅助治疗：p.o.，①成人，100～400mg/次，t.i.d.。②5岁以下儿童，100mg/次；5岁以上儿童，200mg/次，t.i.d.。

❋ 药物特性

对本药过敏者禁用。

🖂 不良反应

偶有面红、轻度胃肠不适，减量或停药后即消失。

🔗 相互作用

无信息。

🔬 药代动力学

无信息。

🕮 患者教育

老年人、孕妇及哺乳期妇女应在医师指导下使用。

微生态药物

 ### 地衣芽孢杆菌活菌 Live Bacillus Licheniformis

⬭ 剂型与规格

胶囊(0.25g)；颗粒剂(0.5g)

⬚⬚ 适应证与用法用量

- 用于细菌或真菌引起的急、慢性肠炎、腹泻。也可用于其他原因引起的胃肠道菌群失调的防治：p.o.，①成人，0.5g/ 次，t.i.d.。②儿童，0.25g/ 次，t.i.d.。对吞咽困难者，服用时可打开胶囊，将药粉加入少量温开水或奶液混合后服用。

❋ 药物特性

对本药过敏者禁用。

🖂 不良反应

超剂量服用可见便秘。

᪅ 相互作用

药物	机制与结果	临床管理
抗菌药物	可降低本药疗效	避免联用,必要时可间隔3小时服用
铋剂、鞣酸、药用炭、酊剂	能抑制、吸附活菌	避免联用

᪅ 药代动力学
无信息。

᪅ 患者教育
本药不能置于高温处,溶解时水温不宜高于40℃。服用本药时,避免与抗菌药物合用,两药可间隔3小时服用。

双歧杆菌三联活菌 Live Combined Bifidobacterium, Lactobacillus and Enterococcus

᪅ 剂型与规格
胶囊、肠溶胶囊(0.21g)

᪅ 适应证与用法用量
- 主治因肠道菌群失调引起的急慢性腹泻、便秘,也可用于治疗轻中型急性腹泻,慢性腹泻及消化不良、腹胀,以及辅助治疗因肠道菌群失调引起的内毒素血症:p.o.,0.42~0.84g/次,b.i.d.,重症加倍,餐后半小时温水服用。儿童用药酌减,婴幼儿服用时可将胶囊内药粉用温开水或温牛奶冲服。

᪅ 药物特性
无信息。

⊟ 不良反应

　　未报告。

⌖ 相互作用

药物	机制与结果	临床管理
抗酸剂、抗菌药物	可降低本药疗效	避免联用，必要时应分开服用
铋剂、鞣酸、药用炭、酊剂	能抑制、吸附或杀灭活菌	避免联用

⠿ 药代动力学

　　无信息。

⠃ 患者教育

　　本药应冰箱冷藏保存。宜用冷、温开水送服。服用本药时，应与抗菌药物分开服用。

枯草杆菌二联活菌 Live Combined Bacillus Subtilis and Enterococcus Faecium

⏦ 剂型与规格

　　肠溶胶囊（250mg）；颗粒剂（1g）

⫿⫿ 适应证与用法用量

- 用于治疗肠道菌群失调（抗生素、化疗药物等）引起的腹泻、便秘、肠炎、腹胀，消化不良，食欲不振：成人及儿童（≥12 岁），胶囊剂，p.o.，1～2 粒 / 次，2～3 次 /d。颗粒剂为儿童专用药品，2 岁以下儿童，p.o.，1 袋 / 次，1～2 次 /d；2 岁以上儿童，p.o.，1～2 袋 / 次，1～2 次 /d，用 40℃以下温开水或牛奶冲服，也可直接服用。

✿ 药物特性

　　对本药过敏者禁用。

⊟ 不良反应

常见(≥1%)	罕见但严重(<1%)
恶心、头痛、头晕、心慌	无

⚮ 相互作用

药物	机制与结果	临床管理
抗菌药物	可降低本药疗效	避免联用,必要时应分开服用
铋剂、鞣酸、药用炭、酊剂	可抑制、吸附活菌	避免联用

⚭ 药代动力学

无信息。

⚬ 患者教育

本药为活菌制剂,溶解时水温不宜超过 40℃,儿童必须在成人监护下使用。

泻药和止泻药

⚭ 聚乙二醇 Polyethylene Glycol

⚬ 剂型与规格

散剂(10g)

⚬ 适应证与用法用量

- 8 岁及以上儿童 / 成人便秘的症状治疗:10g/ 次,1～2 次 /d;或 20g/d,一次顿服。每袋内容物溶于一杯水(至少 50ml)中后服用。儿童应为短期治疗,最长疗程不应超过 3 个月。

❄ 药物特性

妊娠患者谨慎使用,哺乳期患者可以使用。对本药过敏者、严重的炎症性肠病或中毒性巨结肠患者、消化道穿孔或有消化道穿孔危险、肠梗阻或疑似肠梗阻、症状性狭窄患者、不明原因的腹痛症状患者禁用。

🗒 不良反应

常见(≥1%)	罕见但严重(<1%)
肛门不适、腹痛、腹胀、腹泻、恶心、呕吐、腹部痉挛	过敏反应(休克、荨麻疹、皮炎等)、电解质紊乱、脱水

🧬 相互作用

本药增加排泄,有可能影响其他药物的吸收,因此最好与其他药物至少间隔2小时服用。

⚗ 药代动力学

吸收	不被吸收
分布	无信息
代谢	不参与生物转化
排泄	$t_{1/2}$: 4.1 小时

🧑 患者教育

服药后可能会引起恶心、呕吐或肛门不适,如果出现严重的腹胀或腹痛,患者应停药,待症状消失后,可减少剂量继续治疗。如果进行肠道准备,建议患者在服用本药前3~4小时避免食用固体食物。不同厂家的聚乙二醇性质各不相同,故需嘱咐患者关于膳食、服药时间、注意事项等应严格遵守本次所处方品牌的药物说明。一般服药2~4天内症状可有明显缓解,在没有专业医疗人员的允许下,不应服用本药超过2周。

乳果糖 Lactulose

剂型与规格

口服溶液剂（15ml∶10g, 100ml∶66.7g, 200ml∶133.4g）

适应证与用法用量

- 便秘、临床需要保持软便的情况：p.o., ①成人，初始剂量为 20g/d，维持剂量为 6.7～16.7g /d。②婴儿，初始与维持剂量为 3.3g/d；1～6 岁儿童，初始与维持剂量为 3.3～6.7g/d；7～14 岁儿童，初始剂量为 10g/d，维持剂量为 6.7～10g/d；早餐时顿服，可根据患者情况酌减剂量，2 日后未见效可考虑加量。

- 肝性脑病或昏迷前状态：p.o., 初始剂量为 20～33.4g/ 次，t.i.d.，维持一日最多 2～3 次软便，大便 pH 5～5.5。

药物特性

妊娠分级	B
哺乳期用药	L3，可以使用
禁忌证	对本药过敏者；半乳糖血症者；阑尾炎、肠梗阻、不明原因腹痛者
黑框警告	无信息
基因多态性	无信息
肝功能不全	无信息
肾功能不全	无信息
肾脏替代治疗	无信息

不良反应

常见（≥1%）	罕见但严重（<1%）
肠胃胀气、肠绞痛、恶心、呕吐	体液流失、低血钾、高钠血症

🔗 相互作用

药物	机制与结果	临床管理
结肠 pH 依赖性药物（如美沙拉嗪）	本药导致上述药物失活	避免联用
抗酸药	可降低本药疗效	避免联用

📊 药代动力学

吸收	口服后不被小肠吸收,生物利用度很低
分布	无信息
代谢	经结肠广泛代谢
排泄	经尿液和粪便排泄

👤 患者教育

　　本品宜在早餐时一次服用。告知患者服药期间注意观察大便次数和形状,若初始剂量造成腹泻,应立即减少剂量,若腹泻持续,应停药。治疗 2～3 天后,便秘症状无改善或反复出现,应及时就医。固定剂量长期服用或滥用本药,可能导致腹泻和电解质紊乱。

蒙脱石 Montmorillonite

🔗 剂型与规格

　　散剂(3g)

📋 适应证与用法用量

– 用于成人及儿童急、慢性腹泻:p.o.,①成人,3g/ 次,t.i.d.。②1 岁以下儿童,3g/d,分 3 次服用;1～2 岁儿童,3～6g/d,分 3 次服用;2 岁以上儿童,6～9g/d,分 3 次服用。治疗急性腹泻时首剂加倍。服用时将本药倒入半杯温开水(约 50ml)中混匀快速服完。

❉ 药物特性

妊娠患者、哺乳期患者可以使用。对本品过敏者禁用。

▣ 不良反应

少数人可能产生轻度便秘。

🖉 相互作用

如需服用其他药物，建议与本药间隔一段时间。

⚗ 药代动力学

无信息。

👤 患者教育

同服其他药物时，使用顺序及间隔时间谨遵医嘱。急性腹泻服用 1 天后，慢性腹泻服用 2～3 天症状没有改善应及时就医。

🖋 开塞露 Glycerol Enema

🖊 剂型与规格

灌肠剂（10ml，20ml）

🖩 适应证与用法用量

- 便秘：将容器瓶盖取下，涂以油脂少许，缓慢插入肛门，然后将药液挤入直肠内，成人 20ml/ 次，儿童 10ml/ 次。

❉ 药物特性

妊娠分级 C。对本药过敏者；直肠出血者；使用泻药后无排便患者禁用。

▣ 不良反应

可见直肠刺激、里急后重。

🖉 相互作用

无信息。

⚗ 药代动力学

无信息。

😃 患者教育

仅用于直肠。在未经医师允许的情况下，不要在出现腹痛、恶心或呕吐的情况下使用。

治疗消化性溃疡和胃食管反流病药物

 铝碳酸镁 Hydrotalcite

🖊 剂型与规格

咀嚼片（0.5g）

📖 适应证与用法用量

- 主要用于非胆酸相关性疾病、急慢性胃炎、反流性食管炎、胃十二指肠溃疡、与胃酸有关的胃部不适症状，如胃痛、胃灼热、酸性嗳气、饱胀等，预防 NSAIDs 引起的胃黏膜损伤：p.o., 0.5～1g/ 次，3～4 次 /d，餐后 1～2 小时，睡前或胃部不适时嚼服。
- 胃、十二指肠溃疡：p.o., 1g/ 次，q.i.d.，嚼服。在症状缓解后，至少维持 4 周。

🌸 药物特性

妊娠早期谨慎使用，哺乳期患者用药需要权衡利弊。对本药过敏者、严重肾损伤者、低磷血症者禁用。

📺 不良反应

偶见便秘、稀便、口干和食欲缺乏。

🧬 相互作用

药物	机制与结果	临床管理
四环素、铁制剂、地高辛、法莫替丁、香豆素衍化物、脂溶性维生素	本药可影响上述药物吸收	间隔 1～2 小时服用

⚙️ 药代动力学

无信息。

👥 患者教育

本品应咀嚼后服用,应至少提前或推后 1～2 小时方可服用其他药物或酸性食物。如与其他药物同时使用可能会发生药物相互作用,应咨询医师或药师。本品连续使用不得超过 7 天,症状未缓解,请咨询医师或药师。持续、复发的胃病有可能是严重疾病(如胃或十二指肠溃疡),应及时就医。

 复方氢氧化铝 Compound Aluminium Hydroxide

🔹 剂型与规格

片剂(每片含主要成分氢氧化铝 0.245g、三硅酸镁 0.105g、颠茄流浸膏 0.002 6ml)

📋 适应证与用法用量(以氢氧化铝计)

- 缓解胃酸过多引起的胃痛、胃灼热感、反酸,也可用于慢性胃炎:p.o.,0.49～0.98g/ 次,t.i.d.,饭前半小时或胃痛发作时嚼服。

❄️ 药物特性

妊娠早期谨慎使用,哺乳期患者用药需要权衡利弊。对本药过敏者,阑尾炎、急腹症患者禁用。

📠 不良反应

长期大剂量服用,可致严重便秘、粪结块引起肠梗阻。老年人长期服用可致骨质疏松。

🔗 相互作用

药物	机制与结果	临床管理
四环素、铁制剂、地高辛、法莫替丁、香豆素衍化物、脂溶性维生素	本药可降低上述药物吸收,影响疗效	间隔 1～2 小时服用

药物	机制与结果	临床管理
肠溶片	本药可使肠溶片加快溶解	避免联用

⚗ 药代动力学

无信息。

⚖ 患者教育

如与其他药物同时使用可能会发生药物相互作用，应咨询医师或药师。本品连续使用不得超过 7 天，症状未缓解，请咨询医师或药师。持续、复发的胃病有可能是严重疾病（如胃或十二指肠溃疡），应及时就医。

 枸橼酸铋钾 Bismuth Potassium Citrate

⊘ 剂型与规格

片剂、胶囊 [0.3g（含 0.11g 铋）]；颗粒剂（每袋含 0.11g 铋）

▦ 适应证与用法用量

- 用于慢性胃炎及缓解胃酸过多引起的胃痛、胃灼热感（烧心）和反酸、胃十二指肠溃疡、幽门螺杆菌感染。p.o.，①片剂、胶囊剂，0.3g/ 次，q.i.d.，前 3 次于三餐前半小时，第 4 次于晚餐后 2 小时服用；或0.6g/ 次，b.i.d.，早晚各 1 次。②颗粒剂，q.i.d.，1 袋 / 次，餐前半小时与睡前用开水送服。或 b.i.d.，早晚各服2 袋。

✿ 药物特性

哺乳期患者用药需要权衡利弊。孕妇、严重肾病患者禁用。

▨ 不良反应

服药期间口内可能带有氨味，并可使舌苔及大便呈灰黑色,停药后即自行消失;偶见恶心、便秘。

🐾 相互作用

　　抗酸剂可干扰本药药理作用,降低本药疗效,避免联用。

🧬 药代动力学

吸收	不被消化道吸收
分布	无信息
代谢	无信息
排泄	主要经肾脏排泄

🗨 患者教育

　　服药期间不得服用其他铋制剂,不宜同时服用抗酸剂和牛奶。服药期间大便可能呈黑色,属正常现象。本品连续使用不得超过 7 天,症状未缓解应咨询医师或药师。

🖊 胶体果胶铋 Colloidal Bismuth Pectin

🔗 剂型与规格

　　胶囊(50mg,以铋算)

📖 适应证与用法用量

　– 用于胃、十二指肠溃疡,慢性胃炎。与抗生素联合,用于胃幽门螺杆菌的根除治疗:p.o.,50～100mg/ 次,t.i.d.,餐前半小时服用,严重患者睡前加服一次。

❀ 药物特性

　　哺乳期患者用药需要权衡利弊。妊娠患者、严重肾功能不全患者禁用。

🗒 不良反应

　　服用本品后,粪便可呈无光泽的黑褐色,停药后 1～

2 天内粪便色泽转为正常；偶可出现恶心、便秘等消化道
症状。

相互作用

抗酸剂可干扰本药药理作用，降低本药疗效，避免
联用。

药代动力学

无信息。

患者教育

服药期间不得服用其他铋制剂，不宜同时服用抗酸剂
和牛奶。服药期间大便可能呈黑色，属正常现象。本品连
续使用不得超过 7 天，症状未缓解应咨询医师或药师。

 硫糖铝 Sucralfate

剂型与规格

口服混悬剂（5ml：1g；120ml：24g）

适应证与用法用量

- 慢性胃炎，食管、胃十二指肠溃疡：p.o.，1g/ 次，2～
  4 次 /d，餐前 1 小时及睡前服用，服用前摇匀。疗程
  4～6 周，或遵医嘱。

药物特性

妊娠分级	B
哺乳期用药	L2，权衡利弊
禁忌证	对本药过敏者
黑框警告	无
基因多态性	无信息
肝功能不全	无须调整剂量
肾功能不全	无须调整剂量
肾脏替代治疗	无信息

📋 **不良反应**

可有便秘或腹泻现象；偶有恶心、口干等。

🔗 **相互作用**

药物	机制与结果	临床管理
多酶片	本药可与多酶片中胃蛋白酶结合，多酶片中所含消化酶可影响溃疡愈合，联用可使两药疗效均降低	避免联用
四环素类、西咪替丁、苯妥英钠、华法林、脂溶性维生素、氟喹诺酮类、地高辛	本药可降低以上药物消化道吸收	避免联用，必要时两者宜间隔2小时以上服用
抗酸药	可干扰本药药理作用，降低疗效	避免联用，联用时两者至少间隔半小时

⚗️ **药代动力学**

吸收	F: 5%
分布	无信息
代谢	无信息
排泄	主要经粪便排泄，少量经尿液排泄

👥 **患者教育**

本药须空腹服用，宜于餐前1小时或睡前服用。告知患者在服用本药2小时内避免服用西咪替丁、雷尼替丁、环丙沙星、地高辛、诺氟沙星以及氧氟沙星。

奥美拉唑 Omeprazole

剂型与规格

肠溶（片剂、胶囊）（10mg，20mg）；注射用无菌粉末（40mg）

适应证与用法用量

- 非幽门螺杆菌引起的十二指肠溃疡、治疗与 NSAIDs 相关的消化性溃疡、胃或十二指肠糜烂：①p.o.，20mg/ 次，q.d.，疗程通常为 2～4 周。其他治疗无效者可 40mg/ 次，q.d.，疗程通常为 4 周。复发者可重复治疗。i.v.gtt.，40mg/ 次，1～2 次 /d，每次滴注时间至少 20 分钟。
- 幽门螺杆菌引起的十二指肠溃疡：p.o.，三联疗法中，本药 20mg/ 次，b.i.d.；二联疗法中，本药 40mg/ 次，q.d.，或 20mg/ 次，b.i.d.。
- 胃溃疡：①p.o.，20mg/ 次，b.i.d.，疗程 4～8 周，其他治疗无效者可 40mg/ 次，q.d.，疗程 8 周，复发者可重复治疗。②i.v.gtt.，40mg/ 次，1～2 次 /d，每次滴注时间至少 20 分钟。
- 反流性食管炎：①p.o.，20mg/ 次，q.d.，疗程通常为 2～4 周。其他治疗无效者可 40mg/ 次，q.d.，疗程通常为 8 周。慢性复发性反流性食管炎长期治疗，20mg/ 次或 40mg/ 次，q.d.，部分患者可 10mg/ 次。②i.v.gtt.，40mg/ 次，1～2 次 /d，每次滴注时间至少 20 分钟。
- 预防与 NSAIDs 相关的消化性溃疡、胃或十二指肠糜烂及消化不良症状：p.o.，20mg/ 次，q.d.。
- 慢性复发性消化性溃疡的长期治疗：p.o.，20mg/ 次或 40mg/ 次，q.d.。

- 胃食管反流病（GERD）的对症治疗、溃疡样症状的治疗、胃酸相关性消化不良：p.o.，20mg/次，q.d.，部分患者可 10mg/次，若一日 20mg 治疗 2～4 周未能控制症状，应进一步检查。
- 佐林格 - 埃利森综合征：p.o.，初始剂量为 60mg/次，q.d.，剂量范围 20～120mg/d，日剂量高于 80mg 应分 2 次给药。
- 消化性溃疡出血、吻合口溃疡出血、应激状态时并发或由 NSAIDs 引起的急性胃黏膜损伤、预防重症疾病（如脑出血、严重创伤）应激状态和胃手术后引起的上消化道出血：i.v.gtt.，40mg/次，1～2 次/d，每次滴注时间至少 20 分钟。

❋ 药物特性

妊娠分级	C
哺乳期用药	L2，权衡利弊
禁忌证	对奥美拉唑、其他苯并咪唑类或本药其他成分过敏者
黑框警告	无
基因多态性	CYP2C19
肝功能不全	重度肝功能不全极量为 20mg/d
肾功能不全	无须调整剂量
肾脏替代治疗	不被透析

▣ 不良反应

常见（≥1%）	罕见但严重（<1%）
头痛、眩晕、恶心、腹痛、腹泻、胃肠胀气、便秘、皮疹	胰腺炎、肝毒性、横纹肌溶解、急性间质性肾炎、髋部骨折、艰难梭菌相关性腹泻、TEN

✑ 相互作用

药物	机制与结果	临床管理
利匹韦林、阿扎那韦、奈非那韦	降低以上药物暴露量,减弱抗病毒作用并促进耐药	禁止与利匹韦林联用;避免与阿扎那韦、奈非那韦联用
CYP2C19 诱导剂	增加本药代谢,降低疗效	考虑增加本药剂量
CYP2C19 抑制剂	减少本药代谢,增加毒性发生风险	考虑减少本药剂量
有 pH 依赖型吸收特点的药物	降低上述药物的吸收	避免联用
氯吡格雷	可降低氯吡格雷活性代谢产物血药浓度,减弱抑制血小板作用	避免联用

✂ 药代动力学

吸收	F: 30%~40%;食物影响较小
分布	血浆蛋白结合率: 95%; V_d: 0.34~0.37L/kg
代谢	经肝脏代谢,CYP2C19 的底物
排泄	经肾脏(约77%)排泄; $t_{1/2}$: 30~60 分钟

⌂ 患者教育

本药肠溶片不可咀嚼或压碎,可整片吞服或于水或微酸液体中分散后 30 分钟内服用,肠溶胶囊应在饭前整粒吞服,不可咀嚼或压碎。服药期间应定期检查肝功能,长期用药应定期监测血清镁、胃黏膜有无肿瘤样增生,用药超过 3 年者应监测血清维生素 B_{12} 水平。

法莫替丁 Famotidine

剂型与规格

片剂、胶囊（20mg）；注射液（2ml：20mg）；注射用无菌粉末（20mg）

适应证与用法用量

- 胃酸过多、消化性溃疡（胃、十二指肠）、应激性溃疡、急性胃黏膜病变、胃泌素瘤、反流性食管炎：p.o.，20mg/次，b.i.d.，24小时不超过40mg，早、晚饭后或睡前服用，疗程4~6周，溃疡治愈后维持剂量减半。
- 上消化道出血、预防上消化道出血：①i.v./i.v.gtt.，20mg/次，b.i.d.（q.12h.），以0.9%氯化钠注射液或5%葡萄糖注射液稀释后缓慢静脉注射（不少于3分钟）；或以5%葡萄糖注射液250ml稀释后静脉滴注（不少于30分钟）。②i.m.，20mg/次，b.i.d.，以注射用水1~1.5ml溶解。
- 预防吸入性肺炎：①i.v.，20mg/次，以0.9%氯化钠注射液或5%葡萄糖注射液20ml溶解后，麻醉前1小时缓慢静脉注射。②i.m.，以注射用水1~1.5ml溶解，在麻醉前1小时给药。

药物特性

妊娠分级	B
哺乳期用药	L1，可入乳汁，临床首选 H_2 受体拮抗剂
禁忌证	对本药或其他 H_2 受体拮抗剂过敏；严重肾功能不全者
黑框警告	无
基因多态性	无信息

肝功能不全	无须调整剂量
肾功能不全	成人：CrCl<50ml/min，减少 50% 剂量或延长给药间隔至 36～48 小时 儿童：CrCl 30～60ml/（min·1.73m²），减少 50% 剂量；CrCl<30ml/（min·1.73m²），减量至 25%
肾脏替代治疗	不被透析

☢ 不良反应

常见（≥1%）	罕见但严重（<1%）
头痛、头晕、口干、便秘、腹泻、恶心、皮疹、激动	休克、速发过敏反应、再生障碍性贫血、全血细胞减少症、粒细胞缺乏症、溶血性贫血、血小板减少症、史-约综合征、TEN、肝功能疾病、黄疸、横纹肌溶解、Q-T 间期延长、意识混乱、惊厥、间质性肾炎、急性肾衰竭、间质性肺炎

⚗ 相互作用

药物	机制与结果	临床管理
含氢氧化铝、镁的抗酸剂	减少本药吸收，降低本药生物利用度和血药浓度	避免联用
伊曲康唑	本药抑制胃酸分泌，使以上药物口服吸收减少	避免联用
丙磺舒	丙磺舒抑制本药从肾小管排泄，降低本药清除率，升高本药血药浓度	谨慎联用

⚕ 药代动力学

吸收	F：40%～45%；食物无影响
分布	血浆蛋白结合率为 10%～20%；V_d：1.3L/kg

| 代谢 | 很少被代谢 |
| 排泄 | 经肾脏（60%）排泄；$t_{1/2}$：2.5～3.5 小时 |

🗣 患者教育

　　建议患者在早、晚饭后或睡前服用本药，可与食物同服。该药可能导致便秘，腹泻或眩晕，用药期间定期监测血常规和肝功能指标。

 ## 兰索拉唑 Lansoprazole

🖊 剂型与规格

　　肠溶（片剂、胶囊）（15mg，30mg）；冻干粉针剂（30mg）

📋 适应证与用法用量

- 胃溃疡、十二指肠溃疡、反流性食管炎、佐林格 - 埃利森综合征、吻合口溃疡：①p.o.，30mg/ 次，q.d.，胃溃疡、反流性食管炎、吻合口溃疡连用 8 周，十二指肠溃疡连用 6 周；慢性复发性反流性食管炎维持治疗，15mg/ 次，q.d.，效果不佳或复发时可改为 30mg/ 次。②i.v.gtt.，口服疗法不适用的伴有出血的十二指肠溃疡，30mg/ 次，b.i.d.，每次滴注时间至少 30 分钟，疗程不超过 7 日。

❈ 药物特性

妊娠分级	B
哺乳期用药	L3，权衡利弊
禁忌证	对本药过敏者
黑框警告	无
基因多态性	CYP2C19
肝功能不全	肝功能不全，p.o.，15mg/ 次，q.d.

肾功能不全	无须调整剂量
肾脏替代治疗	不被透析

🖂 不良反应

常见（≥1%）	罕见但严重（<1%）
头痛、嗜睡、便秘、腹泻、腹胀、口渴、贫血、白细胞减少、皮疹、瘙痒	史 - 约综合征、横纹肌溶解、急性间质性肾炎、艰难梭菌相关性腹泻、低镁血症

🖉 相互作用

药物	机制与结果	临床管理
HIV 蛋白酶抑制剂	本药可能会降低 HIV 蛋白酶抑制剂的疗效	禁止联用
有 pH 依赖型吸收特点的药物	可降低上述药物的吸收	避免联用
CYP2C19、CYP3A4/5 诱导剂	增加本药代谢，降低疗效	避免联用，或考虑增加本药剂量
CYP2C19、CYP3A4/5 抑制剂	减少本药代谢，增加毒性发生风险	避免联用，考虑降低本药剂量
硫糖铝	延迟本药吸收，降低生物利用度	使用本药至少 30 分钟后方可用硫糖铝

🔬 药代动力学

吸收	F：80%；食物无影响
分布	血浆蛋白结合率：97%；V_d：14～18L
代谢	经肝脏（70%～75%）代谢，CYP2C19 和 CYP3A4/5 底物
排泄	经肾脏（15%～25%）排泄；$t_{1/2}$：90 分钟

☣ 患者教育

本药的肠溶胶囊应在饭前整粒吞服,不可咀嚼或压碎,与其他抑酸剂应分开服用。因长期使用的经验不足,不推荐用于维持治疗。

雷贝拉唑 Rabeprazole

⚗ 剂型与规格

肠溶(片剂、胶囊)(10mg,20mg);冻干粉针剂(20mg)

☐☐ 适应证与用法用量

- 胃溃疡、十二指肠溃疡、反流性食管炎、佐林格 - 埃利森综合征、吻合口溃疡:p.o.,10mg/ 次或 20mg/ 次,q.d.,胃溃疡、反流性食管炎、吻合口溃疡疗程不超过 8 周,十二指肠溃疡疗程不超过 6 周。口服疗法不适用的伴有出血的胃、十二指肠溃疡,i.v.gtt.,20mg/ 次,b.i.d.,每次滴注时间 15～30 分钟,疗程不超过 5 日。
- 糜烂性或溃疡性 GERD:p.o.,20mg/ 次,q.d.,疗程为 4～8 周,维持方案为 10mg/ 次或 20mg/ 次,q.d.,疗程为 12 个月。

✿ 药物特性

妊娠分级	B
哺乳期用药	L3,权衡利弊
禁忌证	对本药或其他苯并咪唑类药过敏者
黑框警告	无
基因多态性	CYP2C19
肝功能不全	无须调整剂量
肾功能不全	无须调整剂量
肾脏替代治疗	不被透析

⊟ 不良反应

常见(≥1%)	罕见但严重(<1%)
腹泻、稀便、头痛、皮疹、肝功能障碍、血小板减少症、粒细胞缺乏症、溶血性贫血症、白细胞减少症、全血细胞减少症	休克及类过敏反应、史-约综合征、皮肤性和系统性红斑狼疮、骨折、横纹肌溶解、急性间质性肾炎、氰钴胺缺乏症、低镁血症、艰难梭菌相关性腹泻、胃底息肉

♨ 相互作用

药物	机制与结果	临床管理
阿扎那韦	可使阿扎那韦疗效降低	禁止联用
有 pH 依赖型吸收特点的药物	可降低上述药物的吸收	避免联用
CYP2C19、CYP3A4/5 诱导剂	增加本药代谢，降低有效性	避免联用，考虑增加本药剂量
CYP2C19、CYP3A4/5 抑制剂	减少本药代谢，增加毒性风险	避免联用，考虑降低本药剂量

⚛ 药代动力学

吸收	F: 52%; 食物延迟吸收
分布	血浆蛋白结合率: 96%
代谢	经肝脏代谢，为 CYP3A4/5 和 2C9 底物，CYP2C8 抑制剂
排泄	经肾脏(90%)排泄; $t_{1/2}$: 1~2 小时

⊠ 患者教育

应于饭前服用。本药的肠溶制剂不能咀嚼或压碎服用，应整片吞服。长期服用本药的患者应监测骨质疏松相关的症状。

雷尼替丁 Ranitidine

剂型与规格

片剂、胶囊（0.15g）；注射液（2ml：50mg）

适应证与用法用量

- 胃酸过多、良性胃溃疡、十二指肠溃疡、手术后溃疡、反流性食管炎、胃泌素瘤、预防应激性溃疡：p.o.，150mg/ 次，b.i.d.，清晨及睡前服用。
- 上消化道出血：①成人，i.v./i.v.gtt./i.m.，50mg/ 次，2次 /d 或每 6～8 小时 1 次，缓慢静脉滴注 1～2 小时，或缓慢静脉注射超过 10 分钟，或肌内注射。②儿童，i.v.gtt.，2～4mg/（kg·d），24 小时连续滴注。i.v.，每次 1～2mg/kg，每 8～12 小时 1 次。
- NSAIDs 引起的胃黏膜损伤：p.o.，急性期 150mg/ 次，b.i.d.（或夜间顿服 300mg），疗程 8～12 周；预防，150mg/ 次，b.i.d.（或夜间顿服 300mg）。
- 预防应激性溃疡出血或消化性溃疡引起的反复出血：待患者恢复进食口服，150mg/ 次，b.i.d.，代替注射给药。
- 防止全身麻醉或大手术后胃酸反流合并吸入性肺炎：①成人，i.v./i.v.gtt.，50～100mg/ 次，以 5% 葡萄糖注射液 200ml 稀释，于全身麻醉或大手术前 60～90 分钟缓慢静脉滴注 1～2 小时或缓慢静脉注射。②儿童，i.v.gtt.，2～4mg/（kg·d），24 小时连续滴注；i.v.，每次 1～2mg/kg，每 8～12 小时 1 次。

药物特性

妊娠分级	B
哺乳期用药	L2，权衡利弊

禁忌证	对本药过敏者；8岁以下儿童
黑框警告	无
基因多态性	无信息
肝功能不全	慎用
肾功能不全	CrCl<50ml/min，最大口服剂量 150mg/d
肾脏替代治疗	可被透析

⊟ 不良反应

常见(≥1%)	罕见但严重(<1%)
恶心、便秘、腹泻、皮疹、乏力、头痛、头晕	心动过缓、转氨酶升高、肾炎、白细胞或血小板减少

∅ 相互作用

药物	机制与结果	临床管理
磺酰脲类降血糖药	本药可增强以上药物降血糖作用，有引起严重低血糖的危险，也有报道本药可使格列本脲作用减弱	避免联用，警惕低血糖或高血糖发生
经肝脏代谢、受肝血流影响较大的药物	本药可减少肝血流量，升高以上药物血药浓度，延长其作用时间和强度，也可能增加毒性	谨慎联用
维生素 B_{12}	可降低维生素 B_{12} 的吸收，长期使用可致维生素 B_{12} 缺乏	谨慎联用

⋊ 药代动力学

吸收	F: 50%；食物有影响
分布	血浆蛋白结合率：15%；V_d: 1.4L/kg

代谢	少量经肝脏代谢
排泄	经肾脏（30%～70%）排泄；$t_{1/2}$：2～3 小时

🔲 患者教育

本药应在睡前服用，可与食物同服。

 泮托拉唑 Pantoprazole

◇ 剂型与规格

肠溶（片剂、胶囊）（20mg，40mg）；冻干粉针剂（40mg；80mg）

📖 适应证与用法用量

- 胃溃疡、十二指肠溃疡、反流性食管炎：①p.o.，40mg/ 次，q.d.，胃溃疡、反流性食管炎疗程 4～8 周，十二指肠溃疡疗程 2～4 周。②i.v.gtt.，40mg/ 次，q.d.，每次滴注时间不少于 15 分钟。
- 佐林格 - 埃利森综合征：p.o.，40mg/ 次，q.d.。
- 急性上消化道出血：i.v.gtt.，40～80mg/ 次，1～2 次 /d，静脉滴注 15～60 分钟。

❋ 药物特性

妊娠分级	B
哺乳期用药	L1，权衡利弊
禁忌证	对本药或其他苯并咪唑类化合物过敏者；婴幼儿（5 岁以下）
黑框警告	无
基因多态性	CYP2C19
肝功能不全	严重肝功能不全者每日剂量不应超过 20mg
肾功能不全	无须调整剂量
肾脏替代治疗	不被透析

⊟ 不良反应

常见（≥1%）	罕见但严重（<1%）
注射部位血栓性静脉炎、腹泻，头痛	过敏性休克、TEN、史 - 约综合征、皮肤或系统性红斑狼疮、血小板减少症、白细胞减少症、髋部骨折、横纹肌溶解症、间质性肾炎、肝衰竭、视觉障碍、意识模糊

♂ 相互作用

药物	机制与结果	临床管理
HIV 蛋白酶抑制剂	可能会降低 HIV 蛋白酶抑制剂的疗效	避免联用
有 pH 依赖型吸收特点的药物	可降低上述药物的吸收	避免联用
CYP2C19 诱导剂	增加本药代谢，降低有效性	避免联用，考虑增加本药剂量
CYP2C19 抑制剂	减少本药代谢，增加毒性发生风险	避免联用，考虑降低本药剂量
华法林	增加出血风险	监测 INR，调整华法林剂量

⚗ 药代动力学

吸收	F：77%；食物无影响
分布	血浆蛋白结合率：98%
代谢	经肝脏代谢，CYP2C19 底物
排泄	经肾脏（71%）、粪便（18%）排泄；$t_{1/2}$：1 小时

⊗ 患者教育

　　本药肠溶制剂应在餐前服用，切勿咀嚼。长期服用本药的患者应监测骨质疏松相关的症状。对于吞咽困难的患者,可将胶囊打开溶于少量温开水中,15 分钟内给药,饭前 30 分钟服药。

治疗炎性肠病药

柳氮磺吡啶 Sulfasalazine

◇ 剂型与规格

肠溶片(0.25g);栓剂(0.5g)

▯▯ 适应证与用法用量

- 炎性肠病(主要为溃疡性结肠炎):①成人,p.o.,3～4g/d,分次服用,用药时间不宜超过 8 小时。为降低胃肠道不耐受性,建议初始从低剂量 1～2g/d 开始,若剂量超过 4g/d,应警惕毒性增加。轻至中度发作,p.o.,1g/ 次,3～4 次 /d;直肠给药,0.5g/ 次,早、晚排便后各 1 次。严重发作,p.o.,1～2g/ 次,3～4 次 /d;直肠给药,0.5g/ 次,早、中、晚排便后各 1 次。缓解期,p.o.,1g/ 次,2～3 次 /d;直肠给药,每晚或隔日睡前 0.5g。部分患者可采用口服间歇治疗(用药 2周,停药 1 周)。②儿童,p.o.,0.04～0.06g/(kg•d),防止复发时 0.02～0.03g/(kg•d),分 3～6 次服用。
- 类风湿关节炎:p.o.,①成人,1g/ 次,b.i.d.,逐渐加量,最大日剂量为 3g,日剂量超过 2g 时,应进行监测。②6 岁及以上儿童,p.o.,每次 0.03～0.05g/(kg•d),分2 次服用,最大日剂量为 2g。

❈ 药物特性

妊娠分级	B;D(临近分娩)
哺乳期用药	L3,避免使用

禁忌证	对本药及其代谢物、磺胺类药物、水杨酸盐过敏者；肠梗阻或泌尿系统梗阻者；血卟啉病者；2岁及2岁以下儿童
黑框警告	无
基因多态性	无信息
肝功能不全	慎用
肾功能不全	慎用
肾脏替代治疗	无信息

🖭 不良反应

常见(≥1%)	罕见但严重(<1%)
恶心、呕吐、腹痛、消化不良、肝功能异常、头痛、头晕、发热、白细胞减少症、血小板减少症、皮疹、瘙痒	再生障碍性贫血、粒细胞缺乏症、肾病综合征、肾炎、肝炎、肝衰竭、胰腺炎、超敏反应

🖉 相互作用

药物	机制与结果	临床管理
氨苯甲酸	可拮抗磺胺类抑菌作用	避免联用
洋地黄类药物	使洋地黄类吸收减少	密切监测洋地黄类药物的疗效
乌洛托品	增加发生结晶尿风险	避免联用
口服抗凝血药、口服降血糖药、甲氨蝶呤、苯妥英钠、硫喷妥钠	磺胺类可取代以上药物与血浆蛋白结合或抑制代谢，致其作用时间延长或引起毒性	调整以上药物剂量
骨髓抑制药物	增加造血系统不良反应的发生风险	密切监测

药代动力学

吸收	F: 小于 15%
分布	血浆蛋白结合率>99.3%；V_d: 7.5L
代谢	肝脏代谢很少，经回肠末段和结肠的细菌分解
排泄	经粪便和肾脏排泄，$t_{1/2}$: 7.6 小时

患者教育

用药期间应摄入足够的水分，以防结晶尿的发生，定期进行尿液检查（每 2～3 日检查尿常规 1 次），必要时可碱化尿液。本药应等剂量分次餐后服用。告知患者本药可能会导致严重的潜在危及生命的皮肤反应和 / 或超敏反应，特别是在开始用药的第一个月。告知患者本药可能会导致尿液 / 皮肤变橙黄色。服药期间若出现咽喉疼痛、发热、苍白、紫癜或黄疸，可能表明有严重的血液异常，应及时就医。

美沙拉嗪 Mesalazine

剂型与规格

缓释片（0.5g）；肠溶片（0.5g）；缓释颗粒（0.5g）；栓剂（0.5g、1g）；灌肠液（60g∶4g）

适应证与用法用量

- 用于溃疡性结肠炎的急性期治疗和预防复发的维持治疗：①缓释片，成人，急性期，1g/ 次，p.o.，q.i.d.，或遵医嘱；维持期，500mg/ 次，p.o.，q.i.d.，或遵医嘱。②肠溶片，急性发作期，0.5～1g/ 次，p.o.，t.i.d.，每日总量 1.5～3.0g/ 次；维持期，0.5g/ 次，p.o.，t.i.d.，分别在早、中、晚餐前 1 小时服用。③缓释颗粒，急性发作期，4g/d，p.o.，分 3～4 次服用；维持期，1.5g/d，p.o.，分 3～4 次服用。④栓剂，直肠型溃疡性结肠炎,直肠给药,1g/次,一日1次。⑤灌肠液,直肠乙状结肠型溃疡性结肠炎急性发作期,一次1支,一日1次,或遵医嘱,每晚睡前用药,从肛门灌进大肠。

- 用于频繁发病的克罗恩病(节段性回肠炎)患者,预防急性发作:①缓释片,成人,急性期和维持期,1g/次,p.o.,q.i.d.,或遵医嘱,6周内使用4g本药治疗无效的急性克罗恩病患者,和使用4g本药维持治疗仍复发的患者应采取其他治疗措施。②肠溶片,急性发作期,0.5~1.5g/次,p.o.,t.i.d.,每日总量1.5~4.5g。③缓释颗粒,缓解期,2g/d,p.o.,分3~4次服用。

❈ 药物特性

妊娠分级	B
哺乳期	L3,权衡利弊
禁忌证	对本药或水杨酸类药物及其赋形剂过敏者;严重肝肾功能损害者;胃或十二指肠溃疡者;出血倾向增加者;2岁以下儿童
黑框警告	无
基因多态性	无信息
肝功能不全	慎用
肾功能不全	不推荐使用
肾脏替代治疗	无信息

🖾 不良反应

常见(≥1%)	罕见但严重(<1%)
腹胀、腹痛、腹泻、恶心、结肠炎、发热、头痛、头晕、皮疹、粉刺	肾损伤、过敏反应、肝衰竭、急性不耐受综合征

⚕ 相互作用

药物	机制与结果	临床管理
抗代谢药	可增加骨髓抑制的风险	避免联用,若无法避免联用,应监测血象
NSAIDs	可能导致出血风险增加	避免联用
华法林	可能导致出血风险增加	谨慎联用
肾上腺皮质激素	可能增加胃肠道出血的风险	谨慎联用

✂ 药代动力学

吸收	F: 21%(缓释片); 约 10%(栓剂)
分布	血浆蛋白结合率: 43%; V_d: 0.2L/kg
代谢	经小肠黏膜和肝脏代谢
排泄	经肾脏、粪便排泄; $t_{1/2}$: 7~12 小时(缓释片)

☖ 患者教育

　　本药可致光敏反应,使用时应注意防晒;缓释片不可嚼碎服用,可掰开服用或置入水(桔汁)中成悬浮液后饮用;肠溶片必须用大量液体整片吞服,不可嚼碎。

助 消 化 药

胰酶 Pancreatin

⊘ 剂型与规格

　　肠溶胶囊(0.15g)

▯▯ 适应证与用法用量

　– 囊性纤维化引起的胰腺外分泌不足: p.o., ①4 岁以

上儿童 / 成人，每次 7.5mg/kg，t.i.d.，最大日剂量为 0.15g/kg。②4 岁以下儿童，每次 0.015g/kg，t.i.d.。

- 其他原因引起的胰腺外分泌不足：p.o.，初始剂量为 0.15～0.3g/ 次，t.i.d.，常用剂量为 0.3～0.6g/ 次，t.i.d.。

✿ 药物特性

妊娠 C 级，哺乳期患者用药需要权衡利弊。对本药过敏者；急性胰腺炎早期患者禁用。

⊟ 不良反应

偶有腹泻、便秘、胃部不适、恶心等胃肠道不良反应，也可能发生皮肤反应，但上述不良反应与本药相关性尚不明确。

⬙ 相互作用

与酸性药物同服可能会影响本药疗效，应避免联用。

⬙ 药代动力学

本药未经吸收即可在胃肠道内发挥全部疗效。在体内被蛋白水解酶分解后，最终以肽和氨基酸的形式被吸收。

⬙ 患者教育

可餐前服用，或于进餐前口服本药每次总剂量 1/2 或 1/3，剩余剂量于进食期间服完。吞咽困难者，可将本药肠溶胶囊内容物于流质食物混合后立即口服。

其他消化系统用药

阿托品 Atropine

⬙ 剂型与规格

片剂（0.3mg）；注射液（1ml：0.5mg，1ml：1mg，

1ml：5mg）；眼膏剂、眼用凝胶（1%）

【适应证与用法用量】

- 各种内脏绞痛，如胃肠绞痛及膀胱刺激症状。全身麻醉前给药、严重盗汗和流涎症。迷走神经过度兴奋所致的窦房传导阻滞、房室传导阻滞等缓慢型心律失常，也可用于继发于窦房结功能低下而出现的室性异位节。抗休克，以及解救有机磷酸酯类中毒。

- 内脏绞痛：①成人，p.o.，0.3～0.6mg/次，t.i.d.。最大剂量为 1mg/次，3mg/d。i.v./i.m./i.h.，0.3～0.5mg/次，0.5～3mg/d，最大剂量为 2mg/次。②儿童，p.o.，0.01～0.02mg/kg，t.i.d.；i.h.，0.01～0.02mg/kg，2～3 次/d。

- 抗心律失常：①成人，p.o.，0.3～0.6mg/次，t.i.d.，最大剂量为 1mg/次，3mg/d；i.v.，0.5～1mg/次，按需可每 1～2 小时 1 次，最大剂量为 2mg。②儿童，p.o.，0.01～0.02mg/kg，t.i.d.。

- 抗休克：①i.v.，0.02～0.05mg/kg，用 50% 葡萄糖注射液稀释后注射；②i.v.gtt.，0.02～0.05mg/kg，用葡萄糖注射液稀释后滴注。

- 有机磷中毒：①成人，p.o.，0.3～0.6mg/次，t.i.d.，最大剂量为 1mg/次，3mg/d；i.v./i.m.，1～2mg/次（严重有机磷中毒时可加大 5～10 倍），每 10～20 分钟重复 1 次，直至发绀消失，并继续用药至病情稳定后改用维持量，有时需连用 2～3 日。②儿童，p.o.，0.01～0.02mg/kg，t.i.d.。

- 麻醉前用药：①成人，i.m.，术前 0.5～1 小时给予，单次 0.5mg。②儿童，i.h.，3kg 以下者，单次 0.1mg；7～9kg 者，单次 0.2mg；12～16kg 者，单次 0.3mg；20～27kg 者，单次 0.4mg；32kg 以上者，单次 0.5mg。

- 散瞳、虹膜睫状体炎：眼部给药，①眼用凝胶，滴入结膜囊内，1 滴 / 次，t.i.d.；②眼膏：涂于眼睑内，t.i.d.。

❉ 药物特性

妊娠分级	C
哺乳期用药	L3，权衡利弊
禁忌证	对本药过敏者；青光眼患者；前列腺肥大者；哮喘患者；高热患者
黑框警告	无
基因多态性	无信息
肝功能不全	无须调整剂量
肾功能不全	无须调整剂量
肾脏替代治疗	不被透析

☷ 不良反应

常见（≥1%）	罕见但严重（<1%）
心动过速伴心悸、面部潮红、视物模糊、头痛、躁动不安、皮肤干燥、口干	心律失常、神经系统异常、昏迷、干眼综合征、呼吸麻痹

✍ 相互作用

药物	机制与结果	临床管理
尿碱化药、碳酸酐酶抑制剂、枸橼酸盐	可使本药排泄延迟，增加本药毒性的发生风险	谨慎联用
其他抗胆碱能药、TCAs、吩噻嗪类药、H_1 受体拮抗剂	可加重本药不良反应的发生风险	避免联用
MAOIs	可加重抗 M 胆碱作用的不良反应	避免联用

⚙ 药代动力学

吸收	F: 50%
分布	血浆蛋白结合率: 14%~22%; V_d: 1.7L/kg
代谢	主要经肝脏代谢
排泄	主要经肾脏排泄; $t_{1/2}$: 3.7~4.3 小时

🖳 患者教育

本药可引起视物模糊、头晕,用药期间应避免驾驶、操作机械等。经眼给药时,勿让容器的开口处接触到眼睛、眼睑或其他皮肤。避免饮酒。如果出现持续腹泻或发热、心悸或腹胀,请及时就医。使用眼用制剂进行散瞳时,瞳孔散大后会出现畏光,告知患者处于明亮的照明环境中时需注意保护眼睛。

小檗碱 Berberine

⬡ 剂型与规格

片剂(50mg, 100mg)

▦ 适应证与用法用量

– 肠道感染、腹泻: p.o., ①成人, 0.3~0.9g/ 次, t.i.d.。②儿童, 0.1~0.3g/ 次, t.i.d.。

❋ 药物特性

妊娠早期谨慎使用。对本药过敏者;溶血性贫血患者及葡萄糖 -6- 磷酸脱氢酶缺乏患者禁用。

▤ 不良反应

偶见恶心、呕吐、皮疹和药物热,停药后消失。

⟋ 相互作用

与含鞣制的中药联用时可能会形成鞣酸盐沉淀,降低本药疗效,谨慎联用。

⚗️ 药代动力学

　　无信息。

🐘 患者教育

　　小檗碱具有一定的降糖作用,糖尿病患者使用本药时应注意监测血糖,以防发生低血糖。如服用过量或出现严重的不良反应,应及时就医。

 山莨菪碱 Anisodamine

🔖 剂型与规格

　　片剂(含消旋)(5mg,10mg);注射液(含消旋)(1ml:2mg,1ml:10mg)

📑 适应证与用法用量

- 用于解除平滑肌痉挛、胃肠绞痛、胆道痉挛以及急性微循环障碍及有机磷中毒等:①p.o.,成人,5～10mg/次,t.i.d.。儿童,0.1～0.2mg/kg,t.i.d.。②i.m.,成人,5～10mg/次;儿童,0.1～0.2mg/kg,1～2次/d。
- 抗休克及有机磷中毒:i.v.,成人,10～40mg/次;儿童,0.3～2mg/kg。必要时每隔10～30分钟重复给药,也可增加剂量。病情好转后应逐渐延长给药间隔,至停药。

✳️ 药物特性

妊娠分级	C
哺乳期用药	尚不明确
禁忌证	颅内压升高者;脑出血急性期患者;青光眼患者;幽门梗阻患者;肠梗阻及前列腺肥大者
黑框警告	无
基因多态性	无信息

肝功能不全	无须调整剂量
肾功能不全	无须调整剂量
肾脏替代治疗	无信息

不良反应

常见（≥1%）	罕见但严重（<1%）
口干、面红、视近物模糊	心率加快、抽搐、排尿困难、昏迷

相互作用

药物	机制与结果	临床管理
金刚烷胺、吩噻嗪类药、TCAs、扑米酮、普鲁卡因胺、其他抗胆碱能药物	可使不良反应增加	谨慎联用
MAOIs	可加强抗毒蕈碱作用的不良反应	谨慎联用
红霉素	可减弱胃肠运动和延迟胃排空，降低红霉素疗效	谨慎联用

药代动力学

吸收	口服吸收较差
分布	无信息
代谢	无信息
排泄	经尿（2%）、粪便（90%）排泄

患者教育

　　在夏季用药时，因其闭汗作用，可使体温升高。静脉滴注过程中若出现排尿困难，患者应及时报告医师。

东莨菪碱 Scopolamine

剂型与规格

注射液（1ml：0.3mg，1ml：20mg）；胶囊（10mg）

适应证与用法用量

- 麻醉前给药、帕金森病、躁狂性精神病、胃酸分泌过多、感染性休克、有机磷农药中毒及胃、肠、胆、肾平滑肌痉挛：p.o.，0.3～0.6mg/次，0.6～1.2mg/d，最大剂量为 0.6mg/次，2mg/d。i.m./i.h.，0.3～0.5mg/次，最大剂量为 0.5mg/次，1.5mg/d。
- 抢救乙型脑炎呼吸衰竭：以 1ml 含本药 0.3mg 的注射液直接静脉注射，常用量为 0.02～0.04mg/kg，用药间歇时间通常为 20～30 分钟，用药总量最高达 6.3mg。

药物特性

妊娠分级	C
哺乳期用药	L3，权衡利弊
禁忌证	对本药及其他成分过敏；重症肌无力；青光眼；严重心脏病；器质性幽门狭窄或麻痹性肠梗阻
黑框警告	无
基因多态性	无信息
肝功能不全	谨慎使用
肾功能不全	谨慎使用
肾脏替代治疗	无信息

不良反应

常见（≥1%）	罕见但严重（<1%）
嗜睡、头晕、眩晕、神志不清、兴奋、烦躁、口干、瞳孔散大、视物模糊、咽炎	闭角型青光眼、急性精神病、癫痫发作、言语障碍、干眼症

✍ 相互作用

药物	机制与结果	临床管理
氯化钾（口服固体制剂）	阻碍或延迟氯化钾固体制剂通过胃肠道,增加胃肠道损伤风险	禁止联用
TCAs、抗精神病药、抗帕金森药	可增强抗胆碱能效应,从而增加口干、便秘、尿潴留等不良反应的发生风险	禁止联用
颠茄、其他颠茄生物碱	可产生过度抗胆碱能作用,出现严重口干、便秘、少尿、过度镇静、视物模糊	出现过度抗胆碱能作用时停用以上药物
硝酸甘油（舌下含服）	因唾液减少使硝酸甘油崩解减慢,从而影响其吸收,作用有可能推迟及减弱	谨慎联用
西沙比利、甲氧氯普胺、多潘立酮	可抵消上述药物的胃肠动力作用,使其失效	谨慎联用

⚗ 药代动力学

吸收	口服给药易吸收
分布	V_d: 1.7L/kg
代谢	主要经肝脏代谢
排泄	经肾脏排泄;$t_{1/2}$: 5 小时(i.v.)

☖ 患者教育

本药可引起嗜睡、定向障碍,服药期间驾驶或操作机械时应谨慎。

主要作用于心血管系统的药物

防治心绞痛药

单硝酸异山梨酯 Isosorbide Mononitrate

剂型与规格

片剂（10mg，20mg）；缓释片（30mg，40mg，50mg，60mg）；注射液（1ml：10mg，5ml：20mg）

适应证与用法用量

- 冠心病、心绞痛、慢性心力衰竭：①片剂：p.o.，5～10mg/次，2～3次/d。②缓释片：p.o.，最初2～4日，30mg/次，q.d.；常规剂量为60mg/次，q.d.；必要时可增至120mg/次，q.d.。③注射液：i.v.gtt，临用前加0.9%氯化钠注射液或5%葡萄糖注射液稀释后静脉滴注。一般有效剂量为2～7mg/h。起始给药速度为60μg/min，一般速度为60～120μg/min，q.d.，10日为一疗程。

药物特性

妊娠分级	C
哺乳期用药	L3，权衡利弊
禁忌证	对硝酸盐或亚硝酸盐过敏者；急性循环衰竭者；严重低血压者；急性心肌梗死伴低充盈压者；肥厚型梗阻型心肌病者；缩窄性心包炎或心脏压塞者；青光眼者；颅内压增高者；心源性休克者；限制型心肌病者

黑框警告	无
基因多态性	无信息
肝功能不全	无须调整剂量
肾功能不全	无须调整剂量
肾脏替代治疗	可被透析

不良反应

常见(≥1%)	罕见但严重(<1%)
恶心、呕吐、头晕、血管扩张性头痛、面部潮红、低血压、心动过速	晕厥、严重低血压

相互作用

药物	机制与结果	临床管理
磷酸二酯酶-5抑制剂(PDE-5)抑制剂	可增强降压作用	禁止联用
利奥西呱	可能导致低血压	禁止联用
组织纤溶酶原激活剂	可减弱溶栓效果	谨慎联用,酌情调整溶栓药剂量

药代动力学

吸收	F: 90%~100%
分布	血浆蛋白结合率<5%; V_d: 0.6L/kg
代谢	主要经肝脏代谢
排泄	主要经肾脏(81%)排泄; $t_{1/2}$: 5 小时

患者教育

本药缓释剂型应整片吞服,不得掰开、压碎或咀嚼。空腹服药,至少饮半杯水。避免饮酒。本药可能发生因直立性低血压引起的头晕，从坐位或仰卧位应缓慢起身。不能擅自停药，在完全停药之前，需要缓慢减少剂量。用药期间应避免开车或操作机械等需要警觉性的活动。

硝酸甘油 Nitroglycerin

◇ 剂型与规格

片剂（0.5mg）；注射液（1ml：5mg）

▯▯ 适应证与用法用量

- 心绞痛：①片剂，舌下含服，0.25～0.5mg/次，每5分钟可重复给予0.5mg，直至疼痛缓解。于活动或大便前5～10分钟使用可避免诱发心绞痛。②注射液：i.v.gtt.，初始剂量为5μg/min。
- 充血性心力衰竭、降低血压：i.v.gtt.，初始剂量为5μg/min，可每3～5分钟增加5μg/min，如在20μg/min时无效可以10μg/min递增，随后可以20μg/min递增。具体剂量应根据血压、心率和其他血流动力学参数调整。

✿ 药物特性

妊娠分级	C
哺乳期用药	L4，权衡利弊
禁忌证	对本药、其他硝酸酯类或亚硝酸酯类过敏者；早期心肌梗死者；严重贫血者；颅内压升高者；闭角型青光眼者；严重低血压者；急性循环衰竭者
黑框警告	无
基因多态性	无信息
肝功能不全	无须调整剂量
肾功能不全	无须调整剂量
肾脏替代治疗	不被透析

⊟ 不良反应

常见（≥1%）	罕见但严重（<1%）
恶心、呕吐、头痛、头晕、虚弱、嗜睡、低血压、心动过缓、心动过速、面部潮红、皮疹	晕厥、严重低血压、颅内压增高

♪ 相互作用

药物	机制与结果	临床管理
PDE-5 抑制剂	可增强降压作用	禁止联用
利奥西呱	可能导致低血压	禁止联用
组织纤溶酶原激活剂	可减弱溶栓效果	谨慎联用，酌情调整溶栓药剂量

⚙ 药代动力学

吸收	F：80%（舌下含服）
分布	血浆蛋白结合率：约为60%
代谢	主要经肝脏代谢
排泄	经肾脏排泄；$t_{1/2}$：1～4分钟

☺ 患者教育

应于坐位使用舌下片剂，恢复站立体位时应缓慢，以避免由于头晕而跌倒。当出现心绞痛的症状时，应将片剂溶解在舌下或颊囊中，不要吞咽或咀嚼片剂，放置药片后不要进食或饮水。若15分钟内给药3片胸痛仍不缓解，或者如果疼痛较之前加剧，应立即采取其他医疗措施。避免饮酒。本药应避光保存。

✐ 硝酸异山梨酯 Isosorbide Dinitrate

⬮ 剂型与规格

片剂（5mg）；注射液（100ml：10mg）

🔲 适应证与用法用量

- 心绞痛、心力衰竭、心肌梗死：①舌下含服，5mg/次。②p.o.，5～10mg/次，2～3次/d。③i.v.gtt.，剂量需根据病情和临床反应进行调整。常规剂量为2～7mg/h，必要时可增至10mg/h。起始剂量为30μg/min，观察0.5～1小时，如无不良反应可将剂量加倍。q.d.，10日为一疗程。初始剂量亦可为1～2mg/h，最大剂量为8～10mg/h。当患者伴有心力衰竭时，剂量需达10mg/h，个别病例可达50mg/h。

⚙ 药物特性

妊娠分级	C
哺乳期用药	L3，权衡利弊
禁忌证	对本药过敏者；青光眼者；循环衰竭或严重低血压者；心源性休克者；梗阻性肥厚型心肌病者；缩窄性心包炎或心脏压塞者；脑出血或头颅外伤者
黑框警告	无
基因多态性	无信息
肝功能不全	严重肝功能不全者慎用
肾功能不全	严重肾功能不全者慎用
肾脏替代治疗	无信息

🔲 不良反应

常见（≥1%）	罕见但严重（<1%）
恶心、呕吐、头痛、头晕、低血压、反跳性高血压、反射性心动过速、皮疹	晕厥、呼吸困难、心动过缓、严重低血压、剥脱性皮炎

⚶ 相互作用

药物	机制与结果	临床管理
PDE-5 抑制剂	可致严重低血压、晕厥、心肌缺血	禁止联用
利奥西呱	可致低血压	禁止联用

⚙ 药代动力学

吸收	F: 约为 25%
分布	血浆蛋白结合率低；V_d: 2～4L/kg
代谢	主要经肝脏代谢
排泄	主要经肾脏排泄；$t_{1/2}$: 1 小时

⚇ 患者教育

从坐位或仰卧位应缓慢起身；用药期间应避免驾车、操作机器等需要协调性的活动。避免饮酒。

复方降血压药

厄贝沙坦氢氯噻嗪 Irbesartan and Hydrochlorothiazide

⬭ 剂型与规格

片剂（厄贝沙坦 0.15g，氢氯噻嗪 12.5mg）

⊟ 适应证与用法用量

- 原发性高血压：p.o.，常用初始和维持剂量为 150mg/12.5mg/ 次，q.d.，可酌情增至 300mg/12.5mg/ 次，q.d.。空腹或餐时服用。最大日剂量为 300mg/25mg/ 次，q.d.。必要时，可联用其他降血压药物。

❈ 药物特性

妊娠分级	C（妊娠早期）；D（妊娠中、晚期）
哺乳期用药	L3，避免使用或暂停哺乳
禁忌证	对本药及磺胺衍生物过敏者；顽固性低钾血症者；高钙血症者；无尿患者；重度肝功能不全者；胆汁性肝硬化和胆汁淤积者；重度肾功能不全（CrCl<30ml/min）者；妊娠中、晚期或哺乳期患者
黑框警告	本药中所含的厄贝沙坦直接作用于肾素-血管紧张素系统，可引起胎儿损伤和死亡，一旦发现妊娠，应立即停药
基因多态性	无信息
肝功能不全	轻中度肝功能不全者无须调整剂量
肾功能不全	轻度肾功能不全无须调整剂量；重度肾功能不全（CrCl<30ml/min）者禁用
肾脏替代治疗	无信息

⊡ 不良反应

常见（≥1%）	罕见但严重（<1%）
头晕、疲劳、恶心、呕吐、排尿困难	血管性水肿、过敏性休克、心动过速、水肿、晕厥、直立性低血压、肝功能异常、肾功能损伤、肌肉/骨骼疼痛

✍ 相互作用

药物	机制与结果	临床管理
阿利吉仑	可能增加低血压、高钾血症和肾毒性的发生风险	糖尿病患者或中重度肾功能损害（GFR<60ml/min）者禁止联用

药物	机制与结果	临床管理
ACEIs	可能增加低血压、高钾血症和肾毒性的发生风险	糖尿病肾病患者禁止联用；其他患者避免联用，密切监测血钾、血压
保钾利尿剂、钾补充剂	可导致血钾水平升高	避免联用，密切监测血钾水平
NSAIDs	可能降低本药降压和排钠作用，增加肾毒性	避免联用，密切监测血压和肾功能
锂剂	本复方中的两种药物均可使血清锂浓度升高，增加锂中毒的风险	监测血清锂浓度水平

药代动力学（以厄贝沙坦）

吸收	F: 60%～80%
分布	血浆蛋白结合率：约为96%；V_d: 53%～93%
代谢	经肝脏代谢
排泄	经胆道和肾脏排泄

患者教育

用药期间出现急性闭角型青光眼相关的急性短暂性近视的体征／症状，包括突然的眼部疼痛或视力下降，应及时就医。建议患者保持充足的水化，以防止出现低血压，特别是在运动、大量出汗、腹泻或呕吐后。建议糖尿病患者定期监测血糖。避免饮酒。

复方利血平氨苯蝶啶 Compound Reserpine and Triamterene

剂型与规格

片剂（复方）（每片含氢氯噻嗪 12.5mg，氨苯蝶啶 12.5mg，硫酸双肼屈嗪 12.5mg，利血平 0.1mg）

适应证与用法用量

- 轻、中度高血压：p.o.，常用剂量，1 片 / 次，q.d.；维持剂量，1 片 / 次，2～3 日一次。重度高血压需与其他降压药合用。

药物特性

妊娠分级	C，D（妊娠高血压）
哺乳期用药	L4，权衡利弊
禁忌证	对本药过敏者；活动性溃疡患者；溃疡性结肠炎患者；抑郁症患者；严重肾功能不全者
黑框警告	无
基因多态性	无信息
肝功能不全	无信息
肾功能不全	严重肾功能不全者禁用
肾脏替代治疗	不被透析

不良反应

偶引起恶心、头胀、乏力、鼻塞、嗜睡等。

相互作用（利血平）

药物	机制与结果	临床管理
中枢神经抑制剂	可使中枢抑制作用增强	避免联用，酌情调整剂量

药物	机制与结果	临床管理
洋地黄毒苷、奎尼丁	大剂量时可引起心律失常	大剂量时谨慎联用
麻黄碱、苯丙胺	本药可降低上述药物疗效	谨慎联用
TCAs	可使本药及抗抑郁药作用减弱	谨慎联用

⚗ 药代动力学（以利血平计）

吸收	F：30%～50%
分布	血浆蛋白结合率：96%
代谢	主要经肝脏代谢
排泄	经粪便（60%）、尿液（8%）排泄；分布相、消除相 $t_{1/2}$ 分别为：4.5 小时和 45～168 小时

🗒 患者教育

本药可能会导致低血压，从坐位或仰卧位应缓慢起身；用药期间应避免驾车、操作机器等需要协调性的活动。

氯沙坦钾氢氯噻嗪 Losartan Potassium and Hydrochlorothiazide

💊 剂型与规格

片剂（氯沙坦钾：氢氯噻嗪，50mg：12.5mg，0.1g：12.5mg）

📋 适应证与用法用量

- 高血压：p.o.，初始剂量和维持剂量为 50mg/12.5mg/ 次，q.d.；对反应不足的患者，剂量可增加至 100mg/25mg/ 次，q.d.，此剂量为最大日剂量。

✿ 药物特性

妊娠分级	C（妊娠早期）；D（妊娠中、晚期）
哺乳期用药	L3，权衡利弊
禁忌证	对本药任何成分或其他磺胺类药物过敏者；无尿患者；妊娠中、晚期患者；联用阿利吉仑的糖尿病患者
黑框警告	本药中所含的氯沙坦直接作用于肾素-血管紧张素系统，妊娠中、晚期用药可致胎儿损伤甚至死亡，一旦发现妊娠，应尽快停药
基因多态性	无信息
肝功能不全	不推荐使用
肾功能不全	严重肾功能不全（CrCl≤30ml/min）不推荐使用
肾脏替代治疗	不被透析

▣ 不良反应

常见（≥1%）	罕见但严重（<1%）
头晕、虚弱、疲劳、背痛、上呼吸道感染	血管性水肿、肝毒性、粒细胞缺乏症、横纹肌溶解、TEN

✦ 相互作用

药物	机制与结果	临床管理
阿利吉仑	可能增加低血压、高钾血症和肾毒性的发生风险	糖尿病患者禁止联用；肾功能损害（GFR<60ml/min）者避免联用
ACEIs	可能增加低血压、高钾血症和肾毒性的发生风险	避免联用，密切监测血压、血钾和肾功能

药物	机制与结果	临床管理
保钾利尿剂、钾补充剂	可使血钾水平升高	避免联用,密切监测血钾水平
NSAIDs	可能降低本药降压和排钠作用,增加肾毒性	避免联用,密切监测血压和肾功能
锂剂	本复方中的两种药物均可使血清锂浓度升高,增加锂中毒的风险	监测血清锂浓度水平

药代动力学(以氯沙坦)

吸收	F: 33%,食物减少吸收
分布	血浆蛋白结合率: 99%;V_d: 34L
代谢	经肝脏代谢,CYP2C9、CYP3A4/5 底物
排泄	经粪便(60%)、肾脏(35%)排泄;$t_{1/2}$: 2 小时

患者教育

本药可导致眩晕,在服药期间患者应避免从事需要保持协调性的活动。本药可导致直立性低血压,建议患者从坐位/卧位改变位置时,动作应缓慢。避免突然停药。如果出现血管性水肿、体液流失过多、高钾血症、排尿减少或黄疸,请及时就医。告知女性患者用药期间避免妊娠,一旦发现妊娠应及时就医。

替米沙坦氢氯噻嗪 Telmisartan and Hydrochlorothiazide

剂型与规格

片剂(替米沙坦:氢氯噻嗪,80mg:12.5mg,

40mg：12.5mg）；胶囊剂（替米沙坦 40mg，氢氯噻嗪
12.5mg）

📖 适应证与用法用量

- 高血压：p.o.，初始剂量为（40mg/12.5mg）/ 次，q.d.。
  最大日剂量为（160mg/25mg）/ 次，q.d.。

❋ 药物特性

妊娠分级	C（妊娠早期）；D（妊娠中、晚期）
哺乳期用药	L4，禁止使用或暂停哺乳
禁忌证	对本药或磺胺衍生物过敏者；妊娠中、晚期或哺乳期患者；有胆汁淤积性或胆道梗阻性疾病的患者；严重肝功能不全者；严重肾功能不全（CrCl<30ml/min）者；难治性低钾血症、高钙血症患者
黑框警告	本药中所含的替米沙坦直接作用于肾素 - 血管紧张素系统，可引起胎儿损伤和死亡，一旦确诊妊娠，应尽快停药
基因多态性	无信息
肝功能不全	轻中度肝功能不全者一日用量不超过40mg/12.5mg；严重肝功能不全者禁用
肾功能不全	轻中度肾功能不全无须调整剂量；严重肾功能不全（CrCl<30ml/min）者禁用
肾脏替代治疗	不被透析

🩹 不良反应

常见（≥1%）	罕见但严重（<1%）
腹痛、腹泻、消化不良、头晕、眩晕、上呼吸道感染、流感样症状、支气管炎、咽炎、鼻窦炎、关节痛、肌痛、背痛、高胆固醇血症、低钾血症、泌尿道感染、阳痿、湿疹	血管性水肿、高尿酸血症、肾功能损伤

♪ 相互作用

药物	机制与结果	临床管理
地高辛	可升高地高辛的血药浓度	避免联用,若必须联用,应在开始使用、调整剂量和停止使用本药时监测地高辛浓度
ACEIs	可能增加低血压、高钾血症和肾毒性的发生风险	避免联用,密切监测血钾、血压
镇静催眠药、抗抑郁药	可增加直立性低血压的发生风险	避免联用,密切监测血压,酌情调整剂量
保钾利尿剂、钾补充剂	可使血钾水平升高	谨慎联用,并密切监测血钾水平
锂剂	本复方中的两种药物均可使血清锂浓度升高,增加锂中毒的风险	监测血清锂浓度水平

⚗ 药代动力学(替米沙坦)

吸收	F: 约为50%
分布	血浆蛋白结合率>99.5%
代谢	CYP450同工酶不参与本药代谢
排泄	主要以原型经粪便排泄; $t_{1/2}$: 24小时

👥 患者教育

本药可导致眩晕,在服药期间患者应避免从事需要保持协调性的活动。本药可导致直立性低血压,建议患者从坐位/卧位改变位置时,动作应缓慢。避免突然停药。如果出现血管性水肿、体液流失过多、高钾血症、排尿减少或黄疸，请及时就医。告知女性患者用药期间避免妊娠，一旦发现妊娠应及时就医。

缬沙坦氨氯地平 Valsartan and Amlodipine

⬦ 剂型与规格

片剂（缬沙坦 80mg，氨氯地平 5mg）

⬚⬚ 适应证与用法用量

- 高血压：p.o.，q.d.，5～10mg 的氨氯地平和 80～320mg 的缬沙坦，降压疗效随着剂量升高而增加。

✿ 药物特性

妊娠分级	C（妊娠早期）；D（妊娠中、晚期）
哺乳期用药	L3，避免使用或暂停哺乳
禁忌证	对本药过敏者；联用阿利吉仑的糖尿病患者；妊娠中、晚期患者；严重肾功能不全（CrCl<10ml/min）者；遗传性血管水肿患者及服用 ACEIs 或 ARBs 治疗早期即发展成血管性水肿的患者
黑框警告	本药中所含缬沙坦直接作用于肾素 - 血管紧张素系统，可引起胎儿损伤和死亡，一旦发现妊娠，应尽快停药
基因多态性	无信息
肝功能不全	严重肝功能损伤或胆道阻塞性疾病患者慎用
肾功能不全	轻中度肾功能不全无须调整剂量；严重肾功能不全禁用
肾脏替代治疗	无信息

🔄 不良反应

常见(≥1%)	罕见但严重(<1%)
外周水肿、头晕、鼻咽炎、上呼吸道感染、血尿素氮增加、血钾升高	直立性低血压、血管性水肿、血小板减少症、室性心动过速、心肌梗死、肾功能损伤、关节痛

🔗 相互作用

药物	机制与结果	临床管理
阿利吉仑	可能增加低血压、高钾血症和肾毒性的发生风险	糖尿病患者禁止联用；肾功能损害（GFR<30ml/min）者避免联用
ACEIs	可能增加低血压、高钾血症和肾毒性的发生风险	避免联用，密切监测血钾、血压
保钾利尿剂、钾补充剂	可使血钾水平升高	避免联用，密切监测血钾水平
NSAIDs	可能降低本药降压和排钠作用，增加肾毒性	避免联用，密切监测血压和肾功能

⚗️ 药代动力学(以缬沙坦)

吸收	F: 25%
分布	血浆蛋白结合率：94%～97%；V_d: 17L
代谢	较少经肝脏代谢，CYP2C9、有机阴离子转运多肽（OATP）1B1、多药耐药蛋白2（MRP2）底物
排泄	主要经粪便（83%）、肾脏（13%）排泄；$t_{1/2}$: 6 小时

👥 患者教育

　　本药可能会出现头晕或疲劳等不良反应，驾驶和操作机器时应慎用。本药可导致直立性低血压,建议患者从坐位/卧位改变位置时,动作应缓慢。避免突然停药。告知女性患者用药期间避免妊娠,一旦发现妊娠应及时就医。

 ## 缬沙坦氢氯噻嗪 Valsartan and Hydrochlorothiazide

剂型与规格

片剂、分散片、胶囊(缬沙坦 80mg,氢氯噻嗪 12.5mg)

适应证与用法用量

- 高血压:p.o.,80mg/12.5mg/次,q.d.,在服药 2~4 周内可达到最大的降压疗效。

药物特性

妊娠分级	C(妊娠早期);D(妊娠中、晚期)
哺乳期用药	L3,避免使用或暂停哺乳
禁忌证	对本药或其他磺胺衍生物过敏者;联用阿利吉仑的糖尿病患者;妊娠患者;严重肾功能不全(GFR<30ml/min)或无尿者;胆汁性肝硬化或胆汁淤积患者;难治性低钾血症、低钠血症或高钙血症和症状性高尿酸血症(痛风或尿酸结石病史)患者
黑框警告	本药中的缬沙坦直接作用于肾素-血管紧张素系统,可引起胎儿损伤和死亡,一旦发现妊娠,应尽快停药
基因多态性	无信息
肝功能不全	轻中度肝功能不全者无须调整剂量;严重肝功能不全者禁用

| 肾功能不全 | 轻中度肾功能不全者需调整剂量；严重肾功能不全（GFR<30ml/min）者禁用 |
| 肾脏替代治疗 | 无信息 |

⊡ 不良反应（以缬沙坦）

常见（≥1%）	罕见但严重（<1%）
头痛、眩晕、恶心、低血压、鼻咽炎、上呼吸道感染、尿路感染	肾功能损伤、中性粒细胞减少、血管性水肿、青光眼、关节痛

⦿ 相互作用

药物	机制与结果	临床管理
阿利吉仑	可能增加低血压、高钾血症和肾毒性的发生风险	糖尿病患者禁止联用；肾功能损害（GFR<30ml/min）者避免联用
ACEIs	可能增加低血压、高钾血症和肾毒性的发生风险	避免联用，密切监测血钾、血压
保钾利尿剂、钾补充剂	可使血钾水平升高	避免联用，密切监测血钾水平
NSAIDs	可能降低本药降压和排钠作用，增加肾毒性	避免联用，密切监测血压和肾功能
锂剂	本复方中的两种药物均可使血清锂浓度升高，增加锂中毒的风险	监测血清锂浓度水平

药代动力学（以缬沙坦）

吸收	F: 25%
分布	血浆蛋白结合率: 94%～97%; V_d: 17L
代谢	较少经肝脏代谢, CYP2C9、OATP1B1、MRP2 底物
排泄	主要经粪便（83%）、肾脏（13%）排泄; $t_{1/2}$: 6 小时

患者教育

本药可导致眩晕，在服药期间患者应避免从事需要保持协调性的活动。本药可导致直立性低血压，建议患者从坐位/卧位改变位置时，动作应缓慢。避免突然停药。如果出现血管性水肿、体液流失过多、高钾血症、排尿减少或黄疸，请及时就医。告知女性患者用药期间避免妊娠，一旦发现妊娠应及时就医。

钙通道阻滞药

氨氯地平 Amlodipine

剂型与规格

片剂（5mg）

适应证与用法用量

- 高血压: p.o., ①成人，初始剂量为 5mg/ 次, q.d.。最大日剂量为 10mg/ 次, q.d.。剂量应根据个体反应进行调整，剂量调整间隔通常为 7～14 日。如临床需要，在密切监测下，亦可快速调整剂量。②6～17 岁儿童，推荐剂量为 2.5～5mg/ 次, q.d.。
- 慢性稳定型心绞痛、血管痉挛性心绞痛、冠心病:

p.o., 推荐剂量为 5～10mg/ 次, q.d.。

✿ 药物特性

妊娠分级	C
哺乳期用药	L3, 权衡利弊
禁忌证	对本药及二氢吡啶类药过敏者; 严重低血压者; 重度主动脉狭窄者
黑框警告	无
基因多态性	无信息
肝功能不全	起始剂量为 2.5mg/d
肾功能不全	无须调整剂量
肾脏替代治疗	不被透析

▣ 不良反应

常见(≥1%)	罕见但严重(<1%)
水肿、面部潮红、疲劳、头晕、嗜睡、腹痛、恶心、心悸	心房颤动、心动过缓、心动过速、呼吸困难、周围神经病变、胰腺炎、白细胞减少、血小板减少、紫癜、多形性红斑

✍ 相互作用

药物	机制与结果	临床管理
辛伐他汀	本药可使辛伐他汀的暴露量增加	应将辛伐他汀剂量限制在 20mg/d 以下
环孢素、他克莫司	本药可增加环孢素或他克莫司的全身性暴露量	密切监测环孢素和他克莫司的血药浓度,并调整剂量
CYP3A4 诱导剂	增加本药代谢,降低本药的疗效	谨慎联用,应密切监测血压、心率,可增加本药的剂量

药物	机制与结果	临床管理
CYP3A4 抑制剂	减少本药代谢，增加本药毒性的发生风险	谨慎联用，应密切监测血压、心率、可减少本药剂量

药代动力学

吸收	F: 64%～90%; 食物对吸收无影响
分布	血浆蛋白结合率: 93%; V_d: 21L/kg
代谢	主要经肝脏(90%)代谢，CYP3A4/5 底物
排泄	经肾脏排泄; $t_{1/2}$: 35～50 小时

患者教育

避免突然停药。服药期间应避免饮酒。本药可引起眩晕，用药期间患者应避免从事需要保持协调性的活动。本药可导致直立性低血压，建议患者从坐位 / 卧位改变位置时，动作应缓慢。

地尔硫䓬 Diltiazem

剂型与规格

片剂(30mg)

适应证与用法用量

- 轻、中度高血压及心绞痛: p.o., 30～60mg/ 次，3～4 次 /d，餐前或睡前服用。如需增加剂量，最大日剂量为 360mg/d; 或 30mg/ 次，q.i.d.，餐前及睡前服用。每 1～2 日增加一次剂量，直至获得最佳疗效。平均剂量范围为 90～360mg/d。
- 肥厚型心肌病: p.o.，初始剂量为 30mg/ 次，q.i.d.，餐前及睡前服用。每 1～2 日增加一次剂量，直至获得最佳疗效。平均剂量范围为 90～360mg/d。

✿ 药物特性

妊娠分级	C
哺乳期用药	L3，避免使用
禁忌证	对本药过敏者；Ⅱ～Ⅲ度房室传导阻滞者，收缩压<90mmHg、心率<50次/min者；病态窦房结综合征未安装起搏器者；充血性心力衰竭患者
黑框警告	无
基因多态性	无信息
肝功能不全	需减少剂量
肾功能不全	无须调整剂量
肾脏替代治疗	不被透析

▣ 不良反应

常见（≥1%）	罕见但严重（<1%）
头痛、头晕、鼻炎、咽炎、便秘、腹泻、肌痛、水肿、心动过缓、虚弱、疲劳、低血压、皮疹	史-约综合征、心力衰竭、房室传导阻滞、肝毒性

✐ 相互作用

药物	机制与结果	临床管理
CYP3A4/5 底物	降低底物代谢，增加 CYP3A4/5 底物毒性的发生风险	避免联用
CYP3A4/5、P-gp 诱导剂	增加本药代谢，减弱本药的疗效	密切监测，考虑增加本药剂量
CYP3A4/5、P-gp 抑制剂	降低本药代谢，增加本药毒性的发生风险	密切监测，考虑降低本药剂量

药物	机制与结果	临床管理
β 受体拮抗剂	增加低血压、心动过缓、房室传导阻滞的发生风险	避免联用或密切监测血压和心率

⚗ 药代动力学

吸收	F：35%～40%（片剂）；食物可减少吸收
分布	血浆蛋白结合率：70%～80%；V_d：305～391L
代谢	主要经肝脏代谢，CYP3A4/5、P-gp 底物，CYP3A4/5 中效抑制剂
排泄	经粪便和肾脏排泄；$t_{1/2}$：3.4～4.9 小时

☒ 患者教育

患者应避免需要协调性的活动，因为药物可能会导致晕眩。本药有多种品牌名称，每个品牌的特性各不相同，指导患者应按照各自品牌的给药说明服用。避免饮酒。

非洛地平 Felodipine

⬦ 剂型与规格

片剂、缓释剂（2.5mg，5mg）

▥▥ 适应证与用法用量

- 用于治疗高血压、稳定型心绞痛。
- 高血压：p.o.，①片剂，初始剂量为 2.5mg/ 次，b.i.d.；维持剂量为 5mg/d 或 10mg/d。可酌情增加剂量，或加用其他降压药。②缓释剂：早晨服用。初始剂量为 5mg/ 次，q.d.；维持剂量为 5mg/ 次或 10mg/ 次，q.d.。按个体反应情况调整（用量调整间隔一般应少于 2 周），或加用其他降压药。

– 稳定型心绞痛：p.o.，缓释制剂，初始剂量为 5mg/次，q.d.；维持剂量为 5mg/次或 10mg/次，q.d.。

❀ 药物特性

妊娠分级	C
哺乳期用药	L3，权衡利弊
禁忌证	对本药过敏者；失代偿性心衰者；急性心肌梗死者；不稳定型心绞痛者、孕妇
黑框警告	无
基因多态性	无信息
肝功能不全	肝衰竭者减量至 2.5mg/d 起始
肾功能不全	无须调整剂量，严重肾功能损害者应慎用
肾脏替代治疗	不被透析

🖾 不良反应

常见（≥1%）	罕见但严重（<1%）
外周性水肿、虚弱、恶心、消化不良、便秘、头痛、头晕、心悸、低血压、高钾血症、阳痿、肌痛、瘙痒、皮疹、荨麻疹、面部潮红	心肌梗死、肝毒性、血小板减少症

𝄜 相互作用

药物	机制与结果	临床管理
CYP3A4/5 诱导剂	增加本药代谢，可降低本药的疗效	避免联用，密切监测血压并酌情增加本药剂量
CYP3A4/5 抑制剂	减少本药代谢，可增加毒性的发生风险	避免联用，酌情降低剂量
丹曲林	增加心力衰竭和高钾血症风险	避免联用

药物	机制与结果	临床管理
胺碘酮	可加重房室传导阻滞	避免联用,密切监测心率及心律
β受体拮抗剂	左室功能不全、心律失常或主动脉瓣狭窄的患者,易引起明显低血压和心脏抑制	密切监测心功能,特别是有潜在心力衰竭的患者

⚙ 药代动力学

吸收	F: 13%~20%;进食高脂肪、高碳水化合物可增加吸收
分布	血浆蛋白结合率:99%;V_d: 10L/kg
代谢	主要经肝脏 CYP3A4 代谢,CYP3A4/5 底物,CYP2C8 中效抑制剂
排泄	经肾脏(70%)、粪便(10%)排泄;$t_{1/2}$: 26.7~33.2 小时(缓释剂),$t_{1/2}$: 11~16 小时(片剂)

👤 患者教育

应每天同一时间服药。避免突然停药,以防止反跳性高血压。避免大量饮用葡萄柚汁。本药可能导致头晕,因此服药期间应避免驾驶或操作机器。

尼莫地平 Nimodipine

⬦ 剂型与规格

片剂、胶囊剂(20mg,30mg)

📖 适应证与用法用量

- 用于预防和治疗动脉瘤性蛛网膜下腔出血后脑血管痉挛引起的缺血性神经损伤,以及老年性脑功能障碍、缺血性脑血管病、缺血性突发性耳聋。

- 蛛网膜下腔出血后脑血管痉挛：本药注射剂治疗
  5～14 日后，转为口服给药。p.o.，60mg/ 次，6 次 /d，
  连用 7 日。
- 老年性脑功能障碍：p.o.，30mg/ 次，t.i.d.。
- 缺血性脑血管病：p.o.，30～120mg/ 次，t.i.d.。
- 缺血性突发性耳聋：p.o.，40～60mg/d，分 3 次服用，
  5 日为一疗程，通常用药 3～4 个疗程。

❀ **药物特性**

妊娠分级	C
哺乳期用药	L2，权衡利弊
禁忌证	对本药过敏者；老年性脑功能障碍合并严重肝功能不全（如肝硬化）者
黑框警告	当胃肠外注射胶囊内容物时，曾发生死亡和严重的危及生命的不良反应，包括心搏骤停、心脏衰竭、低血压和心动过缓。尼莫地平胶囊只能口服或通过饲管（鼻胃管）服用，切勿通过静脉给药
基因多态性	无信息
肝功能不全	严重肝功能损伤（特别是肝硬化）：每 4 小时口服 30mg 或停用
肾功能不全	无须调整剂量
肾脏替代治疗	无信息

🖂 **不良反应**

常见（≥1%）	罕见但严重（<1%）
头痛、头晕、嗜睡、低血压、恶心、腹泻、心动过缓、水肿	充血性心力衰竭、弥散性血管内凝血、胃肠道出血、肠梗阻、肝炎、血小板减少

相互作用

药物	机制与结果	临床管理
利福平、苯巴比妥、苯妥英钠、卡马西平	显著降低本药疗效	禁止联用
CYP3A4/5诱导剂	增加本药代谢,可降低本药的疗效	避免联用,密切监测血压并酌情增加本药剂量
CYP3A4/5抑制剂	减少本药代谢,可增加毒性的发生风险	避免联用,酌情降低剂量

药代动力学

吸收	F: 13%
分布	血浆蛋白结合率>95%;V_d: 0.9~1.6L/kg
代谢	经肝脏广泛代谢,CYP3A4底物
排泄	经肾脏、胆汁排泄;$t_{1/2}$: 1~2小时,终末$t_{1/2}$: 8~9小时

患者教育

本药应至少在饭前1小时或饭后2小时服用。避免大量饮用葡萄柚汁。由于本药可能导致头晕,因此服药期间避免驾驶或操作机器。应告知患者本药存在较多的药物相互作用,在加用新的药物之前,应咨询医师或药师。

尼群地平 Nitrendipine

剂型与规格

片剂(10mg)

适应证与用法用量

- 高血压:p.o.,初始剂量为10mg/次,q.d.。应根据治疗反应进行剂量调整。如果没有达到治疗效果，可增至 10mg/ 次，b.i.d.，或 20mg/ 次，q.d.。最大剂量为 20mg/ 次，b.i.d.。

✤ 药物特性

妊娠分级	C
哺乳期用药	L2，权衡利弊
禁忌证	严重主动脉瓣狭窄者；对本药或其他的钙通道阻滞剂过敏者
黑框警告	无
基因多态性	无信息
肝功能不全	每日减量 5～10mg
肾功能不全	无须调整剂量
肾脏替代治疗	无信息

⊟ 不良反应

常见（≥1%）	罕见但严重（<1%）
低血压、面部潮红、头晕、恶心、足踝部水肿	过敏性肝炎、剥脱性皮炎

♨ 相互作用

药物	机制与结果	临床管理
地高辛	可能升高地高辛的血药浓度	避免联用，密切监测地高辛的血药浓度
β 受体拮抗剂	增强降压作用，可能诱发和加重体循环低血压、心力衰竭和心绞痛	谨慎联用
西咪替丁	可升高本药的血药浓度	谨慎联用，酌情调整剂量

✂ 药代动力学

吸收	F：23%；食物可促进吸收
分布	血浆蛋白结合率：97%～99%；V_d：6L/kg
代谢	主要经肝脏代谢
排泄	经肾脏（70%）、粪便（8%）排泄；$t_{1/2}$：10～22 小时

⒔ 患者教育

绝大多数患者服用此药后会发生可以耐受的轻度低血压反应，这种反应常发生在初期调整药量期间或者增加药物用量的时候，故服用本药期间须定期测量血压。

维拉帕米 Verapamil

⌀ 剂型与规格

片剂（40mg）；注射液（2ml∶5mg）

▦ 适应证与用法用量

- 快速阵发性室上性心动过速的转复。心房扑动或心房颤动心室率的暂时控制。心房扑动或心房颤动合并房室旁路通道（预激综合征）时除外。
- 心绞痛：p.o.，80～120mg/次，t.i.d.。用药后 8 小时根据疗效和安全评估决定是否增量，通过调整剂量达到个体化治疗，最大日剂量为 480mg。
- 心律失常：p.o.，①成人，通过调整剂量达到个体化治疗，最大日剂量为 480mg。慢性心房颤动（使用洋地黄的患者）：240～320mg/d，分 3～4 次服用。预防阵发性室上性心动过速（未使用洋地黄的患者）：240～480mg/d，分 3～4 次服用。②1～5 岁儿童，4～8mg/（kg•d），分 3 次服用；或 40～80mg/次，q.8h.；5 岁以上儿童，80mg/次，每 6～8 小时 1 次。

- 心律失常：①i.v.，成人，剂量应个体化，通常首剂为 5～10mg（或 0.075～0.15mg/kg），以复方氯化钠溶液或氯化钠注射液或 5% 葡萄糖注射液稀释后缓慢静脉注射至少 2 分钟。如效果不佳可在首剂给药后 15～30 分钟再给予 5～10mg（或 0.15mg/kg）。0～1 岁儿童，首剂为 0.1～0.2mg/kg（通常单剂 0.75～2mg），稀释后静脉注射至少 2 分钟。如效果不佳可在首剂给药后 30 分钟再给予 0.1～0.2mg/kg（通常单剂 0.75～2mg）；1～15 岁儿童，首剂 0.1～0.3mg/kg（通常单剂 2～5mg），不超过 5mg，稀释后静脉注射至少 2 分钟。如效果不佳可在首剂给药后 30 分钟再给予 0.1～0.3mg/kg（通常单剂 2～5mg）。②i.v.gtt.，成人，5～10mg/h，加入氯化钠注射液或 5% 葡萄糖注射液中，最大日剂量为 50～100mg。
- 原发性高血压：p.o.，初始剂量为 80mg/ 次，t.i.d.；对本药反应增强的体型瘦小者，应考虑初始剂量为 40mg/ 次，t.i.d.。通过调整剂量达到个体化治疗，最大日剂量为 480mg。

❀ 药物特性

妊娠分级	C
哺乳期用药	L2，可以使用
禁忌证	已知对大豆、花生或本药的其他任何成分过敏者；严重低血压（收缩压 <90mmHg）或心源性休克者；Ⅱ～Ⅲ度房室传导阻滞者；病窦综合征患者（已安装并行使功能的心脏起搏器患者除外）；严重左心室功能不全者（射血分数 <30%）；心房扑动或心房颤动患者合并房室旁路通道的患者；室性心动过速者；已用 β 受体拮抗剂或洋地黄中毒者

黑框警告	无
基因多态性	无信息
肝功能不全	慎用,严重肝功能不全患者减量至常规剂量的30%
肾功能不全	无须调整剂量
肾脏替代治疗	不被透析

⊟ 不良反应

常见(≥1%)	罕见但严重(<1%)
便秘、消化不良、恶心、头晕、头痛、疲劳、低血压、心动过缓、心力衰竭、外周水肿、转氨酶升高、皮疹	房室传导阻滞、肺水肿、非梗阻性麻痹性肠梗阻、重症肌无力加重、癫痫发作、晕厥

⌀ 相互作用

药物	机制与结果	临床管理
CYP3A4/5 抑制剂	减少本药的代谢,可增加本药相关毒性的发生风险	避免联用,密切监测不良反应
CYP3A4/5 诱导剂	增加本药的代谢,可减弱本药的疗效	应密切监测疗效,酌情增加本药剂量
CYP3A4/5 底物	可抑制底物代谢,增加底物血药浓度,从而增加底物毒性的发生风险	避免与治疗窗窄的药物联用,密切监测并降低剂量
β 受体拮抗剂	可增加 β 受体拮抗剂对房室传导、心率和/或心脏收缩的抑制作用	避免联用,密切监测血压和心率

药代动力学

吸收	F: 20%～35%
分布	血浆蛋白结合率：约 90%；V_d: 300L
代谢	主要经肝脏代谢
排泄	主要经肾脏排泄；$t_{1/2}$: 2.8～7.4 小时

患者教育

不应突然停药，可能会导致高血压反弹或危象。从坐位或卧位起身时，动作应缓慢以避免头晕。用药期间，应避免从事需要保持精神集中或协调性的活动。避免饮酒或饮用葡萄柚汁。

硝苯地平 Nifedipine

剂型与规格

缓释片（20mg, 30mg）

适应证与用法用量

- 心绞痛、高血压：p.o.，20mg/ 次或 30mg/ 次，1～2 次 /d。最大剂量为 40mg/ 次，120mg/d。

药物特性

妊娠分级	C
哺乳期用药	L2，可以使用
禁忌证	对本药过敏者；心源性休克患者
黑框警告	无
基因多态性	无信息
肝功能不全	慎用
肾功能不全	无须调整剂量
肾脏替代治疗	不被透析

🔒 不良反应

常见(≥1%)	罕见但严重(<1%)
疲劳、虚弱、睡眠障碍、面部潮红、头痛、头晕、便秘、恶心、肠胃气胀、低血压、心悸、外周水肿、关节僵硬、肌肉痉挛、瘙痒、皮疹	血小板减少症、白细胞减少症、紫癜

🔗 相互作用

药物	机制与结果	临床管理
CYP3A4/5 诱导剂	增加本药代谢，可降低本药的疗效	禁止联用利福平；避免联用强效诱导剂或酌情增加本药剂量
CYP3A4/5 抑制剂	减少本药代谢，可增加本药毒性的发生风险	避免联用强效抑制剂；与中效抑制剂联用应酌情降低本药剂量
β 受体拮抗剂	可增加低血压、心动过缓的发生风险	避免联用，密切监测血压与心率
奎尼丁	可降低奎尼丁疗效，升高本药血药浓度，增加本药毒性发生风险	监测奎尼丁的血药浓度和血压
洋地黄	可增加地高辛的血药浓度，从而增加毒性的发生风险	在初次使用、调整剂量或停用本药时应监测地高辛的血药浓度

📊 药代动力学

吸收	口服可完全吸收；食物可延缓吸收
分布	血浆蛋白结合率：92%～98%；V_d：0.62～0.77L/kg

代谢	主要经肝脏代谢，CYP3A4/5 底物
排泄	经肾脏、粪便排泄；$t_{1/2}$：7 小时

ᗉ 患者教育

不应突然停药，可能会导致高血压反弹或危象。从坐位或卧位起身时，动作应缓慢以避免头晕。用药期间，应避免从事需要保持精神集中或协调性的活动。避免饮酒或饮用葡萄柚汁。

左氨氯地平 Levamlodipine

⟋ 剂型与规格

片剂（2.5mg）

▯▯ 适应证与用法用量

- 高血压、心绞痛：p.o.，初始剂量为 2.5mg，q.d.；根据患者的临床反应，可酌情增加剂量，最大日剂量为 10mg。本药与噻嗪类利尿剂、β 受体拮抗剂和 ACEIs 联用时无须调剂量。

✿ 药物特性

妊娠分级	C
哺乳期用药	L3，权衡利弊
禁忌证	对氨氯地平及其他二氢吡啶类钙拮抗剂过敏者
黑框警告	无
基因多态性	无信息
肝功能不全	谨慎使用
肾功能不全	无须调整剂量
肾脏替代治疗	不被透析

📧 不良反应

常见（>1%）	罕见但严重（<1%）
头痛、头晕、水肿、恶心、腹痛、心悸、面红	心律失常、呼吸困难、血管性水肿

🔗 相互作用

药物	机制与结果	临床管理
CYP3A4/5诱导剂	增加本药代谢，降低本药的疗效	谨慎联用，应密切监测血压、心率，酌情增加本药的剂量
CYP3A4/5抑制剂	减少本药代谢，可增加毒性的发生风险	谨慎联用，应密切监测血压、心率，酌情降低本药剂量

⚗️ 药代动力学

吸收	F：64%～90%；食物不影响吸收
分布	血浆蛋白结合率：93%
代谢	主要经肝脏代谢
排泄	主要经肾脏排泄；$t_{1/2}$：30～50 小时

👤 患者教育

　　从坐位或卧位缓慢起身以避免头晕，用药期间应避免从事需要保持精神集中或协调性的活动。应避免饮酒。

拉西地平 Lacidipine

🖊 剂型与规格

　　片剂（4mg）

📋 适应证与用法用量

　－ 单独使用或与其他降压药合用，治疗高血压。p.o.，初始剂量为 2mg/ 次，q.d.。当给予初始剂量后充分的时间内未达到有效治疗效果时，剂量可增至 q.d.，4mg，如有必要，可增至 q.d.，6mg。该剂量调整相隔不应少于 3～4 周，除非病情较重，需要迅速增加剂量。

✿ 药物特性

妊娠分级	权衡利弊
哺乳期	权衡利弊
禁忌证	对本药过敏者；严重主动脉狭窄患者
黑框警告	无
基因多态性	无信息
肝功能不全	减量
肾功能不全	无须调整剂量
肾脏替代治疗	无信息

▤ 不良反应

常见(≥1%)	罕见但严重(<1%)
头痛、眩晕、皮肤潮红、水肿、心悸	胸痛

♪ 相互作用

药物	机制与结果	临床管理
CYP3A4 抑制剂	降低本药代谢，增加不良反应的发生风险	避免联用或密切监测，酌情减少本药剂量
CYP3A4 诱导剂	增加本药代谢，降低疗效	避免联用或密切监测，酌情增加本药剂量

⚸ 药代动力学

吸收	吸收迅速，F: 10%

分布	血浆蛋白结合率: 95%
代谢	主要经肝脏代谢, 代谢酶为 CYP3A4
排泄	主要经粪便排泄; $t_{1/2}$: 13～19 小时

患者教育

应于每日早晨的同一时间服药, 与或不与食物同服; 用药期间避免食用葡萄柚及其制品; 用药期间坐躺后应缓慢起身, 以免出现头晕或晕倒; 避光、密封保存药品。

抗心律失常药

 ## 胺碘酮 Amiodarone

剂型与规格

片剂(0.2g); 注射液(2ml:0.15g)

适应证与用法用量

– 心律失常。

– p.o., ①负荷剂量: 600mg/d, 连用 8～10 日。②维持剂量: 宜使用最低有效剂量, 根据个体反应, 可100～400mg/d。因本药的治疗作用持续时间较长, 亦可 200mg, q.o.d. 或 100mg/d。

– i.v., 初始剂量为 300mg(或 5mg/kg), 若心室颤动持续存在, 可追加 150mg(或 2.5mg/kg)。

– i.v.gtt., ①第 1 个 24 小时的剂量可根据患者进行个体化给药, 但初始滴注速度不得超过 30mg/min。通常第 1 个 24 小时内给予本药 1 000mg, 且可按以下方式给药: 负荷滴注, 开始 10 分钟给药 150mg(滴速为

15mg/min，滴注液浓度为 1.5mg/ml），随后 6 小时给药
360mg（滴速为 1mg/min，滴注液浓度为 1.8mg/ml）。
维持滴注，第 1 日剩余的 18 小时给药 540mg（滴速
为 0.5mg/min，滴注液浓度为 1.8mg/ml）。②之后每
24 小时给药 720mg（滴速为 0.5mg/min，浓度为 1～
6mg/ml），可连用 2～3 周。若发生心室颤动或血流
动力学不稳定的室性心动过速，可追加 150mg（浓度
为 1.5mg/ml），持续滴注 10 分钟。可增加维持滴注
速率以抑制心律失常。

❈ 药物特性

妊娠分级	D，权衡利弊
哺乳期用药	L5，避免使用或暂停哺乳
禁忌证	对本药过敏者；甲状腺功能亢进者；心源性休克者；未安装起搏器的窦性心动过缓、窦房传导阻滞、病态窦房结综合征、严重房室传导异常患者
黑框警告	可导致致命性肺毒性、肝毒性，诱发或加重心律失常，当给予负荷剂量时需住院，且治疗反应一般需要至少 1 周，停药或剂量调整时需住院
基因多态性	无信息
肝功能不全	密切监测肝功能，当转氨酶升高超过正常值的 3 倍时，应减少胺碘酮的剂量或停止给药
肾功能不全	无须调整剂量
肾脏替代治疗	不被透析

🗎 不良反应

常见(≥1%)	罕见但严重(<1%)
心动过缓、充血性心力衰竭、低血压、恶心、呕吐、厌食、便秘、腹痛、转氨酶升高、震颤、外周神经病变、甲状腺功能减退、甲状腺功能亢进、光过敏反应	过敏性休克、窦性停搏、心搏骤停、尖端扭转型室性心动过速、Q-T间期延长、肝衰竭、黄疸、急性呼吸窘迫综合征、间质性肺病、甲状腺毒症、粒细胞缺乏症、史-约综合征

🖉 相互作用

药物	机制与结果	临床管理
Iₐ、Ⅲ类抗心律失常药物、砷化合物、苄普地尔、西沙必利、西酞普兰、依他普仑、多拉司琼注射剂、多潘立酮、红霉素注射剂、左氧氟沙星、咪唑斯汀、莫西沙星、螺旋霉素注射剂、长春胺注射剂、舒托必利	可增加尖端扭转型室性心动过速的发生风险	禁止联用
CYP3A4/5、CYP2C8抑制剂	减少本药的代谢,可增加本药毒性的发生风险	避免联用
CYP3A4/5、CYP2C8诱导剂	增加本药的代谢,可减弱本药的疗效	避免联用或密切监测心率、心律及心电图
CYP2A6、CYP2C9、CYP2D6、CYP3A4/5、P-gp底物	可增加底物相关毒性的发生风险	密切监测并酌情调整底物的剂量

药物	机制与结果	临床管理
β受体拮抗剂、CCBs	可增加低血压、心动过缓或室性心律失常的发生风险	避免联用，密切监测心脏功能

药代动力学

吸收	F: 50%；食物可促进吸收
分布	血浆蛋白结合率：96%；V_d: 66L/kg
代谢	主要经肝脏代谢，为CYP3A4/5和CYP2C8底物，CYP2A6、CYP2C9、CYP2D6、CYP3A4/5及P-gp抑制剂
排泄	经胆道排泄；$t_{1/2}$: 9～36天（i.v.，单剂量），$t_{1/2}$: 26～107天（p.o.，长期用药）

患者教育

本药应随餐服用，用药期间应避免食用葡萄柚或饮用葡萄柚汁。避免突然停药。避免暴露于阳光或紫外光下，并采取防晒措施。本药与多种药物存在相互作用，就诊时应告知医务人员正在服用本药。

美西律 Mexiletine

剂型与规格

片剂（50mg，100mg）

适应证与用法用量

- 慢性室性心律失常：p.o.，首次200～300mg，必要时2小时后再服100～200mg。一般维持量为400～800mg/d，分2～3次服用。最大日剂量为1 200mg/d，分次服用。

✵ 药物特性

妊娠分级	C
哺乳期用药	L2，避免使用或暂停哺乳
禁忌证	心源性休克者；未使用起搏器的Ⅱ或Ⅲ度房室传导阻滞者；病窦综合征患者
黑框警告	仅限用于致命性室性心律失常患者
基因多态性	无信息
肝功能不全	严重肝病患者需降低剂量
肾功能不全	无须调整剂量
肾脏替代治疗	可被透析

▭ 不良反应

常见(≥1%)	罕见但严重(<1%)
恶心、呕吐、头晕、失眠、神经紧张、震颤、视物模糊、视觉障碍、心律失常、心悸、胸痛、皮疹	房室传导阻滞、室性心动过速、心力衰竭加重、肝炎、史-约综合征、系统性红斑狼疮

✎ 相互作用

药物	机制与结果	临床管理
I$_b$类抗心律失常药物	可增加心脏毒性的发生风险	避免联用
茶碱	可增加茶碱的毒性	避免联用，密切监测茶碱的血药浓度
利福平、苯巴比妥、苯妥英钠	可降低本药的血药浓度	谨慎联用，酌情调整本药剂量

⚗ 药代动力学

吸收	F：80%～90%
分布	血浆蛋白结合率：50%～60%；V_d：5～7L/kg

代谢	主要经肝脏 CYP2D6 代谢
排泄	经肾脏排泄；$t_{1/2}$：10～12 小时

患者教育

本药可引起头晕，用药期间应避免驾驶、操作机械等。避免突然停药。为减少胃部不适，本药应与食物或抗酸剂同时服用。在 8 小时的给药方案中，如果患者漏服药物不超过 4 小时，告知其尽快补服常规剂量；在 12 小时的给药方案中，如果患者漏服药物不超过 6 小时，则应该尽快补服常规剂量，否则，患者应在下一个服药时间服用常规剂量。

普罗帕酮 Propafenone

剂型与规格

片剂（50mg，100mg）；注射液（10ml：35mg）

适应证与用法用量

- 阵发性室性心动过速及室上性心动过速（包括伴预激综合征）、心房扑动或心房颤动，也可用于治疗期前收缩。
- 阵发性室性心动过速及室上性心动过速（包括伴预激综合征）：①p.o.，成人，治疗量为 300～900mg/d，分 4～6 次服用。维持量为 300～600mg/d，分 2～4 次服用。最大日剂量为 900mg，分次服用。儿童，预防剂量为 1～3mg/kg，2～3 次/d。②静脉给药，成人，常用量为 1～1.5mg/kg 或 70mg 加入 5% 葡萄糖注射液中稀释，于 10 分钟内缓慢静脉注射，必要时 10～20 分钟重复 1 次，最大剂量为 210mg。静脉注射起效后改为静脉滴注（滴速为 0.5～1mg/min）或口服维持。儿童，i.v.gtt.，推荐剂量为 20～40mg/h。

- 心房扑动或心房颤动、期前收缩：①成人，静脉给药，剂量同"阵发性室性心动过速及室上性心动过速"的"静脉给药"项。②儿童，p.o.，每次 1～3mg/kg，2～3 次 /d。

❈ 药物特性

妊娠分级	C
哺乳期用药	L2，权衡利弊
禁忌证	对活性成分盐酸普罗帕酮或本品的其他组成成分过敏者；心衰患者；心源性休克者（心律失常造成的心源性休克除外）；有严重症状的心动过缓者；三个月以内的心肌梗死患者或心输出量受损患者（左心室输出量小于 35%；存在致死性室性心律失常情况下除外）；严重传导障碍且未植入起博器患者；未植入起博器的病态窦房结综合征患者；严重低血压患者；严重电解质紊乱的患者（如，钾代谢紊乱）；严重的阻塞性呼吸道疾病者；重症肌无力患者
黑框警告	增加死亡及心搏骤停发生率，合并器质性心脏病者发生心律失常风险增加，合并非致命性心律失常的患者避免使用
基因多态性	无信息
肝功能不全	减少减量
肾功能不全	无须调整剂量
肾脏替代治疗	无信息

⊟ 不良反应

常见（≥1%）	罕见但严重（<1%）
腹痛、恶心、呕吐、腹泻、便秘、呼吸困难、心悸、心动过缓、心动过速、头晕、头痛、疲劳、视物模糊、味觉失调	心搏骤停、心房扑动、癫痫发作、肝炎、支气管痉挛、粒细胞缺乏症

⅊ 相互作用

药物	机制与结果	临床管理
局部麻醉药、β 受体拮抗剂、TCAs	可增强本药的作用，增加毒性的发生风险	避免联用，密切监测
氟康唑、伏立康唑、红霉素	增加本药毒性的发生风险	避免联用，密切监测
口服抗凝血药	增加出血的发生风险	谨慎联用，密切监测患者凝血状态
苯巴比妥、利福平	降低本药抗心律失常作用	谨慎联用，调整剂量

⅋ 药代动力学

吸收	F：3.4%～10.6%
分布	血浆蛋白结合率>95%；V_d：252L
代谢	主要经肝脏 CYP2D6、CYP3A4 和 CYP1A2 代谢
排泄	经肾脏排泄；$t_{1/2}$：2～10 小时

⊠ 患者教育

口服给药者，应整片吞服不要咀嚼，以免引起口舌发麻。本药可引起头晕、乏力和视物模糊，用药期间应避免驾驶、操作机械等活动。如果出现漏服，应告知患者无须补服，在下一次服药时按照常规剂量给药。

抗休克的血管活性药

 ## 多巴胺 Dopamine

剂型与规格

注射液（2ml∶20mg）

适应证与用法用量

- 用于心肌梗死、创伤、内毒素败血症、心脏手术、肾衰竭、充血性心力衰竭等引起的休克综合征；补充血容量后休克仍不能纠正者，尤其有少尿及周围血管阻力正常或较低的休克；也用于洋地黄和利尿剂无效的心功能不全：i.v.gtt.，初始剂量为 1～5μg/(kg·min)，每 10～30 分钟增加 1～4μg/(kg·min)速度递增，以达到最大疗效。
- 慢性顽固性心力衰竭：i.v.gtt.，初始剂量为 0.5～2μg/(kg·min)，逐渐递增。多数患者按 1～3μg/(kg·min)即可生效。
- 闭塞性血管病变患者：i.v.gtt.，静脉滴注开始时 1μg/(kg·min)，逐渐增至 5～10μg/(kg·min)，直至 20μg/(kg·min)，以达到最满意效应。
- 严重低血压：儿童，i.v.gtt.，初始剂量为 2～5μg/(kg·min)，按 5～10μg/(kg·min)增加剂量，最大剂量为 30μg/(kg·min)。

药物特性

妊娠分级	C
哺乳期用药	L2，谨慎使用
禁忌证	对本药过敏者；嗜铬细胞瘤患者

黑框警告	心血管系统：异位心搏、坏疽、室性心律失常、宽 QRS 波
基因多态性	无信息
肝功能不全	无须调整剂量
肾功能不全	无须调整剂量
肾脏替代治疗	无信息

🖂 不良反应

常见（≥1%）	罕见但严重（<1%）
胸痛、呼吸困难、心悸、心律失常、全身软弱无力感	局部坏死或坏疽

⌇ 相互作用

药物	机制与结果	临床管理
α 受体拮抗剂	扩血管作用可被本药的外周血管的收缩作用拮抗	避免与大剂量本药联用
全身麻醉药	可使心肌对本药异常敏感，引起室性心律失常	避免联用
β 受体拮抗剂	可拮抗本药对心脏的 β_1 受体作用	避免联用
TCAs	可增强本药的心血管作用，引起心律失常、心动过速、高血压	避免联用
MAOIs	本药通过单胺氧化酶代谢，联用会延长及加强本药的作用	用本药前 2~3 周曾接受过 MAOIs 治疗者，使用本药时，初始剂量至少应减至常用剂量的 1/10

药代动力学

吸收	无信息
分布	体内分布广泛
代谢	在肝、肾及血浆中降解
排泄	经肾脏排泄；$t_{1/2}$：约 2 分钟

患者教育

本药有腐蚀性，应指导患者及时上报药物外渗情况。

多巴酚丁胺 Dobutamine

剂型与规格

注射液（2ml：20mg）

适应证与用法用量

– 心力衰竭：i.v.gtt.，滴注速度为 2.5～10μg/(kg·min)。
具体治疗时间和给药速度根据患者反应决定。剂量
低于 15μg/(kg·min) 时，心率和外周血管阻力基本
无变化；剂量偶可高于 15μg/(kg·min)，但应注意剂
量过大可能加快心率，并引起心律失常。

药物特性

妊娠分级	B
哺乳期用药	L2，权衡利弊
禁忌证	对玉米或玉米制品（预混剂）有超敏反应者；对本品有超敏反应者；特发性肥厚性主动脉瓣狭窄者
黑框警告	无
基因多态性	无信息
肝功能不全	无须调整剂量
肾功能不全	无须调整剂量
肾脏替代治疗	无信息

🗒 不良反应

常见（≥1%）	罕见但严重（<1%）
气短、胸痛、心悸、心绞痛、快速型心律失常、高血压、恶心、头痛	过敏反应、冠状动脉硬化加重、嗜酸性心肌炎、晕厥、呼吸困难

🔗 相互作用

药物	机制与结果	临床管理
全身麻醉药（尤其环丙烷、氟烷等）	室性心律失常发生的可能性增加	谨慎联用
β受体拮抗剂	拮抗本药对 β₁ 受体的作用，导致 α 受体作用占优势，外周血管的总阻力加大	谨慎联用
α受体拮抗剂	α 受体拮抗剂可拮抗本药对 α 受体的作用，导致 β 受体作用明显	谨慎联用

⚗ 药代动力学

吸收	无信息
分布	V_d: 0.2L/kg
代谢	经肝脏代谢
排泄	主要经肾脏排泄；$t_{1/2}$: 2 分钟

👤 患者教育

该药主要用于急救，可能会引起恶心或头痛。

🖊 间羟胺 Metaraminol

⊘ 剂型与规格

注射液（1ml：10mg，5ml：50mg）

📋 适应证与用法用量

- 用于防治椎管内阻滞麻醉时发生的急性低血压；辅助性对症治疗出血、药物过敏、手术并发症及脑外伤或脑肿瘤合并休克而发生的低血压；心源性休克或败血症所致的低血压。
- 成人：①i.m. 或 i.h., 2~10mg/次，由于最大效应不是立即显现，在重复用药前对初始量效应至少应观察 10 分钟；②i.v., 初始剂量为 0.5~5mg，继而静脉滴注，用于重症休克；③i.v.gtt., 将本药 15~100mg 加入 5% 葡萄糖液或氯化钠注射液 500ml 中滴注，调节滴速以维持合适的血压。成人最大剂量为 100mg/次。
- 儿童：①i.m. 或 i.h., 0.1mg/kg，用于严重休克。②i.v.gtt., 0.4mg/kg 或 $12mg/m^2$，用氯化钠注射液稀释至每 25ml 中含间羟胺 1mg 的溶液，低速以维持合适的血压水平为度。配制后应于 24 小时内用完，滴注液中不得加入其他难溶于酸性溶液的药物。

❀ 药物特性

妊娠分级	C
哺乳期用药	尚不明确
禁忌证	对本药任何成分（包括亚硫酸盐）过敏者
黑框警告	无
基因多态性	无信息
肝功能不全	谨慎使用
肾功能不全	无须调整剂量
肾脏替代治疗	无信息

⊟ 不良反应

常见(≥1%)	罕见但严重(<1%)
心律失常	严重高血压、严重心律失常、药液外渗可致局部组织坏死糜烂或红肿硬结形成脓肿

⚭ 相互作用

药物	机制与结果	临床管理
环丙烷、氟烷或其他卤化羟类麻醉剂	易致心律失常	谨慎联用
MAOIs	使升压作用增强,引起严重高血压	谨慎联用
洋地黄或其他拟肾上腺素药	可致异位心律	谨慎联用

⚗ 药代动力学

吸收	无信息
分布	血浆蛋白结合率: 45%
代谢	主要经肝脏代谢
排泄	经胆汁和尿液排泄

⚎ 患者教育

用药期间若发生呼吸困难或药液外渗,应及时向医师报告。

⚗ 去甲肾上腺素 Norepinephrine

⊘ 剂型与规格

注射液(1ml:2mg, 2ml:10mg)

⊞ 适应证与用法用量

- 低血压、休克: ①i.v.gtt., 成人, 开始以 8~12μg/min

速度滴注,并调整滴速以使血压升至理想水平;维持量为 2～4μg/min。儿童,开始以 0.02～0.1μg/(kg·min) 速度滴注,并按需调整滴速。②i.v.,危急病例可将本药 1～2mg 稀释至 10～20ml,缓慢静脉推注,同时根据血压调整剂量,待血压回升后,再改用静脉滴注维持。

✳ 药物特性

妊娠分级	C
哺乳期用药	权衡利弊
禁忌证	可卡因中毒及心动过速患者
黑框警告	为防止药液外渗导致局部组织缺血性腐烂和坏死,应尽快给予甲磺酸酚妥拉明 5～10mg(用 10～15ml 生理盐水稀释)进行局部浸润
基因多态性	无信息
肝功能不全	无须调整剂量
肾功能不全	无须调整剂量
肾脏替代治疗	无信息

🗠 不良反应

常见(≥1%)	罕见但严重(<1%)
恶心、呕吐、高血压、头痛、眩晕、焦虑不安、外渗性损伤	过敏反应、心搏骤停、心律失常、周围性缺血、周围性坏疽

🖉 相互作用

药物	机制与结果	临床管理
全身麻醉药	可使心肌对拟交感胺类药反应更敏感,容易发生室性心律失常	避免联用,必须联用时应减量给药

药物	机制与结果	临床管理
β受体拮抗剂	本药对β受体的作用被阻滞后，其α受体作用突出，可引起高血压、心动过缓	避免联用
降压药	可抵消或减弱降压药的作用，与甲基多巴同用还使本品加压作用增强	避免联用
洋地黄类	易致心律失常	避免联用，密切监测
TCAs	由于抑制组织吸收本药或增强肾上腺素受体的敏感性，可加强本药的心血管作用，引起心律失常、心动过速、高血压或高热	避免联用，如必须联用，则开始本品用量需小，并监测心血管作用

药代动力学

吸收	无信息
分布	血浆蛋白结合率：25%，V_d：8.8L
代谢	主要经肝脏和其他组织中代谢
排泄	经肾脏排泄，仅微量以原型排泄

患者教育

本药有腐蚀性，应指导患者上报药液外渗情况。

肾上腺素 Epinephrine

剂型与规格

注射液（1ml：1mg）

适应证与用法用量

- 用于因支气管痉挛所致的严重呼吸困难（如支气管哮喘）。缓解药物等引起的过敏性休克（如青霉素引起的过敏性休克)。延长浸润麻醉用药的作用时间，抢救多种原因(如麻醉和手术中的意外、药物中毒、心脏传导阻滞)引起的心搏骤停。治疗荨麻疹、花粉症、血清反应，以及制止鼻黏膜和齿龈出血。

- 严重过敏反应(含过敏性休克)：i.m.，14 岁及以上患者单次剂量 0.5mg；14 岁以下患者单次剂量 0.3mg。5～15 分钟后效果不理想者可重复用药。肌肉注射部位在大腿中部外侧。

  对于已发生或即将发生心搏和 / 或呼吸骤停的严重过敏反应Ⅳ级的患者，应静脉推注肾上腺素。

  Ⅳ级 14 岁及以上患者 1mg，0～14 岁患者 0.01～0.02mg。
- 心搏骤停：i.v./ 心内注射，0.25～0.5mg(以生理盐水 10ml 稀释)，同时进行心脏按压、人工呼吸并纠正酸中毒。
- 支气管哮喘：i.h.，0.25～0.5mg/ 次，3～5 分钟见效，但仅能维持 1 小时。必要时可每 4 小时重复注射 1 次。
- 延长浸润麻醉用药的作用时间：局部给药，加少量本药(1∶50 万～1∶20 万)加于局部麻醉药中(如普鲁卡因)，该混合药液中本药浓度为 2～5μg/ml，总量不超过 0.3mg。
- 荨麻疹、花粉症、血清反应：i.h.，1∶1 000 注射液 0.2～0.5mg，必要时可按此剂量重复注射 1 次。
- 制止鼻黏膜和齿龈出血：局部给药，将浸有本药溶液(1∶20 000～1∶1 000)的纱布填塞于出血处。

药物特性

妊娠分级	C
哺乳期用药	L2，权衡利弊
禁忌证	无信息
黑框警告	无
基因多态性	无信息

肝功能不全	无须调整剂量
肾功能不全	无须调整剂量
肾脏替代治疗	不被透析

⊟ 不良反应

常见（≥1%）	罕见但严重（<1%）
面色苍白、出汗、心悸、恶心、呕吐、头痛、眩晕、四肢发凉、用药局部可有水肿、充血、炎症	心律失常、心室颤动

✍ 相互作用

药物	机制与结果	临床管理
β 受体拮抗剂、α 受体拮抗剂	可拮抗本药的作用	避免联用，密切监测
强心苷	可致心律失常	避免联用，密切监测
抗精神病药物	可导致肾上腺素逆转和低血压	避免联用
硝酸酯类药物	本药的升压作用被抵消，硝酸酯类的抗心绞痛作用减弱	避免联用

⚗ 药代动力学

吸收	—
分布	无信息
代谢	主要经肝脏代谢
排泄	经肾脏排泄，仅少量以原型随尿液排出

⚇ 患者教育

　　该药为急救药物，应关注与使用肾上腺素相关的常见不良反应，但通常会迅速消失，尤其是在休息、安静状态或卧位时。

 异丙肾上腺素 Isoprenaline

○ **剂型与规格**

注射液（2ml∶1mg）

适应证与用法用量

- 心搏骤停：心腔内注射 0.5～1mg/ 次。
- Ⅲ度房室传导阻滞：i.v.gtt.，心率低于 40 次 /min 时，以 0.5～1mg 溶于 5% 葡萄糖注射液 200～300ml 内缓慢静脉滴注。

药物特性

妊娠分级	C
哺乳期用药	L2，权衡利弊
禁忌证	心绞痛者；心肌梗死者；甲状腺功能亢进及嗜铬细胞瘤患者
黑框警告	无
基因多态性	无信息
肝功能不全	无须调整剂量
肾功能不全	无须调整剂量
肾脏替代治疗	无信息

不良反应

常见（1%～10%）	罕见但严重（<1%）
心悸、心绞痛、心肌缺血、头痛、震颤、恶心、低血压	冠状动脉粥样硬化、室性心律失常

相互作用

药物	机制与结果	临床管理
洋地黄类药物	加剧心动过速	禁止联用
钾盐（如氯化钾）	钾盐可导致血钾升高，增加本药心肌兴奋作用，易引起心律失常	禁止联用
普萘洛尔	可拮抗本药心脏兴奋作用，减弱心肌收缩力，降低心率和心脏指数	避免联用
茶碱	可降低茶碱血药浓度	谨慎联用
MAOIs	增加本药不良反应	谨慎联用

药代动力学

吸收	无信息
分布	血浆蛋白结合率：(68.8±1.2)%；V_d：(216±57) ml/kg（儿童）
代谢	经过肝脏代谢
排泄	经肾脏排泄；$t_{1/2}$：3～7 小时（慢速 i.v.）；40 分钟（p.o.）

患者教育

用药期间若有胸痛及心律失常应及早重视。

其他降血压药

吲哒帕胺 Indapamide

剂型与规格

片剂（2.5mg）；缓释片（1.5mg）

📋 适应证与用法用量

- 高血压：p.o.，①片剂，2.5mg/次，q.d.，宜早晨服用，最大日剂量为 2.5mg。②缓释片，p.o.，1.5mg/次，q.d.，宜早晨服用。

❃ 药物特性

妊娠分级	B；D（妊娠高血压）
哺乳期用药	L3，权衡利弊
禁忌证	对磺胺过敏者；严重肾功能不全者；肝性脑病或严重肝功能不全者；低钾血症患者
黑框警告	无
基因多态性	无信息
肝功能不全	无须调整剂量，严重肝功能不全禁止使用
肾功能不全	无须调整剂量，严重肾功能不全禁止使用
肾脏替代治疗	不被透析

🔲 不良反应

常见（≥1%）	罕见但严重（<1%）
低钾血症、痉挛、眩晕、头痛、嗜睡、麻木、虚弱、疲劳、视物模糊、流感样症状、斑丘疹性皮疹	过敏反应、史-约综合征、粒细胞缺乏、再生障碍性贫血、肝炎

🖋 相互作用

药物	机制与结果	临床管理
NSAIDs	可降低本药利钠作用，高剂量水杨酸可导致脱水患者急性肾衰竭	避免联用

药物	机制与结果	临床管理
ACEIs	先前存在缺钠（特别是肾动脉狭窄）的患者有发生突发性低血压和/或急性肾衰竭的风险	谨慎联用，应于停用本药3日后再用ACEIs，密切监测肾功能
保钾利尿剂	可能导致低钾血症或高钾血症，尤其是肾衰竭和糖尿病患者	密切监测血钾、心电图，必要时调整治疗
TCAs	增加直立性低血压的发生风险	谨慎联用
洋地黄类药物	低钾血症易诱发洋地黄类药的毒性作用	联用时须谨慎，注意监测血钾、心电图，必要时调整治疗

✂ 药代动力学

吸收	F: 93%
分布	血浆蛋白结合率：71%～79%；V_d: 25L
代谢	主要经肝脏代谢
排泄	主要经肾脏（60%～80%）排泄；$t_{1/2}$: 14～24 小时（平均18小时）

患者教育

应告知患者不能突然停药，服药期间避免饮酒。告知患者应缓慢改变体位，以防止血压突然下降和眩晕。用药期间定期监测血钠、血钾、血钙、血糖和血尿酸水平。本品可能会在兴奋剂检测中呈阳性，运动员慎用。

硫酸镁 Magnesium Sulfate

剂型与规格

注射液（10ml：1.0g，10ml：2.5g）

适应证与用法用量

- 妊娠高血压、先兆子痫、子痫：静脉给药，首次负荷剂量 2.5～4g，用 25% 葡萄糖注射液 20ml 稀释后，5 分钟内缓慢注射，随后以 1～2g/h 的速度静脉滴注，最大日剂量为 30g。
- 低镁血症：①轻度镁缺乏，i.m.，1g（25% 硫酸镁注射液 4ml）/ 次，一日总量为 2g；i.v.gtt.，1g（溶于 5% 葡萄糖注射液 500ml）/ 次，一日总量为 2g。②重度镁缺乏，i.m.，每次 0.03g/kg；i.v.gtt.，将 2.5g 硫酸镁溶于 5% 葡萄糖注射液（或生理盐水），缓慢滴注 3 小时。
- 全静脉内营养：i.v.gtt.，0.015～0.03g/(kg·d)。

药物特性

妊娠分级	B
哺乳期用药	L1，禁止使用或暂停哺乳
禁忌证	对本药过敏者；心肌损害、心脏传导阻滞者；处于糖尿病昏迷中的患者、重症肌无力患者
黑框警告	无
基因多态性	无信息
肝功能不全	无信息
肾功能不全	严重肾功能不全时，48 小时剂量不超过 20g
肾脏替代治疗	无信息

🖰 不良反应

常见(≥1%)	罕见但严重(<1%)
潮红、出汗、口干、恶心、呕吐、心慌、头晕	麻痹性肠梗阻、高镁血症、心脏传导阻滞、低血压、休克、眼球震颤

🧬 相互作用

药物	机制与结果	临床管理
β受体激动剂	保胎治疗时,可使心血管不良反应增加	避免联用
拉贝洛尔	可减慢窦房结率,可引起心动过缓和心排血量减少	应监测心肌功能
CNS抑制剂	可增强以上药物的中枢抑制作用	谨慎联用,调整剂量
氨基糖苷类抗生素	可增强神经肌肉阻滞作用	避免联用,必须应用应考虑可能导致呼吸抑制并备好人工呼吸设施
琥珀胆碱、维库溴铵	本药可增强以上药物神经肌肉阻滞作用	以上药物与大剂量镁剂联用时,需降低前者剂量

⚗ 药代动力学

吸收	迅速起效
分布	血浆蛋白结合率:25%～30%
代谢	无信息
排泄	主要经肾脏排泄

∞ 患者教育

　　输注过程若发生呼吸困难等不适症状，应及时告知医护人员。本品用于早产的有效性和安全性还不确定，孕妇在妊娠期间连续使用超过 5～7 天可能导致发育中的胎儿低钙和骨骼异常。

肾上腺素受体拮抗药

阿替洛尔 Atenolol

◇ 剂型与规格

　　片剂（12.5mg，25mg，50mg）；注射液（10ml：5mg）

⊞⊞ 适应证与用法用量

- 用于治疗高血压、心绞痛、心肌梗死、心律失常、甲状腺功能亢进以及嗜铬细胞瘤。
- 高血压、心绞痛、心律失常、甲状腺功能亢进、嗜铬细胞瘤：p.o.，①成人，初始剂量为 6.25～12.5mg/ 次，b.i.d.，按需要及耐受量渐增至 50～200mg/d。②儿童，应从小剂量开始，0.25～0.5mg/kg，b.i.d.。
- 心肌梗死：p.o.，同"高血压"项；i.v./p.o.，开始 5 分钟内缓慢静脉注射 5mg，10 分钟后重复给予 5mg。可耐受本药静脉注射 10mg 的患者，于注射后 10 分钟时口服本药 50mg，12 小时后再服用 50mg，随后 100mg/ 次，q.d.，或 50mg/ 次，b.i.d.，连服 6～9 日或直至出院。若出现心动过缓、低血压或其他需要治疗的不良反应时，应停药。

✿ 药物特性

妊娠分级	D
哺乳期用药	L3,权衡利弊
禁忌证	心源性休克者;对本品过敏者;明显的心力衰竭者;Ⅱ度和Ⅲ度房室传导阻滞者;窦性心动过缓患者
黑框警告	突然中止β受体拮抗药治疗,有心绞痛症状加重、心肌梗死和室性心律失常的报道,计划停药时应密切观察并建议患者减少体力活动,如果心绞痛恶化或发生急性冠状动脉功能不全,应及时恢复治疗,患者不要自行中断或停止治疗
基因多态性	无信息
肝功能不全	无须调整剂量
肾功能不全	CrCl<15ml/min: 最大剂量为 25mg/d CrCl 15～35ml/min: 最大剂量为 50mg/d
肾脏替代治疗	可被透析,每次透析后口服 25～50mg

▦ 不良反应

常见(≥1%)	罕见但严重(<1%)
心动过缓、低血压、四肢冰冷、头晕、疲劳、嗜睡、抑郁、支气管痉挛、呼吸困难、腹泻、恶心	心脏传导阻滞、心源性休克、肾衰竭

✐ 相互作用

药物	机制与结果	临床管理
α受体拮抗剂	增加低血压风险	应监测血压
Ⅰ类抗心律不齐药物	可能增加本药对房室传导和心脏收缩力的抑制作用	避免联用

药物	机制与结果	临床管理
维拉帕米、地尔硫草	可能引起心动过缓和血压下降	避免联用
抗酸剂	抗酸剂可降低本药的生物利用度和疗效	本药应在服用抗酸剂前 2 小时或服后 6 小时给予
NSAIDs	降低本药的降压作用	避免联用，密切监测血压

药代动力学

吸收	F：50%
分布	血浆蛋白结合率：6%～16%；V_d：50～70L
代谢	几乎不经肝脏代谢
排泄	经肾脏（40%～50%）排泄；$t_{1/2}$：6～7 小时

患者教育

本药应空腹服用，应避免突然停药。糖尿病患者要仔细监测血糖水平，因为本药可能会掩盖低血糖症状。因本药可能引起头晕或困倦，服药期间患者应该避免从事需要精神集中或协调性的活动。

比索洛尔 Bisoprolol

剂型与规格

片剂、胶囊（2.5mg，5mg）

适应证与用法用量

- 高血压、心绞痛、伴心室收缩功能减退（射血分数≤35%）的中度至重度慢性稳定性心力衰竭。
- 高血压：p.o.，5mg/ 次，q.d.。轻度高血压患者可从 2.5mg/ 次开始治疗。可增至 10mg/ 次，q.d.。

- 心绞痛：p.o.，5mg/次，q.d.。可增至 10mg/次，q.d.。
- 慢性稳定性心力衰竭：p.o.，应从小剂量开始，最大推荐剂量为 10mg/次，q.d.，逐步调整。

❀ 药物特性

妊娠分级	C；D（妊娠中、晚期）
哺乳期用药	L3，权衡利弊
禁忌证	Ⅱ～Ⅲ度房室传导阻滞者；明显心力衰竭者；心源性休克者；严重的窦性心动过缓者
黑框警告	无
基因多态性	无信息
肝功能不全	起始剂量 2.5mg/d，最大剂量为 10mg/d
肾功能不全	起始剂量 2.5mg/d，最大剂量为 10mg/d
肾脏替代治疗	不被透析

🔲 不良反应

常见（≥1%）	罕见但严重（<1%）
四肢冰冷、头晕、头痛、疲劳、嗜睡、心动过缓、低血压、直立性低血压、支气管痉挛、呼吸困难、抑郁、恶心、呕吐、腹泻、厌食、高血糖、高尿酸血症、低钾血症、低钠血症、性功能障碍、皮疹	心力衰竭、肠系膜动脉血栓形成、缺血性结肠炎、过敏反应

⌀ 相互作用

药物	机制与结果	临床管理
Ⅰ类抗心律不齐药物	可能增加本药对房室传导和心脏收缩力的抑制作用	避免联用

药物	机制与结果	临床管理
钙通道阻滞剂	增加低血压和心力衰竭风险	避免联用
CYP3A4/5 诱导剂	增加本药代谢,降低疗效	监测并考虑增加本药剂量
CYP3A4/5 抑制剂	减少本药代谢,增加毒性风险	监测并考虑减少本药剂量
NSAIDs	降低本药的降压作用	避免联用,密切监测血压

药代动力学

吸收	F:80%~94%;食物无影响
分布	血浆蛋白结合率:30%~36%;V_d:3.5L/kg
代谢	经肝脏(50%)代谢
排泄	以原型经肾脏(50%)排泄;$t_{1/2}$:10~12 小时

患者教育

本药可引起直立性低血压,因此从坐位或仰卧位起身时应缓慢。服药期间患者应该避免从事需要精神集中或协调性的活动,避免突然停药。糖尿病患者要仔细监测血糖水平,因为本药可能会掩盖低血糖症状。

卡维地洛 Carvedilol

剂型与规格

片剂(6.25mg,10mg,12.5mg);胶囊(10mg)

适应证与用法用量

- 原发性高血压,可单用或与其他降压药(尤其是噻嗪类利尿药)联用,以及有症状的充血性心力衰竭。
- 高血压:p.o.,①一日 2 次给药方案,初始剂量为

6.25mg/次，b.i.d.。如可耐受，维持该剂量 7～14
日，随后根据谷浓度时的血压，在需要的情况下增
至 12.5mg/次，b.i.d.。最大日剂量为 50mg。②一日
1 次给药方案，12.5mg/次，q.d.，用药 2 日后可增至
25mg/次，q.d.。必要时可在 2 周后将剂量增至最大
日剂量 50mg，单次或分 2 次服用。

- 充血性心力衰竭：p.o.，接受洋地黄类药、利尿药、
  ACEIs 治疗的患者必须先使以上药物治疗稳定后再
  使用本药。推荐开始 2 周本药剂量为 3.125mg/次，
  b.i.d.，如可耐受，可间隔 2 周将剂量增至 6.25mg/次，
  b.i.d.；以后每隔 2 周将剂量加倍，直至最大耐受剂
  量。体重小于 85kg 者，推荐最大剂量为 25mg/次，
  b.i.d.；体重大于 85kg 者，推荐最大剂量为 50mg/次，
  b.i.d.。每次增加剂量前，需评估患者有无心力衰竭
  加重或血管扩张症状。如出现一过性心力衰竭加重
  或水钠潴留，须增加利尿药剂量，有时需减少本药
  剂量或暂时中止本药治疗。本药停药超过 2 周时，
  再次用药应从 3.125mg/次，b.i.d. 开始，随后以上述
  推荐方法增加剂量。如出现血管扩张的症状，开始
  可通过降低利尿药剂量处理；若症状持续，需降低
  ACEIs（如使用）剂量，随后再根据需要降低本药剂
  量。严重心力衰竭或血管扩张的症状稳定前，不可
  增加本药剂量。
- 心绞痛：p.o.，初始剂量为 25mg/次，q.d.；可根据需
  要将剂量渐增至 50mg/d，分 1～2 次服用；最大日剂
  量为 100mg。

❋ 药物特性

妊娠分级	C；D（妊娠中、晚期）
哺乳期用药	L3，权衡利弊

禁忌证	支气管哮喘或哮喘相关支气管痉挛状态患者；Ⅱ～Ⅲ度房室传导阻滞者；病态窦房结综合征患者；没有安装起搏器的严重心动过缓患者；心源性休克者；Ⅳ级的失代偿性心力衰竭者；对卡维地洛及其任何成分过敏者；严重肝功能不全者；严重低血压（收缩压小于85mmHg）患者
黑框警告	无
基因多态性	CYP2D6 慢代谢者，血浆水平较高，可从较低的初始剂量
肝功能不全	推荐起始剂量为正常剂量的 20%，严重肝功不全患者禁用
肾功能不全	无须调整剂量
肾脏替代治疗	不被透析

🖂 不良反应

常见(≥1%)	罕见但严重(<1%)
疲劳、虚弱、头晕、头痛、恶心、呕吐、腹泻、关节痛、低血压、心动过缓、咳嗽、呼吸困难、支气管痉挛、高血糖、全身水肿、四肢冰冷、体重增加、视力异常	心力衰竭、再生障碍性贫血、肝毒性、史-约综合征、尿失禁、勃起障碍

🔗 相互作用

药物	机制与结果	临床管理
NSAIDs	降低本药的降压作用	避免联用，密切监测血压
钙通道阻滞剂	心脏抑制作用可能增加，可能引起心动过缓和血压下降	避免联用

药物	机制与结果	临床管理
CYP2D6、P-gp 抑制剂	减少本药的代谢和转运,增加毒性的发生风险	密切监测,考虑减少本药的剂量
P-gp 诱导剂	增加本药的转运,降低药效	密切监测,考虑增加本药的剂量
P-gp 底物	本药抑制底物的转运,导致底物毒性风险增加	密切监测,考虑减少底物的剂量

药代动力学

吸收	F: 约 25%;食物会减慢吸收速度
分布	血浆蛋白结合率>95%;V_d: 115L
代谢	经肝脏代谢;CYP2D6 和 P-gp 的主要底物
排泄	主要经胆汁随粪便排泄;$t_{1/2}$: 7~10 小时

患者教育

应告知患者本药应与食物或牛奶一起服用,避免饮酒,避免突然停药。因本药可能引起头晕,服药期间患者应该避免从事需要精神集中或协调性的活动。糖尿病患者应仔细监测血糖水平,因为本药可能会掩盖低血糖症状。

拉贝洛尔 Labetalol

剂型与规格

片剂(50mg,100mg);注射剂(10ml:5mg,10ml:25mg,10ml:50mg)

适应证与用法用量

- 各种类型的高血压。静脉滴注也用于高血压危象的治疗。
- 成人:①p.o.,初始剂量为 100mg/ 次,2~3 次 /d,2~

3 日后根据需要增加剂量。常用维持剂量为 200～400mg/ 次，b.i.d.。餐后服用。最大日剂量为 2.4g。②i.v.，25～50mg/ 次，用 10% 葡萄糖注射液 20ml 稀释，于 5～10 分钟内缓慢注射，如疗效不佳可于 15 分钟后重复一次，直至产生理想的降压效果，总剂量不应超过 200mg。③i.v.gtt.，50～100mg/ 次，嗜铬细胞瘤患者可能需要 300mg 以上，100mg 用 5% 葡萄糖注射液或 0.9% 氯化钠注射液稀释至 250ml，滴注速度为 1～4mg/min。

- 儿童。①p.o.，1 个月～12 岁：每次 1～2mg/kg，3～4 次 /d；>12 岁：初始剂量为 50～100mg/ 次，b.i.d.，如有必要间隔 3～14 日增加剂量，常规剂量 200～400mg/ 次，b.i.d.（剂量再大需 3～4 次 /d），最大剂量 2.4g/d。②i.v.，1 个月～12 岁：每次 0.25～0.5mg/kg，最大不超过 20mg；>12 岁：25～50mg/ 次，于 5～10 分钟缓慢静脉注射，如有必要 15 分钟后重复，总剂量不应超过 200mg。③i.v.gtt.，主要用于高血压危象。新生儿：0.5mg/(kg•h)，根据治疗反应间隔至少 15 分钟调整剂量，最大剂量 4mg/(kg•h)；1 个月～12 岁：初始剂量 0.5～1mg/(kg•h)，根据治疗反应间隔至少 15 分钟调整剂量，最大剂量为 4mg/(kg•h)；>12 岁：每小时 30～120mg，根据治疗反应间隔至少 15 分钟调整剂量。

❀ 药物特性

妊娠分级	C
哺乳期用药	L2，可以使用
禁忌证	支气管哮喘患者；病态窦房结综合征者；心传导阻滞（Ⅱ～Ⅲ度房室传导阻滞）未安装起搏器者；重度或急性心力衰竭患者；心源性休克者；对本品过敏者

黑框警告	无
基因多态性	无信息
肝功能不全	谨慎使用
肾功能不全	谨慎使用
肾脏替代治疗	不被透析

不良反应

常见（≥1%）	罕见但严重（<1%）
头晕、头痛、眩晕、味觉异常、恶心、呕吐、消化不良、室性心律失常、嗜睡、喘息、疲劳、血尿素氮和血清肌酐水平暂时升高、瘙痒	晕厥、呼吸困难、直立性低血压、心动过缓、心脏传导阻滞、肝毒性

相互作用

药物	机制与结果	临床管理
α₁受体拮抗剂	增加直立性低血压的发生风险	避免联用，密切监测血压
β受体拮抗剂、胺碘酮	增加心动过缓、心脏传导阻滞、窦性停搏的发生风险	避免联用于病态窦房结综合征或房室传导阻滞患者
维拉帕米	可能引起心动过缓和血压下降	避免联用
TCAs	可产生震颤	谨慎联用
降血糖药	本药可影响血糖水平	密切监测血糖水平，调整降血糖药剂量

药代动力学

吸收	F：25%；食物可增加吸收
分布	血浆蛋白结合率：50%；V_d：3～16L/kg
代谢	主要经肝脏代谢
排泄	经肾脏（55%～60%）、粪便（50%）排泄；$t_{1/2}$：6～8 小时

患者教育

　　告知患者本药应与食物或牛奶一起服用，避免突然停药。本药可能引起头晕，服药期间患者应该避免从事需要精神集中或协调性的活动。本药可引起直立性低血压，因此从坐位或仰卧位起身时应缓慢。糖尿病患者应仔细监测血糖水平，因为本药可能会掩盖低血糖症状。避免饮酒。

美托洛尔 Metoprolol

剂型与规格

　　片剂（25mg，50mg）；注射液（5ml：5mg）

适应证与用法用量（用量均以酒石酸美托洛尔计）

- 用于治疗高血压、心绞痛、心肌梗死、肥厚型心肌病、主动脉夹层、心律失常、甲状腺功能亢进、心脏神经官能症等。
- 高血压：p.o.，100～200mg/ 次，b.i.d.，在血流动力学稳定后立即使用。
- 心绞痛：p.o.，25～50mg/ 次，2～3 次 /d；或 100mg/ 次，b.i.d.。不稳定型心绞痛也主张早期使用，用法与用量同"急性心肌梗死"。
- 急性心肌梗死：p.o./i.v.，应在早期（即最初几小时内）使用。一般先静脉注射 2.5～5mg/ 次（2 分钟内），每隔 5 分钟 1 次，共 3 次。15 分钟后开始口服，25～

50mg/ 次，每 6～12 小时 1 次，共 24～48 小时；然后
50～100mg/ 次，b.i.d.。

- 肥厚型心肌病、心律失常、甲状腺功能亢进：p.o.，
25～50mg/ 次，2～3 次 /d；或 100mg/ 次，b.i.d.。

- 室上性快速型心律失常：i.v.，起始以 1～2mg/min 的
速度给药，用量可达 5mg；如病情需要，可间隔 5 分
钟重复注射，推荐的最大剂量为 20mg。

- 心力衰竭：p.o.，应在使用洋地黄和 / 或利尿剂等抗心
力衰竭治疗的基础上使用本药。起始剂量 6.25mg/ 次，
2～3 次 /d，酌情每数日至 1 周增加 6.25～12.5mg，2～
3 次 /d，可用至 50～100mg/ 次，b.i.d.。最大日剂量为
300～400mg。2 周后，可增至 50mg/ 次，q.d.。此后，每
2 周剂量可加倍。长期治疗的目标用量为 200mg/ 次，
q.d.；心功能Ⅲ～Ⅳ级（NYHA 分级）的稳定性心力衰
竭患者，起始剂量为 12.5mg/ 次，q.d.。1～2 周后，可
增至 25mg/ 次，q.d.。如患者能耐受，每 2 周可将剂量
加倍，最大日剂量为 200mg/ 次，q.d.。

❋ 药物特性

妊娠分级	C
哺乳期用药	L2，权衡利弊
禁忌证	心源性休克者；病态窦房结综合征患者；Ⅱ～Ⅲ度房室传导阻滞者；不稳定的失代偿性心力衰竭者；持续地或间歇地接受 β 受体激动剂正变力性治疗患者；有症状的心动过缓或低血压患者；心率低于 45 次 /min 者；P-Q 间期大于 0.24 秒或收缩压低于 100mmHg 的怀疑急性心肌梗死的患者；伴有坏疽危险的严重外周血管疾病患者；对本药中任何成分或其他 β 受体拮抗剂过敏者

黑框警告	突然中止本药治疗,有心绞痛症状加重、心肌梗死和室性心律失常的风险
基因多态性	CYP2D6 弱代谢者谨慎使用
肝功能不全	严重肝功能不全时需考虑减少剂量
肾功能不全	无须调整剂量
肾脏替代治疗	可被透析,于透析后给予维持剂量

⊟ 不良反应

常见(≥1%)	罕见但严重(<1%)
头晕、头痛、恶心、呕吐、腹泻、腹痛、便秘、心动过缓、肢端发冷、疲劳	心力衰竭、心律失常、支气管痉挛、晕厥、血小板减少症

♋ 相互作用

药物	机制与结果	临床管理
维拉帕米	可能引起心动过缓和血压下降	避免联用
Ⅰ类抗心律失常药物	与本药有相加的负性肌力作用,故在左心室功能受损的患者中,有可能引起严重的血流动力学不良反应	病态窦房结综合征或房室传导阻滞患者避免联用
NSAIDs	可能降低本药的降压作用	避免联用,密切监测血压
巴比妥类药物	可增加本药的代谢	避免联用或换用不经肝脏代谢的 β 受体拮抗剂,如阿替洛尔等
CYP2D6 抑制剂	可减少本药代谢,增加发生毒性的风险	低剂量起始,密切监测心率及血压

药代动力学

吸收	F: 40%～50%
分布	血浆蛋白结合率: 10%; V_d: 3.2～5.6L/kg
代谢	主要经肝脏 CYP2D6 代谢
排泄	经肾脏（95%）排泄; $t_{1/2}$: 3～4 小时（弱代谢者 7～9 小时）

患者教育

告知患者本药应空腹服用，避免饮酒，避免突然停药。因本药可能引起头晕，服药期间患者应该避免从事需要精神集中或协调性的活动。本药可引起直立性低血压，因此从坐位或仰卧位起身时应缓慢。糖尿病患者应仔细监测血糖水平，因为本药可能会掩盖低血糖症状。在任何类型的手术之前应告知医师其正在服用本药。如果漏服本药，应在下一个服药时间服用常规剂量。

普萘洛尔 Propranolol

剂型与规格

片剂（10mg）

适应证与用法用量

- 用于高血压、心律失常、劳累性心绞痛、心肌梗死、肥厚型心肌病、嗜铬细胞瘤。
- 高血压: p.o., ①成人, 5mg/ 次, q.i.d., 1～2 周后增加 1/4 剂量, 在严密观察下可逐渐增至 100mg/d。或初始剂量 10mg/ 次, 3～4 次 /d, 酌情调整剂量, 最大日剂量为 200mg。②儿童, 初始剂量为 0.5～1mg/(kg·d), 2～4 次 /d, 每 3～7 日增加 1mg/(kg·d), 最大日剂量为 6mg/kg。
- 心律失常: p.o., ①成人, 10～30mg/ 次, 3～4 次 /d,

酌情调整剂量。②儿童，初始剂量为 0.5～1mg/kg，分次服用。每 6～8 小时 1 次。维持剂量可每 3～4 日增加剂量 1mg/（kg•d），最大日剂量为 4mg/kg。

- 心绞痛：p.o.，初始剂量为 5～10mg/ 次，3～4 次 /d；每 3 日增加 10～20mg，逐渐增至 200mg/d，分次服用。
- 心肌梗死：p.o.，30～240mg/d，分 2～3 次服用。
- 肥厚型心肌病：p.o.，10～20mg/ 次，3～4 次 /d，酌情调整剂量。
- 嗜铬细胞瘤：p.o.，10～20mg/ 次，3～4 次 /d。常用量为 60mg/d，分 3 次服用。术前用 3 日，一般应先用 α 受体拮抗剂，待药效稳定后再加用本药。

❀ 药物特性

妊娠分级	C；D（妊娠中、晚期）
哺乳期用药	L2，可以使用
禁忌证	支气管哮喘患者；心源性休克者；Ⅱ～Ⅲ度房室传导阻滞者；重度或急性心力衰竭者；窦性心动过缓患者
黑框警告	突然中止本药治疗，有心绞痛症状加重、心肌梗死和室性心律失常的风险
基因多态性	CYP2D6 弱代谢者谨慎使用
肝功能不全	根据需要缓慢调整剂量
肾功能不全	根据需要缓慢调整剂量
肾脏替代治疗	不被透析

📺 不良反应

常见（≥1%）	罕见但严重（<1%）
恶心、呕吐、腹痛、腹泻、便秘、低血压、心动过缓、房室传导阻滞加剧、支气管痉挛、呼吸困难、血糖调节紊乱、疲劳、阳痿、瘙痒、皮疹	心力衰竭、心绞痛、心肌梗死、TEN、史 - 约综合征

✍ 相互作用

药物	机制与结果	临床管理
NSAIDs	降低本药的降压作用	避免联用,密切监测血压
降血糖药	本药可引起糖尿病患者血糖降低,并掩盖低血糖症状	注意监测血糖水平,调整降血糖药剂量
CYP1A2 诱导剂	增加本药代谢,降低本药的疗效	谨慎联用,酌情增加本药剂量
CYP1A2、CYP2D6 抑制剂	减少本药的代谢,增加毒性的发生风险	谨慎联用,酌情降低本药剂量
地高辛	可发生房室传导阻滞而使心率减慢	谨慎联用,密切监测心率、心电图及地高辛的血药浓度

⚗ 药代动力学

吸收	F: 30%～70%;食物可增加吸收
分布	血浆蛋白结合率:93%;V_d: 6L/kg
代谢	经肝脏代谢,CYP1A2、CYP2D6 底物
排泄	经肾脏排泄;$t_{1/2}$: 3～6 小时

患者教育

告知患者本药应空腹服用,避免饮酒,避免突然停药。因本药可能引起过度嗜睡和认知受损,服药期间患者应该避免从事需要精神集中或协调性的活动。本药可引起直立性低血压,因此从坐位或仰卧位起身时应缓慢。

糖尿病患者应仔细监测血糖水平，因为本药可能会掩盖低血糖症状。在任何类型的手术之前应告知医师其正在服用本药。如果漏服本药，应在下一个服药时间服用常规剂量。告知患者若计划接受需要麻醉的大手术应提醒医师其正在使用本药，因为本药会损害心脏对反射性肾上腺素能刺激的反应能力。

索他洛尔 Sotalol

⬦ 剂型与规格
片剂（80mg）

适应证与用法用量
- 转复，预防室上性心动过速，特别是房室结折返性心动过速，也可用于预激综合征伴室上性心动过速；心房扑动，心房颤动；各种室性心律失常，包括室性早搏，持续性及非持续性室性心动过速；急性心肌梗死并发严重心律失常。
- p.o.，80～160mg，分 2 次服用，从小剂量开始，逐渐加量。室性心动过速，成人，160～480mg/d。

✿ 药物特性

妊娠分级	B
哺乳期	L4，禁止使用或暂停哺乳
禁忌证	支气管哮喘患者；窦性心动过缓者；Ⅱ度和Ⅲ度房室传导阻滞者（除非植有起搏器）；先天性或获得性 Q-T 间期延长综合征患者；心率低于 60 次/min 病态窦房结综合征患者；室内传导阻滞者；低血压患者；心源性休克者；未控制的充血性心衰者；对本品过敏者

黑框警告	为尽量减少药物引起的心律失常,患者初次或再次静脉使用或从静脉转为口服使用本药时,应在能提供持续心电监护和心脏复苏的环境下进行。本药可引起与 Q-T 间期延长相关的致命的室性心动过速。如果 Q-T 间期延长至 500 毫秒或更长,必须减少剂量、延长给药间隔或停药。根据 CrCl 调整给药间隔
基因多态性	无信息
肝功能不全	无须调整剂量
肾功能不全	CrCl 30~59ml/min:延长给药间隔至每 24 小时 1 次 CrCl 10~29ml/min:延长给药间隔至每 36~48 小时 1 次 CrCl<10ml/min:实施个体化给药剂量
肾脏替代治疗	可被透析

不良反应

常见(≥1%)	罕见但严重(<1%)
心动过缓、心律失常、心力衰竭、低血压、支气管痉挛、呼吸困难、眩晕、恶心、呕吐、乏力、疲倦、意识障碍、皮疹	尖端扭转型室性心动过速

相互作用

药物	机制与结果	临床管理
导致 Q-T 间期延长的药物	增加 Q-T 间期延长的风险	避免联用
地高辛	增加致心律失常事件的风险	避免联用

药物	机制与结果	临床管理
β 受体拮抗剂	可能导致低血压和心动过缓	避免联用
CCBs	可能导致低血压	谨慎联用
胰岛素、口服降血糖药	本药可引起高血糖，可掩盖低血糖的症状	谨慎联用，监测血糖

⚗ 药代动力学

吸收	F: 90%～100%
分布	血浆蛋白结合率: 0; V_d: 1.2～2.4L/kg
代谢	不经肝脏代谢
排泄	主要以原型经肾脏排泄; $t_{1/2}$: 10～20 小时

🖳 患者教育

　　避免突然停药。在药物效应完全消失前，建议患者避免需要精神警觉或协调的活动，因为药物会引起头晕和低血压；用药 2 小时内避免使用含铝或含镁的抗酸剂；警惕本药可能会掩盖低血糖的迹象。

乌拉地尔 Urapidil

⌀ 剂型与规格

　　缓释片（30mg）；缓释胶囊（30mg）；注射液（5ml：25mg）

📖 适应证与用法用量

- 用于治疗原发性高血压，肾性高血压，嗜铬细胞瘤引起的高血压。高血压危象（如血压急剧升高），重度和极重度高血压以及难治性高血压。控制围手术期高血压。

- 原发性高血压、肾性高血压、嗜铬细胞瘤引起的高血压：p.o.，初始剂量为 30mg/d，当效果不明显时，可在 1～2 周的时间内逐渐增加剂量至 60mg/d 或 120mg/d，分 2 次服用，可酌情增减。
- 高血压危象、重度和极重度高血压、难治性高血压以及控制围手术期的血压：i.v. 或 i.v.gtt.，患者须取卧位。①i.v.，10～50mg/ 次，缓慢注射；②i.v.gtt.，250mg 加入 0.9% 氯化钠注射液、5% 或 10% 葡萄糖注射液缓慢滴注。初始速度为 2mg/min，维持速度为 9mg/h，最大药物浓度为 4mg/ml。使用时限一般不超过 7 日。

❀ **药物特性**

妊娠分级	避免使用
哺乳期用药	禁止使用或暂停哺乳
禁忌证	对本药过敏者；主动脉峡部狭窄或动静脉分流者（肾脏透析时的分流除外）
黑框警告	无
基因多态性	无信息
肝功能不全	肝功能不全高龄患者谨慎使用
肾功能不全	中、重度肾功能不全者谨慎使用
肾脏替代治疗	无信息

🗐 **不良反应**

常见（≥1%）	罕见但严重（<1%）
心悸、心律不齐、心动过速或过缓、头痛、头晕、恶心、呕吐、出汗、烦躁、乏力	血小板计数减少、过敏反应

相互作用

药物	机制与结果	临床管理
降压药	可增强本药的降压作用	密切监测血压
西咪替丁	可使本药血药浓度升高,最高达 15%	谨慎联用,密切监测血压

药代动力学

吸收	F: 72%~84%
分布	血浆蛋白结合率:约 80%;V_d: 0.8L/kg
代谢	主要经肝脏代谢
排泄	经肾脏、粪便排泄;$t_{1/2}$: 4.7 小时(p.o.),$t_{1/2}$: 2.7 小时(i.v.)

患者教育

本药的缓释制剂,不宜咀嚼或咬碎服用,应避免与酒精类饮料合用。驾车或操作机器者应慎用。

调节血脂药及抗动脉粥样硬化药

 ## 阿托伐他汀 Atorvastatin

剂型与规格

片剂(10mg,20mg)

适应证与用法用量

- 用于经饮食治疗和其他非药物治疗疗效仍不满意的原发性高胆固醇血症、纯合子家族性高胆固醇血症。
- 原发性高胆固醇血症、混合型高脂血症:p.o.,成人,10mg/次,q.d.。

- 杂合子家族性高胆固醇血症：p.o.，初始剂量为
  10mg/d，根据需要逐步增量（间隔时间为 4 周）至
  40mg/d。若仍未达到满意疗效，可将剂量增至最
  大剂量（80mg/d）或以 40mg/d 的剂量与胆酸螯合
  剂联合治疗。纯合子家族性高胆固醇血症：p.o.，
  成人，10～80mg/d。4～17 岁儿童，起始剂量为
  10mg/d，q.d.。根据患者的反应和耐受性，可缓慢增
  量至 20mg/d，q.d.。

❀ 药物特性

妊娠分级	X
哺乳期用药	L3，暂停哺乳
禁忌证	对本药任何成分过敏者；活动性肝病或不明原因的转氨酶持续升高者；妊娠或计划妊娠的患者
黑框警告	无
基因多态性	低密度脂蛋白（LDL）受体可改变疗效
肝功能不全	活动性肝病或不明原因的转氨酶持续升高者禁止使用
肾功能不全	无须调整剂量
肾脏替代治疗	不被透析

🖰 不良反应

常见（≥1%）	罕见但严重（<1%）
鼻咽炎、关节痛、肌肉骨骼疼痛、恶心、腹泻、消化不良、头痛、转氨酶异常、失眠、泌尿道感染	横纹肌溶解、肌病

✿ 相互作用

药物	机制与结果	临床管理
CYP 3A4/5 诱导剂	增加本药的代谢，可降低本药的疗效	密切监测血脂
CYP 3A4/5 和/或转运蛋白抑制剂	减少本药的代谢，增加毒性（特别是肌病和横纹肌溶解）风险	避免联用，监测肌病及肌酸激酶（CK）水平
贝特类、烟酸、秋水仙碱	可增加肌病或横纹肌溶解的发生风险	避免联用，密切监测肌病或横纹肌溶解，并密切监测 CK 水平
地高辛	与本药（10mg，q.d.）联用时，可使地高辛的血药浓度上升约 20%	应密切监测地高辛的血药浓度
口服避孕药	增加炔诺酮和炔雌醇血浆浓度	谨慎联用

✿ 药代动力学

吸收	F: 14%；食物会降低吸收速度
分布	血浆蛋白结合率≥98%；V_d: 381L
代谢	主要经肝脏代谢，CYP3A4/5 和 P-gp 的底物，抑制 P-gp
排泄	主要经胆汁排泄，$t_{1/2}$: 14 小时

✿ 患者教育

本品每日任意固定时间服用即可。用药期间避免过量饮酒、食用葡萄柚及葡萄柚汁。如出现不明原因的肌肉疼痛、肌肉压痛以及肌肉无力等请及时就医。用药期间定期监测肝功能。本药存在较多的药物相互作用，使用新的药物之前应咨询医疗专业人员。本药不能代替饮食和运动来降低胆固醇水平。

 ## 非诺贝特 Fenofibrate

⌀ 剂型与规格

片剂（0.1g）；胶囊（0.1g，0.2g）；分散片（0.1g）

适应证与用法用量

- 成人经饮食控制疗法效果不理想的高胆固醇血症（Ⅱa 型），内源性高甘油三酯血症，单纯型（Ⅳ型）和混合型（Ⅱb 和Ⅲ型）。特别是饮食控制后血中胆固醇仍持续升高，或是有其他并发的危险因素时。p.o.，①胶囊，200mg/ 次，q.d.，与餐同服。当胆固醇水平正常时，应减少剂量。②片剂，100mg/ 次，t.i.d.，维持剂量 100mg/ 次，1～2 次 /d。治疗 2 个月后无效应停药。

✲ 药物特性

妊娠分级	C
哺乳期用药	L3，避免使用或暂停哺乳
禁忌证	胆囊疾病患者；肝功能不全者（包括原发性胆汁性肝硬化，以及不明原因持续性肝功能异常患者）；严重肾功能不全者（包括接受透析的患者）；对本药或辅料过敏者；慢性或急性胰腺炎患者（重症高甘油三酯血症引起的急性胰腺炎除外）
黑框警告	无
基因多态性	无信息

肝功能不全	禁止使用
肾功能不全	轻中度肾功能不全者建议从较小的起始剂量开始使用，然后根据对肾功能和血脂的影响，进行剂量调整；严重的肾功能不全者避免使用
肾脏替代治疗	不被透析

⊡ 不良反应

常见(≥1%)	罕见但严重(<1%)
腹痛、腹泻、便秘、恶心、呕吐、胃肠胀气、头痛、鼻炎、血同型半胱氨酸水平升高、转氨酶升高	横纹肌溶解、肌肉痉挛、血栓性静脉炎、胰腺炎、胆石症、肝毒性、肾毒性、间质性肺病

∮ 相互作用

药物	机制与结果	临床管理
其他贝特类药物	增加横纹肌溶解等不良反应发生风险	禁止联用
β-羟-β-甲戊二酸单酰辅酶 A（HMG-CoA）还原酶抑制剂、秋水仙碱	可增加肌痛、横纹肌溶解的发生风险	避免联用，严密监测肌病并酌情降低剂量
胆酸螯合剂	可减少本药的吸收	避免联用，或在服用胆酸螯合剂前至少 1 小时或 4 小时后服用本药
华法林	可增加出血风险	谨慎联用，应密切监测 INR 并调整剂量

✂ 药代动力学

吸收	F: 60%；很少受食物影响
分布	血浆蛋白结合率：99%；V_d: 0.9L/kg
代谢	经肝脏代谢
排泄	主要经肾脏排泄；$t_{1/2}$: 约 20 小时

⊟ 患者教育

用药期间避免大量饮酒。为减少胃部不适，本药应与食物同服。本品有多种品牌，每种品牌的药品又有不同的性状，告知患者对于服用不同品牌药物时的饮食要求和用法用量应遵照相应的药品说明书进行。

氟伐他汀 Fluvastatin

⊘ 剂型与规格

胶囊（20mg，40mg）；缓释片（80mg）

▯▯ 适应证与用法用量

– 原发性高胆固醇血症、混合型高脂血症：p.o.，20～40mg/ 次，q.d.，晚餐时或临睡前服用。可酌情调整剂量。胆固醇极高或对药物反应不佳者，可增至 40mg/ 次，b.i.d.；对于严重的高胆固醇血症或者 40mg 常释胶囊治疗效果不满意的患者，可服用氟伐他汀缓释片 80mg/d。最大日剂量为 80mg。

❋ 药物特性

妊娠分级	X
哺乳期用药	L3，避免使用或暂停哺乳
禁忌证	活动性肝病或无法解释的持续血清转氨酶升高者；对本药过敏者；妊娠患者
黑框警告	无

基因多态性	无信息
肝功能不全	活动性肝脏疾病或无法解释的持续血清转氨酶浓度升高时禁止使用,有肝病史或重度饮酒史者谨慎用药
肾功能不全	轻中度肾功能不全者无须调整剂量,重度肾功能不全者每日剂量超过 40mg 应谨慎
肾脏替代治疗	无信息

不良反应

常见(≥1%)	罕见但严重(<1%)
消化不良、恶心、腹痛、便秘、头痛、乏力、失眠、肌痛、关节痛、鼻窦炎、支气管炎	胰腺炎、暴发性肝坏死、系统性红斑狼疮、史 - 约综合征、肌病、呼吸困难、过敏性休克、周围神经病变

相互作用

药物	机制与结果	临床管理
贝特类、烟酸类	可使肌病、横纹肌溶解的发生风险增加	避免联用,监测肌病及 CK 水平
胆酸螯合剂	可使本药的生物利用度降低	避免联用,应在使用胆酸螯合剂后至少 4 小时服用本药
氟康唑、环孢素	可升高本药的血药浓度	谨慎联用
华法林	可增加出血风险	加用或停用本药时密切监测 INR;监测肌病及 CK 水平

药代动力学

吸收	F: 24%（胶囊），29%（缓释片）
分布	血浆蛋白结合率：98%；V_d: 0.35L/kg
代谢	主要经肝脏代谢
排泄	经粪便（90%）、肾脏（5%）排泄；$t_{1/2}$: 3 小时（胶囊），$t_{1/2}$: 9 小时（缓释片）

患者教育

本药应整片吞服药片，不要咀嚼、压碎或掰开。出现不明原因的肌肉疼痛、压痛，尤其是伴有发热或精神萎靡，亦或在停药后上述症状仍然持续存在时，应及时就医。出现乏力、厌食、上腹部不适、深色尿或黄疸要及时就医。用药期间避免过量饮酒以减少肝毒性的风险。本药存在明显的药物相互作用，在使用新的药物之前应咨询医疗专业人员。本药不能代替饮食和运动来降低胆固醇水平。

普伐他汀 Pravastatin

剂型与规格

片剂（10mg, 20mg, 40mg）

适应证与用法用量

- 高脂血症：p.o.，初始剂量为 10～20mg/ 次，临睡前服用。最大日剂量为 40mg。

药物特性

妊娠分级	X
哺乳期用药	L3，避免使用或暂停哺乳
禁忌证	对本药过敏者；活动性肝病或不明原因的血清转氨酶升高者；妊娠患者

黑框警告	无
基因多态性	可有效降低载脂蛋白 E2/E2 基因型和 Fredrickson Ⅲ型异常 β 脂蛋白患者的血脂
肝功能不全	活动性肝病或不明原因的血清氨基转移酶持续升高者禁止使用
肾功能不全	重度肾功能不全者起始剂量为 10mg/d, q.d.
肾脏替代治疗	不被透析

☒ 不良反应

常见(≥1%)	罕见但严重(<1%)
恶心、呕吐、腹泻、胃肠胀气、头痛、头晕、心绞痛、转氨酶升高、疲劳、流感样症状、肌肉骨骼痛、肌痛、皮疹	肝衰竭、间质性肺炎、横纹肌溶解、肌腱断裂、周围神经疾病

ℰ 相互作用

药物	机制与结果	临床管理
贝特类、烟酸、环孢素、秋水仙碱	可增加肌病、横纹肌溶解症的发生风险	避免联用,监测肌病及 CK 水平
胆酸螯合剂	可减少本药的吸收	应于使用胆酸螯合剂前至少 1 小时或使用后至少 4 小时服用本药
抗酸剂	可减少本药的吸收	避免联用,两者间隔 2 小时给药

⌗ 药代动力学

吸收	F: 17%
分布	血浆蛋白结合率: 约 50%; V_d: 0.5L/kg

代谢	主要经肝脏代谢
排泄	经肾脏（20%）、粪便（70%）排泄；$t_{1/2}$：1.8 小时

患者教育

　　本药需晚上服用，用药期间避免大量饮酒。出现不明原因的肌肉疼痛、压痛，尤其是伴有发热或精神萎靡，亦或在停药后上述症状仍然持续存在时，应及时就医。本药不能代替饮食和运动来降低胆固醇水平。

瑞舒伐他汀 Rosuvastatin

剂型与规格

　　片剂、胶囊（5mg，10mg，20mg）

适应证与用法用量

- 原发性高胆固醇血症（Ⅱa 型，包括杂合子家族性高胆固醇血症）、混合型血脂异常症（Ⅱb 型）、纯合子家族性高胆固醇血症：p.o.，初始剂量为 5mg/ 次，q.d.。对于需更有效地降低 LDL-C 的患者，初始剂量可增至 10mg/ 次，q.d.。必要时，可在用药 4 周后增加剂量。最大日剂量为 20mg。

药物特性

妊娠分级	X
哺乳期用药	L3，避免使用或暂停哺乳
禁忌证	对本药过敏者；活动性肝病或不明原因的血清转氨酶升高者；严重肾功能损害者（CrCl<30ml/min）；肌病患者；同时使用环孢素者；妊娠患者
黑框警告	无
基因多态性	无信息

肝功能不全	活动性肝病或不明原因的血清转氨酶升高者禁用
肾功能不全	轻中度肾功能不全的患者无须调整剂量；严重肾功能不全者（CrCl<30ml/min）禁用
肾脏替代治疗	不被透析

⊠ 不良反应

常见（≥1%）	罕见但严重（<1%）
头痛、头晕、恶心、腹痛、便秘、转氨酶升高、肌痛、关节痛、虚弱	肝衰竭、急性肾衰竭、胰腺炎、横纹肌溶解、肌腱断裂、免疫介导的坏死性肌病

⌇ 相互作用

药物	机制与结果	临床管理
贝特类、烟酸、环孢素、蛋白酶抑制剂	可增加肌病及横纹肌溶解的发生风险	避免联用，监测肌病、CK 水平
抗酸剂	可减少本药的吸收	避免联用，两者间隔 2 小时给药
胆酸螯合剂	可减少本药的吸收	避免联用，应于使用胆酸螯合剂前至少 1 小时或使用后至少 4 小时服用本药
华法林	可增加出血风险	加用或停用本药时密切监测 INR；监测肌病及 CK 水平

⊹ 药代动力学

吸收	F: 20%
分布	血浆蛋白结合率：约 90%；V_d: 134L

代谢	本药代谢有限，约 10% 经肝脏 CYP2C9 代谢
排泄	主要经粪便（90%）排泄；$t_{1/2}$：19 小时

🔷 患者教育

　　本品每日任意固定时间服用即可。服药期间避免喝酒。如果在服用本药期间怀孕，请立即就医。出现不明原因的肌肉疼痛、压痛，尤其是伴有发热或精神萎靡，亦或在停药后上述症状仍然持续存在时，应及时就医。本药不能代替饮食和运动来降低胆固醇水平。

 ## 辛伐他汀 Simvastatin

🔷 剂型与规格

　　片剂（10mg，20mg）

🔷 适应证与用法用量

- 用于高胆固醇血症和混合型高脂血症以及冠心病。
- 高胆固醇血症：p.o.，初始剂量为 10mg/d，晚间顿服。对于胆固醇水平轻至中度升高者，起始剂量为 5mg/d。若需调整剂量，应间隔 4 周以上。最大日剂量为 40mg，晚间顿服。当 LDL-C 水平降至 1.94mmol/L（75mg/dl）以下或总胆固醇水平降至 3.6mmol/L（140mg/dl）以下时，应减量。
- 冠心病：p.o.，初始剂量为 20mg/d，晚间顿服，剂量调整应间隔 4 周以上，最大日剂量为 40mg。

🔷 药物特性

妊娠分级	X
哺乳期用药	L3，避免使用或暂停哺乳
禁忌证	对本药过敏者；活动性肝病或不明原因的血清氨基转移酶持续升高者；妊娠患者

黑框警告	无
基因多态性	无信息
肝功能不全	有肝病病史者慎用,活动性肝病或不明原因的血清氨基转移酶持续升高者禁用
肾功能不全	轻中度肾功能不全者无须调整剂量,严重肾功能不全者(CrCl<30ml/min)起始剂量为 5mg/d
肾脏替代治疗	无信息

不良反应

常见(≥1%)	罕见但严重(<1%)
头痛、头晕、腹痛、便秘、腹泻、恶心、消化不良、上呼吸道感染、转氨酶升高、肌痛、皮疹	横纹肌溶解、肌腱断裂、肌病、免疫介导的坏死性肌病、肝衰竭、胰腺炎

相互作用

药物	机制与结果	临床管理
贝特类、烟酸(≥1g/d)、环孢素	可增加横纹肌溶解的发生风险	避免联用
CYP3A4/5 诱导剂	增加本药代谢,降低疗效	密切监测,调整剂量
CYP3A4/5 抑制剂	减少本药代谢,增加毒性的发生风险	避免联用,密切监测
华法林	可增加出血与横纹肌溶解的发生风险	加用或停用本药时密切监测 INR;监测肌病及 CK 水平
胆酸螯合剂	可使本药生物利用度降低	避免联用,在服用以上药物 4 小时后服用本药

⚗️ 药代动力学

吸收	*F*<5%
分布	血浆蛋白结合率：约 95%
代谢	主要经肝脏 CYP3A4 代谢
排泄	经粪便（60%）、肾脏（13%）排泄；$t_{1/2}$：3 小时

🗒️ 患者教育

　　本药需晚上服用，服药期间避免过量饮酒和葡萄柚汁。本药不能代替饮食和运动来降低胆固醇水平。本药存在明显的药物相互作用，在使用新的药物之前应咨询医疗专业人员。如果在服用本药期间怀孕，请立即就医。

依折麦布 Ezetimibe

💊 剂型与规格

　　片剂（10mg）

📋 适应证与用法用量

- 高胆固醇血症、纯合子谷固醇血症：p.o.，10 岁及以上儿童 / 成人，10mg/ 次，q.d.，单用或与他汀类药或非诺贝特联用。

⚙️ 药物特性

妊娠分级	C
哺乳期用药	L3，避免使用
禁忌证	对本药过敏者；活动性肝病或不明原因血清转氨酶持续升高患者（与 HMG-CoA 还原酶抑制剂联合应用时）
黑框警告	无
基因多态性	无信息

肝功能不全	轻度肝功能不全者（Child-Pugh 评分：5 或 6）无须调整剂量；中度或重度（Child-Pugh 评分≥7）肝功能不全者不推荐使用
肾功能不全	无须调整剂量
肾脏替代治疗	无信息

🗔 不良反应

常见（≥1%）	罕见但严重（<1%）
腹痛、腹泻、便秘、胃肠胀气、头痛、疲倦、上呼吸道感染、转氨酶升高	胃食管反流、胸部疼痛、关节疼痛、肌肉痉挛、高血压

🔗 相互作用

药物	机制与结果	临床管理
贝特类药物	可能增加胆石症的发生风险	避免联用；与非诺贝特联用时若怀疑出现胆结石，需检查胆囊，并考虑其他降脂治疗
胆酸螯合剂	可减少本药的吸收	避免联用，间隔 2～4 小时给药
华法林	可增加出血风险	监测 INR，调整华法林的剂量

⚗ 药代动力学

吸收	口服后吸收迅速，食物对吸收无影响
分布	血浆蛋白结合率：90%；V_d: 105L
代谢	主要经小肠和肝脏代谢（不经 CYP450 代谢）
排泄	经粪便（78%）、肾脏（11%）排泄；$t_{1/2}$: 22 小时

患者教育

　　本药可或不与食物同服，可在一天之内任何时间服用。用药期间应坚持适当的低脂饮食。用药期间若出现不明原因的肌痛、触痛或无力应及时就医，并定期检测肝功能和 CK 水平。

血管紧张素Ⅱ受体阻滞剂

厄贝沙坦 Irbesartan

剂型与规格

　　片剂（75mg，150mg）

适应证与用法用量

- 用于治疗高血压、伴高血压的 2 型糖尿病肾病。
- 高血压：p.o.，初始剂量和维持剂量为 150mg/ 次，q.d.。如血压不能有效控制，可增至 300mg/ 次，q.d.，或联用其他降压药。
- 伴高血压的 2 型糖尿病肾病：p.o.，初始剂量为 150mg/ 次，q.d.；维持剂量可增至 300mg/ 次，q.d.。必要时加用其他降压药。

药物特性

妊娠分级	C（妊娠早期）；D（妊娠中、晚期）
哺乳期用药	L3，权衡利弊
禁忌证	对本药过敏者；妊娠中、晚期患者
黑框警告	一旦发现妊娠，应尽快停药
基因多态性	无信息
肝功能不全	无须调整剂量

肾功能不全	无须调整剂量
肾脏替代治疗	不被透析,血液透析患者初始剂量 75mg/d

🖼 不良反应

常见(≥1%)	罕见但严重(<1%)
恶心、呕吐、头晕、疲劳、直立性低血压、骨骼肌疼痛、高钾血症	血管性水肿、血小板减少症、心动过速、肝炎、黄疸、肾衰竭

🔗 相互作用

药物	机制与结果	临床管理
阿利吉仑	可能增加低血压、高钾血症和肾毒性的发生风险	糖尿病患者或中重度肾功能损害(CrCl<60ml/min)者禁止联用
ACEIs	可能增加低血压、高钾血症和肾毒性的发生风险	糖尿病肾病患者禁止联用;其他患者避免联用,密切监测血钾、血压
保钾利尿剂、钾补充剂	可导致血钾水平升高	避免联用,应密切监测血钾水平
NSAIDs	可能降低本药降压和排钠作用,增加肾毒性	避免联用,密切监测血压和肾功能

📊 药代动力学

吸收	F:60%～80%;食物无影响
分布	血浆蛋白结合率:96%;V_d:53～93L
代谢	经肝脏 CYP2C9 代谢
排泄	经粪便(80%)和肾脏(20%)排泄;$t_{1/2}$:11～15小时

🖳 患者教育

　　避免突然停药。用药期间若出现面部、眼睛、喉咙水肿，发生呕吐、腹泻、出汗过多、身体虚弱、心跳不均匀或手麻木／刺痛，请及时就医。本药可能引起头晕，避免饮酒或驾车。若需使用钾补充剂，请咨询医师或药师。

氯沙坦 Losartan

🖉 剂型与规格

　　片剂（50mg，100mg）；胶囊（50mg）

📖 适应证与用法用量

- 用于治疗原发性高血压以及心力衰竭。
- 原发性高血压：p.o.，对多数患者，初始和维持剂量通常为 50mg／次，q.d.。治疗 3～6 周可达最大降压效应。对部分患者，可增量至 100mg／次，q.d.，以产生进一步的降压效应。对血容量不足的患者，可考虑给予初始剂量 25mg／次，q.d.。
- 心力衰竭：p.o.，初始剂量为 12.5mg／次，q.d.，可根据患者耐受情况以周为间隔逐渐增量，直至可耐受的最大日剂量。最大日剂量为 150mg。

❋ 药物特性

妊娠分级	C（妊娠早期）；D（妊娠中、晚期）
哺乳期用药	L3，权衡利弊
禁忌证	对本药过敏者；妊娠中、晚期患者
黑框警告	一旦发现妊娠，应尽快停药
基因多态性	无信息
肝功能不全	初始剂量为 25mg/d
肾功能不全	无须调整剂量
肾脏替代治疗	不被透析

📧 不良反应

常见(≥1%)	罕见但严重(<1%)
头痛、头晕、恶心、腹泻、消化不良、腹痛、疲劳、背痛、肌肉痉挛、咳嗽、上呼吸道感染、心悸、心动过速、低血压、高钾血症	血管性水肿、血小板减少、肝炎、横纹肌溶解、阳痿、癫痫大发作

🔗 相互作用

药物	机制与结果	临床管理
阿利吉仑	可能增加低血压、高钾血症和肾毒性的发生风险	糖尿病患者或中重度肾功能损害(CrCl<60ml/min)者禁止联用
ACEIs	可能增加低血压、高钾血症和肾毒性的发生风险	避免联用,监测血压、血钾水平和肾功能
保钾利尿剂、钾补充剂	可使血钾水平升高	避免联用,密切监测血钾水平
CYP2C9、CYP3A4/5抑制剂	减少本药代谢,增加毒性的发生风险	密切监测血压,考虑减少本药剂量
NSAIDs	降低本药的降压和利钠作用,增加肾毒性	避免联用,密切监测血压和肾功能

🔬 药代动力学

吸收	F: 33%;与食物同服血药浓度无明显变化
分布	血浆蛋白结合率: 99%; V_d: 34L
代谢	经肝脏(14%)代谢,为CYP2C9底物
排泄	经胆汁和尿液排泄; $t_{1/2}$: 2小时

患者教育

避免突然停药。用药期间若出现面部、眼睛、喉咙水肿、发生呕吐、腹泻、出汗过多、身体虚弱、心跳不均匀或手麻木/刺痛，请及时就医。本药可能引起头晕，避免饮酒或驾车。若需使用钾补充剂，请咨询医师或药师。本药可导致直立性低血压，建议患者从坐位卧位改变位置时，动作应缓慢。

替米沙坦 Telmisartan

剂型与规格

片剂（40mg，80mg）；胶囊（40mg）

适应证与用法用量

– 高血压：p.o.，初始剂量为 40mg/ 次，q.d.。若用药后未达理想血压，可加大剂量，最大剂量为 80mg/ 次，q.d.。可与噻嗪类利尿药如氢氯噻嗪联用。因本药在用药 4～8 周后才能发挥最大药效，故在考虑增加药物剂量时需注意用药时间。

药物特性

妊娠分级	C（妊娠早期）；D（妊娠中、晚期）
哺乳期用药	L4，禁止使用或暂停哺乳
禁忌证	对本药过敏者；胆道阻塞性疾病者；严重肝功能受损者；妊娠中、晚期患者
黑框警告	一旦发现妊娠，应尽快停药
基因多态性	无信息
肝功能不全	轻度或中度肝功能受损者，用量不超过 40mg/d
肾功能不全	轻度或中度肾功能受损患者，无须调整剂量；严重肾功能损害患者推荐起始剂量为 20mg，q.d.
肾脏替代治疗	血液透析患者推荐起始剂量为 20mg，q.d.

🗒 不良反应

常见(≥1%)	罕见但严重(<1%)
头痛、头晕、乏力、咳嗽、流感样症状、水肿、消化不良、低血压、高钾血症、背痛、胸痛、肌痛、尿路感染、皮肤溃疡	急性肾衰竭、横纹肌溶解、肝毒性、心肌梗死、血管性水肿

🎵 相互作用

药物	机制与结果	临床管理
地高辛	可升高地高辛的血药浓度	避免联用,若必须联用,应在开始使用、调整剂量和停止使用本药时监测地高辛浓度
ACEIs	可能增加低血压、高钾血症和肾毒性的发生风险	避免联用,密切监测血钾、血压
保钾利尿剂、钾补充剂	可使血钾水平升高	谨慎联用,密切监测血钾水平
镇静催眠药、抗抑郁药	可增加直立性低血压的发生风险	避免联用,密切监测血压,酌情调整剂量

✂ 药代动力学

吸收	F: 50%;食物会轻度降低生物利用度
分布	血浆蛋白结合率≥99.5%
代谢	CYP450 同工酶不参与本药代谢
排泄	主要经粪便排泄;$t_{1/2}$: 24 小时

👤 患者教育

避免突然停药。用药期间若出现面部、眼睛、喉咙水肿,发生呕吐、腹泻、出汗过多、身体虚弱、心跳不均匀或手麻木/刺痛,请及时就医。本药可能引起头晕,避免饮酒或从事需要保持协调性的活动。若需使用钾补充剂,请咨询医师或药师。本药可导致直立性低血压,建议患者从坐位卧位改变位置时,动作应缓慢。

 ## 缬沙坦 Valsartan

⌀ 剂型与规格
胶囊(80mg)

🈯 适应证与用法用量
- 原发性高血压:p.o.,80mg/次,q.d.。服药2周内可达确切降压效果,4周后达最大疗效。对血压控制不满意者,日剂量可增至160mg,或加用利尿药。

✱ 药物特性

妊娠分级	C;D(妊娠中、晚期)
哺乳期用药	L3,权衡利弊
禁忌证	对本药过敏者;妊娠中、晚期患者
黑框警告	一旦发现妊娠,应尽快停药
基因多态性	无信息
肝功能不全	无须调整剂量
肾功能不全	无须调整剂量
肾脏替代治疗	不被透析

🗒 不良反应

常见(≥1%)	罕见但严重(<1%)
头晕、疲劳、背痛、关节痛、腹泻、高钾血症、低血压	血管性水肿、横纹肌溶解、大疱性皮炎、肾衰竭、血小板减少

⚙ 相互作用

药物	机制与结果	临床管理
阿利吉仑	可能增加低血压、高钾血症和肾毒性的发生风险	糖尿病患者禁止联用；肾功能损害（CrCl<60ml/min）者避免联用
ACEIs	可增加低血压、高钾血症和肾毒性的发生风险	避免联用，密切监测血压、血钾和肾功能
保钾利尿剂、钾补充剂	可使血钾水平升高	避免联用，密切监测血钾水平
NSAIDs	降低本药的降压和利钠作用，增加肾毒性	避免联用，密切监测血压和肾功能

⚗ 药代动力学

吸收	F: 25%；食物无影响
分布	血浆蛋白结合率：95%；V_d: 17L
代谢	很少经肝脏代谢
排泄	主要经粪便（83%）、尿（13%）排泄；$t_{1/2}$: 6～9 小时

⌸ 患者教育

　　避免突然停药。用药期间若出现面部、眼睛、喉咙水肿，发生呕吐、腹泻、出汗过多、身体虚弱、心跳不均匀或手麻木／刺痛，请及时就医。本药可能引起头晕，避免饮酒或从事需要保持协调性的活动。若需使用钾补充剂，请咨询医师或药师。本药可导致直立性低血压，建议患者从坐位卧位改变位置时，动作应缓慢。

奥美沙坦酯 Olmesartan Medoxomil

剂型与规格

片剂（20mg）

适应证与用法用量

- 高血压：p.o.，初始剂量为 20mg/ 次，q.d.。经两周
  治疗后仍需进一步降低血压的患者，剂量可增至
  40mg，q.d.。

药物特性

妊娠分级	C；D（妊娠中、晚期）
哺乳期用药	避免使用或暂停哺乳
禁忌证	对本药过敏患者；妊娠中、晚期患者
黑框警告	一旦发现妊娠，应尽快停药
基因多态性	无信息
肝功能不全	无须调整剂量
肾功能不全	CrCl<20ml/min：谨慎使用
肾脏替代治疗	不被透析

不良反应

常见（≥1%）	罕见但严重（<1%）
头晕、头痛、背痛、腹泻、高钾血症、高甘油三酯血症、高血糖症、肌酸磷酸激酶升高、血尿、支气管炎、流感样症状、咽炎、鼻炎和鼻窦炎	血管性水肿、横纹肌溶解症、急性肾衰竭

℘ 相互作用

药物	机制与结果	临床管理
阿利吉仑	可能增加低血压、高钾血症和肾毒性的发生风险	糖尿病患者禁止联用；肾功能损害（CrCl<60ml/min）者避免联用
保钾利尿剂、钾补充剂	可使血钾水平升高	避免联用，密切监测血钾水平
NSAIDs	降低本药的降压和利钠作用，增加肾毒性风险	避免联用，密切监测血压和肾功能
ACEIs	可增加低血压、高钾血症和肾毒性的发生风险	避免联用，密切监测血压、血钾和肾功能
考来维仑	可降低本药的血药浓度	本药提前于考来维仑至少4小时服用

⚗ 药代动力学

吸收	F: 26%；食物无影响
分布	血浆蛋白结合率：99%；V_d: 17L
代谢	经肠壁，不经 CYP450 酶系代谢
排泄	经尿液和粪便排泄；$t_{1/2}$: 13 小时

👤 患者教育

　　避免突然停药。用药期间若出现面部、眼睛、喉咙水肿，发生呕吐、腹泻、出汗过多、身体虚弱、心跳不均匀或手麻木/刺痛，请及时就医。本药可能引起头晕，避免饮酒或从事需要保持协调性的活动。若需使用钾补充剂，请咨询医师或药师。本药可导致直立性低血压，建议患者从坐位卧位改变位置时，动作应缓慢。

坎地沙坦 Candesartan

剂型与规格

片剂（4mg，8mg）

适应证与用法用量

- 原发性高血压：p.o.，①成人，4～8mg/ 次，q.d.，必要时剂量可增至 12～16mg。②1～5 岁儿童，0.05～0.4mg/（kg•d），初始剂量为 0.2mg/kg。6～16 岁儿童，体重低于 50kg 者，2～16mg/d，初始剂量为 4～8mg。体重大于 50kg 者，4～32mg/d，初始剂量为 8～16mg。

药物特性

妊娠分级	C；D（妊娠中、晚期）
哺乳期用药	L3，避免使用或暂停哺乳
禁忌证	对本药过敏者；妊娠或可能妊娠的患者
黑框警告	一旦发现妊娠，应尽快停药
基因多态性	无信息
肝功能不全	中度肝功损害患者应减少剂量
肾功能不全	CrCl 15～60ml/min：8mg/d
肾脏替代治疗	不被透析

不良反应

常见（≥1%）	罕见但严重（<1%）
背痛、头晕、低血压、高钾血症、上呼吸道感染、咽炎、鼻炎、咳嗽、中性粒细胞减少、白细胞减少、粒细胞减少	休克、晕厥和失去意识、血管性水肿、出生缺陷、肝毒性、急性肾衰竭、间质性肺炎、横纹肌溶解

⚗ 相互作用

药物	机制与结果	临床管理
阿利吉仑	可能增加低血压、高钾血症和肾毒性的发生风险	糖尿病患者或中重度肾功能损害（CrCl<60ml/min）者禁止联用
ACEIs	可增加低血压、高钾血症和肾毒性的发生风险	避免联用，密切监测血压、血钾和肾功能
保钾利尿剂、钾补充剂	可使血钾水平升高	避免联用，密切监测血钾水平
NSAIDs	降低本药的降压和利钠作用，增加肾毒性	避免联用，密切监测血压和肾功能

⚗ 药代动力学

吸收	F: 15%；食物无影响
分布	血浆蛋白结合率>99%；V_d: 0.13L
代谢	大部分不经 CYP450 酶系代谢
排泄	经肾脏（33%）、粪便（67%）排泄；$t_{1/2}$: 9 小时

⚗ 患者教育

避免突然停药。用药期间若出现面部、眼睛、喉咙水肿，发生呕吐、腹泻、出汗过多、身体虚弱、心跳不均匀或手麻木 / 刺痛，请及时就医。本药可能引起头晕，避免饮酒或从事需要保持协调性的活动。若需使用钾补充剂，请咨询医师或药师。本药可导致直立性低血压，建议患者从坐位卧位改变位置时，动作应缓慢。

血管紧张素转换酶抑制剂

 ## 福辛普利 Fosinopril

⬠ 剂型与规格

片剂（10mg）

▯▯ 适应证与用法用量

- 高血压：p.o.，剂量范围为 10~40mg/ 次，q.d.。初始剂量为 10mg/ 次，q.d.。用药约 4 周后可根据血压反应适当调整剂量。剂量超过 40mg/d，不增强降压作用。如单用本药不能完全控制血压，可加用利尿药。
- 心力衰竭：p.o. 初始剂量为 10mg/ 次，q.d.。如患者耐受良好，可逐渐增量至 40mg/ 次，q.d.。

✿ 药物特性

妊娠分级	C；D（妊娠中、晚期）
哺乳期用药	L3，禁止使用或暂停哺乳
禁忌证	对本品及其他血管紧张素转换酶抑制剂过敏者；妊娠中、晚期患者
黑框警告	一旦发现妊娠，应尽快停药
基因多态性	无信息
肝功能不全	无须调整剂量
肾功能不全	CrCl 10~30ml/min：起始剂量为 5mg/d CrCl <10ml/min：起始剂量 2.5mg/d
肾脏替代治疗	可被透析

🖰 不良反应

常见（≥1%）	罕见但严重（<1%）
腹泻、恶心、呕吐、头痛、头晕、干咳、低血压、高血钾、肾毒性、心动过速、皮疹	出生缺陷、血管神经性水肿、肝衰竭

🖋 相互作用

药物	机制与结果	临床管理
钾补充剂、保钾利尿剂	增加高钾血症的风险	避免联用，监测血钾水平
抗酸剂	抗酸剂可能影响本药的吸收	两者应间隔至少 2 小时服用
ARBs	增加低血压、高钾血症和肾毒性的发生风险	避免联用，密切监测血压、肾功能和血钾水平
NSAIDs	降低本药降压和利钠作用，增加肾毒性风险	避免联用，密切监测血压和肾功能
锂剂	可能升高血清锂水平而出现毒性	避免联用，密切监测血清锂

⚗ 药代动力学

吸收	F：36%；食物无影响
分布	血浆蛋白结合率：99%
代谢	经肝脏代谢，不经 CYP450 酶系代谢
排泄	经肾脏、粪便排泄；$t_{1/2}$：11.5 小时，$t_{1/2}$：14 小时（心力衰竭患者）

🖎 患者教育

避免妊娠。本药达到最大疗效可能需要 2～4 周。

若需使用钾补充剂,请咨询医师或药师。本药可能导致
头晕,若出现脱水,则头晕可能会加重。用药期间如果
出现血管神经性水肿(面部、眼睛、嘴唇、舌头或喉咙肿
胀)、体液流失过多(呕吐、腹泻或出汗过多)、高钾血症
(意识模糊、身体虚弱、心跳不均匀或手麻木 / 刺痛),请
及时就医。

 卡托普利 Captopril

剂型与规格
片剂(12.5mg,25mg)

适应证与用法用量
- 用于治疗高血压、心力衰竭。
- 高血压: p.o., 12.5mg/ 次,2~3 次 /d,可根据需要于
  1~2 周内增量至 50mg/ 次,2~3 次 /d。如疗效仍不
  满意,可加用其他降压药。
- 心力衰竭: p.o.,初始剂量为 12.5mg/ 次,2~3 次 /d,
  必要时可逐渐增量至 50mg/ 次,2~3 次 /d。若需进
  一步增量,宜先观察疗效达 2 周。对近期大量使用
  利尿药、处于低钠或低血容量状态,且血压正常或
  偏低者,初始剂量宜为 6.25mg/ 次,t.i.d.,随后逐渐
  增量至常用剂量。

药物特性

妊娠分级	C; D(妊娠中、晚期)
哺乳期用药	L2,权衡利弊
禁忌证	对本品或其他 ACEIs 过敏者
黑框警告	一旦发现妊娠,应尽快停药
基因多态性	无信息
肝功能不全	无须调整剂量

肾功能不全	应减少初始剂量；剂量调整时应使用更小的增量
肾脏替代治疗	无信息

🗒 不良反应

常见（≥1%）	罕见但严重（<1%）
低血压、高血钾、心动过速、蛋白尿、关节痛、味觉迟钝、干咳、皮疹、瘙痒	血管性水肿、肾病综合征、肝衰竭、粒细胞减少

🖋 相互作用

药物	机制与结果	临床管理
钾补充剂、保钾利尿剂	增加高钾血症的风险	避免联用，监测血钾水平
抗酸剂	抗酸剂可能影响本药的吸收	两者应间隔至少 2 小时服用
锂剂	可能升高血清锂水平而出现毒性	避免联用，密切监测血清锂
ARBs	增加低血压、高钾血症和肾毒性的发生风险	避免联用，密切监测血压、肾功能和血钾水平
NSAIDs	降低本药降压和利钠作用，增加肾毒性风险	避免联用，密切监测血压和肾功能

⋇ 药代动力学

吸收	F：65～75%；食物可使本药吸收减少 30%～40%
分布	血浆蛋白结合率：25%～30%；V_d: 0.7L/kg
代谢	经肝脏代谢
排泄	经肾脏排泄；$t_{1/2}$: 2 小时

患者教育

本药应饭前 1 小时服用。若需使用钾补充剂，请咨询医师或药师。本药可能导致头晕，若出现脱水，则头晕可能恶化。用药期间如果出现血管神经性水肿（面部、眼睛、嘴唇、舌头或喉咙肿胀）、体液流失过多（呕吐、腹泻或出汗过多）、高钾血症（意识模糊、身体虚弱、心跳不均匀或手麻木／刺痛），请及时就医。

赖诺普利 Lisinopril

剂型与规格

片剂、胶囊（5mg，10mg）

适应证与用法用量

- 原发性高血压：p.o.，①片剂，初始剂量为 10mg/ 次，q.d.；维持剂量为 20mg/ 次，q.d.。剂量应视血压情况调整。最大日剂量为 80mg。②胶囊，初始剂量为 2.5～5mg/ 次，q.d.；维持剂量为 10～20mg/d，根据临床应答调整剂量，最大日剂量为 40mg。使用利尿剂的患者，使用本药前 2～3 日应暂停利尿药，对不能停用利尿药的患者，初始剂量降为 5mg。随后根据血压调整剂量，如有必要，可重新给予利尿药。

药物特性

妊娠分级	C；D（妊娠中、晚期）
哺乳期用药	L3，权衡利弊
禁忌证	对本药或其他 ACEIs 过敏者；妊娠中、晚期患者
黑框警告	一旦发现妊娠，应尽快停药
基因多态性	无信息

肝功能不全	无信息
肾功能不全	CrCl>30ml/min：无须调整剂量 CrCl 10～30ml/min：初始剂量应减半 CrCl<10ml/min：初始剂量为 2.5mg/ 次，q.d.
肾脏替代治疗	可被透析

⊟ 不良反应

常见(≥1%)	罕见但严重(<1%)
头痛、头晕、干咳、恶心、呕吐、腹泻、低血压、心动过速、高血钾症、肾毒性、皮疹	出生缺陷、血管性神经性水肿、肝衰竭

∂ 相互作用

药物	机制与结果	临床管理
阿利吉仑	可能增加低血压、高钾血症和肾毒性的发生风险	糖尿病患者禁止联用；肾功能受损（CrCl<60ml/min）的患者避免联用
ARBs	增加低血压、高钾血症和肾毒性的发生风险	避免联用，密切监测血压、肾功能和血钾水平
NSAIDs	降低本药降压和利钠作用，增加肾毒性风险	避免联用，密切监测血压和肾功能
钾补充剂、保钾利尿剂	增加高钾血症的风险	避免联用，监测血钾水平
降血糖药	增加降糖作用，出现低血糖风险	谨慎联用，密切监测血糖

✂️ 药代动力学

吸收	F: 25%；食物无影响
分布	V_d: 124L
代谢	在体内不被代谢
排泄	主要以原型经肾脏排泄；$t_{1/2}$: 12.6 小时

👥 患者教育

用药期间应避免怀孕。若需使用钾补充剂，请咨询医师或药师。本药可能导致头晕，若出现脱水，则头晕可能恶化。用药期间如果出现血管神经性水肿（面部、眼睛、嘴唇、舌头或喉咙肿胀）、体液流失过多（呕吐、腹泻或出汗过多）、高钾血症（意识模糊、身体虚弱、心跳不均匀或手麻木／刺痛），请及时就医。

培哚普利 Perindopril

🔗 剂型与规格

片剂（2mg，4mg，8mg）

📋 适应证与用法用量

- 用于治疗高血压、充血性心力衰竭。
- 高血压：p.o.，初始剂量为 4mg/ 次，q.d.。经过一个月治疗后可以将剂量增加到 8mg/ 次，q.d.。
- 充血性心力衰竭：p.o.，与非保钾利尿剂、地高辛和／或 β 受体拮抗剂联用时，建议以 2mg/d 作为初始剂量。如果患者能够耐受，2 周后剂量可增至 4mg/ 次，q.d.。剂量的调整应根据患者的个体临床反应。

✳️ 药物特性

妊娠分级	D
哺乳期用药	L3，权衡利弊

禁忌证	对本药或其他 ACEIs 过敏者；有遗传性或特发性血管性水肿的患者；妊娠中、晚期患者
黑框警告	一旦发现妊娠，应尽快停药
基因多态性	无信息
肝功能不全	无须调整剂量
肾功能不全	CrCl ≥30ml/min：起始剂量 2mg/d 口服，最大剂量 8mg/d；CrCl<30ml/min：不推荐使用
肾脏替代治疗	CrCl<15ml/min，血液透析当日给药剂量为 2mg，于透析后给药

🖂 不良反应

常见(≥1%)	罕见但严重(<1%)
背痛、肌痛、头痛、头晕、眩晕、乏力、感觉异常、视觉障碍、耳鸣、低血压、高血钾、咳嗽、腹痛、腹泻、便秘、消化不良、皮疹、瘙痒	心律失常、急性肾衰竭、肝衰竭、粒细胞缺乏症、多形性红斑

✎ 相互作用

药物	机制与结果	临床管理
钾补充剂、保钾利尿剂	增加高钾血症的风险	避免联用，监测血钾水平
锂剂	可能升高血清锂水平而出现毒性	避免联用，密切监测血清锂
ARBs	增加低血压、高钾血症和肾毒性的发生风险	避免联用，密切监测血压、肾功能和血钾水平

药物	机制与结果	临床管理
NSAIDs	降低本药降压和利钠作用,增加肾毒性风险	避免联用,密切监测血压和肾功能
降血糖药	增加降糖作用,出现低血糖风险	谨慎联用,密切监测血糖

⚗ 药代动力学

吸收	F: 25%;食物会降低生物利用度
分布	血浆蛋白结合率:10%～20%
代谢	经肝脏代谢
排泄	经尿液排泄;$t_{1/2}$: 1 小时

⚖ 患者教育

若需使用钾补充剂,请咨询医师或药师。本药可能导致头晕,若出现脱水,头晕可能恶化。用药期间如果出现血管神经性水肿(面部、眼睛、嘴唇、舌头或喉咙肿胀)、体液流失过多(呕吐、腹泻或出汗过多)、高钾血症(意识模糊、身体虚弱、心跳不均匀或手麻木/刺痛),请及时就医。

依那普利 Enalapril

⟡ 剂型与规格

片剂(2.5mg,5mg,10mg)

▯▯ 适应证与用法用量

- 用于原发性高血压、肾血管性高血压、心力衰竭。
- 原发性高血压:p.o.,初始剂量为 10～20mg/ 次。建议轻度高血压 10mg/ 次,其他程度的高血压 20mg/ 次,q.d.。通常维持剂量为 20mg/d,根据患者需要可增至最大剂量 40mg/d。

- 肾血管性高血压：p.o.，应从较小剂量（如 5mg/ 次或更低）开始用药，随后根据患者需要调整剂量。多数患者 20mg/ 次，q.d.，即可达到预期疗效。
- 心力衰竭：p.o.，初始剂量为 2.5mg/ 次，根据患者反应逐渐增加剂量，维持剂量可增至 20mg/d，分 1～2 次服用。

✿ 药物特性

妊娠分级	D
哺乳期用药	L2，权衡利弊
禁忌证	对本药或其他 ACEIs 过敏者；遗传或特发性血管神经性水肿患者；肾移植术后患者；妊娠患者
黑框警告	一旦发现妊娠，应尽快停药
基因多态性	无信息
肝功能不全	无须调整剂量
肾功能不全	CrCl<30ml/min：初始剂量为 2.5mg/ 次，q.d.，最大剂量 40mg/d
肾脏替代治疗	可被透析

🖃 不良反应

常见（≥1%）	罕见但严重（<1%）
腹泻、恶心、头痛、头晕、疲劳、干咳、低血压、心动过速、高血钾、肌酐升高、肾毒性、皮疹	血管神经性水肿、出生缺陷、肝衰竭

🖋 相互作用

药物	机制与结果	临床管理
阿利吉仑	可能增加低血压、高钾血症和肾毒性的发生风险	糖尿病患者禁止联用；肾功能受损（CrCl<60ml/min）的患者避免联用

药物	机制与结果	临床管理
ARBs	增加低血压、高钾血症和肾毒性的发生风险	避免联用，密切监测血压、肾功能和血钾水平
NSAIDs	降低本药降压和利钠作用，增加肾毒性风险	避免联用，密切监测血压和肾功能
钾补充剂、保钾利尿剂	增加高钾血症的风险	避免联用，监测血钾水平
降血糖药	增加降糖作用，出现低血糖风险	谨慎联用，密切监测血糖

药代动力学

吸收	F：60%
分布	血浆蛋白结合率：50%～60%
代谢	经肝脏代谢
排泄	主要经肾脏排泄；$t_{1/2}$：1.3 小时

患者教育

　　患者服药期间，应避免从事精神警觉性或协调性活动。从坐位或仰卧位缓慢起立，否则可能会发生直立性低血压。若需使用钾补充剂，请咨询医师或药师。本药可能导致头晕，若出现脱水，头晕可能恶化。用药期间如果出现血管神经性水肿（面部、眼睛、嘴唇、舌头或喉咙肿胀）、体液流失过多（呕吐、腹泻或出汗过多）、高钾血症（意识模糊、身体虚弱、心跳不均匀或手麻木／刺痛），请及时就医。

贝那普利 Benazepril

剂型与规格

　　片剂（5mg，10mg）

🔖 适应证与用法用量

- 用于治疗高血压,辅助治疗对洋地黄和 / 或利尿药疗效不佳的充血性心力衰竭。
- 高血压: p.o., ①未使用利尿药者,初始剂量为 10mg/ 次,q.d., 若疗效不佳,可增至 20mg/d。最大日剂量为 40mg,分 1～2 次服用。②正使用利尿药者,开始使用本药前应暂停利尿药(如停药 2～3 日)或减量,或将本药初始剂量降低为 5mg。
- 充血性心力衰竭: p.o., 初始剂量为 2.5mg/ 次, q.d.。如心力衰竭症状未能有效缓解,且患者未出现症状性低血压及其他不可接受的不良反应,则可在 2～4 周后将剂量调整为 5mg/ 次, q.d.。根据患者的临床反应,可在适当的时间间隔内再将剂量调整为 10mg/ 次或 20mg/ 次, q.d.。

❇ 药物特性

妊娠分级	D
哺乳期用药	L2,谨慎使用
禁忌证	对本药或其他 ACEIs 过敏者;有血管神经性水肿史者;妊娠患者
黑框警告	一旦发现妊娠,应尽快停药
基因多态性	无信息
肝功能不全	无须调整剂量
肾功能不全	CrCl<30ml/min: 成人初始剂量为 5mg/d,可缓慢加量,最大剂量 40mg/d
肾脏替代治疗	不被透析

⊟ 不良反应

常见(≥1%)	罕见但严重(<1%)
头痛、头晕、干咳、恶心、呕吐、胃肠功能紊乱、疲劳、心悸、潮红、尿频、皮疹	血管性水肿、低血压、类过敏反应、肾功能受损、出生缺陷、高血钾、肝炎、胆汁淤滞性黄疸、史-约综合征、关节痛、肌痛

🖉 相互作用

药物	机制与结果	临床管理
阿利吉仑	可能增加低血压、高钾血症和肾毒性的发生风险	糖尿病患者禁止联用;肾功能受损(CrCl<30ml/min)的患者避免联用
钾补充剂、保钾利尿剂	增加高钾血症的风险	避免联用,监测血钾水平
ARBs	增加低血压、高钾血症和肾毒性的发生风险	糖尿病患者禁止联用;肾功能受损(CrCl<30ml/min)的患者避免联用
NSAIDs	降低本药降压和利钠作用,增加肾毒性风险	避免联用,密切监测血压和肾功能
降血糖药	增加降糖作用,出现低血糖风险	谨慎联用,密切监测血糖

⚗ 药代动力学

吸收	F: 37%;食物无影响
分布	血浆蛋白结合率:95%;V_d: 8.7L
代谢	经肝脏代谢
排泄	经肾脏、胆汁排泄;$t_{1/2}$: 10~11 小时

患者教育

用药期间如果出现血管性水肿(面部、眼睛、嘴唇、舌头或喉咙肿胀)、体液流失过多(呕吐、腹泻或出汗过多)、高钾血症(意识模糊、身体虚弱、心跳不均匀或手麻木/刺痛),请及时就医。

治疗慢性心功能不全的药物

地高辛 Digoxin

剂型与规格

片剂(0.25mg);口服溶液剂(10ml:0.5mg,30ml:1.5mg,50ml:2.5mg,100ml:5mg);注射液(2ml:0.5mg)

适应证与用法用量

- 用于高血压、瓣膜性心脏病、先天性心脏病等急、慢性心功能不全,尤其适用于伴有快速心室率的心房颤动;对于肺源性心脏病、心肌严重缺血、活动性心肌炎及心外因素(如严重贫血、甲状腺功能减退、维生素 B_1 缺乏症)所致的心功能不全疗效差;用于控制快速性心房颤动、心房扑动患者的心室率及室上性心动过速。

- 10 岁及以上儿童/成人:p.o.,常用剂量为 0.125～0.5mg/次,q.d.,连用 7 日可达稳态血药浓度。若需快速洋地黄化,0.25mg/次,每 6～8 小时 1 次,总剂量 0.75～1.25mg。维持剂量为 0.125～0.5mg/次,q.d.。

- 儿童:p.o.,洋地黄化总量,早产儿,0.02～0.03mg/kg;1 个月以下新生儿,0.03～0.04mg/kg;1 个月至 2 岁儿

童，0.05～0.06mg/kg；2～5 岁儿童，0.03～0.04mg/kg；
5～10 岁儿童，0.02～0.035mg/kg。总剂量分 3 次给
予或每 6～8 小时 1 次。维持剂量为洋地黄化总量
的 1/5～1/3，分 2 次给予（q.12h. 或 q.d.）。

✿ 药物特性

妊娠分级	C
哺乳期用药	L2，可以使用
禁忌证	任何洋地黄类制剂中毒患者；室性心动过速患者；心室颤动患者；梗阻性肥厚型心肌病（若伴收缩功能不全或心房颤动仍可考虑）患者；预激综合征伴心房颤动或扑动患者；对地高辛或其他洋地黄制剂过敏者
黑框警告	无
基因多态性	无信息
肝功能不全	无须调整剂量
肾功能不全	轻中度肾功能不全：0.125mg，q.d.；重度肾功能不全：0.062 5mg，q.d.，每两周调整一次剂量
肾脏替代治疗	不被透析

▭ 不良反应

常见（≥1%）	罕见但严重（<1%）
恶心、呕吐、腹痛、腹泻、厌食、头痛、精神障碍、头晕、虚弱、心电图改变、色觉减退、视觉障碍、斑丘疹	心律失常、癫痫、精神错乱

🔗 相互作用

药物	机制与结果	临床管理
ACEIs、ARBs、NSAIDs	可降低肾小球滤过率或肾小管分泌,使本药血药浓度增高	应进行监测,考虑降低本药剂量
两性霉素 B、皮质类固醇、失钾利尿剂	可导致低钾血症,从而导致洋地黄中毒	监测血钾浓度,必要时补钾
抗心律失常药、钙盐注射液、可卡因、泮库溴铵、萝芙木碱、琥珀胆碱、拟肾上腺素药	本药与以上药物的作用相加	与钙盐注射液禁止联用;其他药物避免联用
维拉帕米、地尔硫䓬、胺碘酮	可降低肾及全身对本药的清除率,升高本药的血药浓度,导致严重心动过缓	监测心率和心电图
抗酸剂、胆汁酸螯合剂、硫糖铝	可降低本药的吸收而导致强心苷作用减弱	避免联用,至少间隔 1～2 小时服用

⚗️ 药代动力学

吸收	F: 60%～80%
分布	血浆蛋白结合率: 20%～25%; V_d: 6～10L/kg
代谢	体内转化代谢较少,P-gp 底物
排泄	主要以原型药物经肾脏排泄; $t_{1/2}$: 1.5～2 天

👥 患者教育

避免突然停药。本药中毒的症状包括心律失常、厌食、恶心、呕吐、持续性腹泻、神智改变、虚弱、视物模糊、黄视或绿视等，若出现上述症状应及时就医。

 ## 去乙酰毛花苷 Deslanoside

🔗 剂型与规格

注射液（2ml∶0.4mg）

📋 适应证与用法用量

- 适用于急性心功能不全或慢性心功能不全急性加重的患者；用于控制伴快速心室率的心房颤动、心房扑动患者的心室率。
- 成人：i.v.，用 5% 葡萄糖注射液稀释后缓慢注射，首剂 0.4～0.6mg，以后每 2～4 小时可再给 0.2～0.4mg，总量为 1～1.6mg。
- 儿童：i.m./i.v.，早产儿和足月新生儿或肾功能减退、心肌炎患儿，0.022mg/kg；2 周～3 岁，0.025mg/kg。剂量分 2～3 次间隔 3～4 小时给予。

❀ 药物特性

妊娠分级	C
哺乳期用药	权衡利弊
禁忌证	任何强心苷制剂中毒；室性心动过速；心室颤动；梗阻性肥厚型心肌病（若伴收缩功能不全或心房颤动仍可考虑）；预激综合征伴心房颤动或扑动
黑框警告	无
基因多态性	无信息
肝功能不全	减少剂量
肾功能不全	减少剂量
肾脏替代治疗	不被透析

🖾 不良反应

常见不良反应包括：皮疹、荨麻疹、紫癜、水肿、男性乳房发育症、虚弱等；严重的不良反应主要包括：洋地黄中毒症状，如心血管系统（心律失常、心动过速、严重心动过缓等）、视觉异常（如无光时闪烁、黄视、绿视、复视）、精神或神经系统（如头晕、头痛、意识模糊等），另外也有非梗阻性肠系膜缺血的报道。

♨ 相互作用

药物	机制与结果	临床管理
抗心律失常药、钙盐注射剂、可卡因、泮库溴胺、琥珀胆碱、拟肾上腺素类药	可因作用相加而导致心律失常	禁止联用
ACEIs、ARBs	以上药物可使本药的血药浓度升高	谨慎联用
维拉帕米、地尔硫䓬、胺碘酮	降低肾及全身对本药的清除而使血药浓度升高	谨慎联用
螺内酯	螺内酯可延长本药的半衰期	需调整剂量或给药间期，密切监测本药的血药浓度

⅔ 药代动力学

吸收	—
分布	血浆蛋白结合率：25%
代谢	无信息
排泄	经肾脏排泄；$t_{1/2}$：33～36 小时

患者教育

避免突然停药。本药中毒的症状包括心律失常、厌食、恶心、呕吐、持续性腹泻、神智改变、虚弱、视物模糊、黄视或绿视等，若出现上述症状应及时就医。

周围血管舒张药

尼麦角林 Nicergoline

剂型与规格

片剂（5mg，10mg）；胶囊（15mg，30mg）；粉针剂（2mg）

适应证与用法用量

- 改善脑动脉硬化及脑卒中后遗症引起的意欲低下和情感障碍；急性和慢性周围循环障碍；也适用于血管性痴呆，尤其在早期治疗时对认知、记忆等有改善，并能减轻疾病严重程度。①p.o.：片剂，20～60mg/d，分 2～3 次服用，连续给药足够的时间，至少 6 个月；胶囊，30mg/d，q.d.，早晨服用。②i.m.：2～4mg/ 次，b.i.d.。③i.v.gtt.：4～8mg/ 次，1～2 次 /d。④动脉注射：4mg/ 次，用 0.9% 氯化钠注射液 10ml 稀释后缓慢注射（2 分钟）。

药物特性

妊娠分级	权衡利弊
哺乳期用药	避免使用
禁忌证	有出血倾向者；对尼麦角林过敏者
黑框警告	无

基因多态性	无信息
肝功能不全	无须调整剂量
肾功能不全	减少剂量
肾脏替代治疗	无信息

⊞ 不良反应

可有低血压、嗜睡、失眠、头晕、头痛、胃痛、潮热、面部潮红等;国外有纤维化(如肺间质、心肌、心脏瓣膜和腹膜后)反应的病例报道。

🖉 相互作用

本药可能会增强降血压药的作用;由于本药通过CYP2D6 代谢,不排除与通过相同代谢途径的药物有相互作用。

⚗ 药代动力学

吸收	$F<5\%$
分布	血浆蛋白结合率: 90%
代谢	无信息
排泄	主要经肾脏排泄; $t_{1/2}$: 8 小时

🗟 患者教育

片剂应整片服用,不要咀嚼。用药期间若出现恶心、呕吐、腹泻、腹痛或外周血管收缩等麦角中毒症状,应及时就医。服药期间禁止饮酒。

 硝普钠 Sodium Nitroprusside

🖉 剂型与规格

注射用无菌粉末(50mg)

🕮 **适应证与用法用量**

- 高血压急症、麻醉期间控制性降压、急性心力衰
竭：i.v.gtt.，初始剂量为 0.5μg/(kg·min)，根据疗
效逐渐以 0.5μg/(kg·min)递增，常用维持剂量为
3μg/(kg·min)，最大剂量为 10μg/(kg·min)，总量
为 3 500μg/kg；本药用于心力衰竭时开始剂量宜
小（一般是 25μg/min），逐渐增量；儿童常用剂量为
1.4μg/(kg·min)，按疗效逐渐调整用量。

❀ **药物特性**

妊娠分级	C
哺乳期用药	L4，禁止使用或暂停哺乳
禁忌证	代偿性高血压（如动静脉分流或主动脉缩窄）患者
黑框警告	硝普钠不宜直接注射：重新配制的溶液在注射前必须用无菌 5% 葡萄糖注射液进一步稀释；硝普钠可引起血压急剧下降：在患者接受治疗期间，应持续监测血压；硝普钠可引起致命性氰化物中毒；以最大输注速率 10mg/(kg·min)进行输注的时间不应超过 10 分钟；在患者接受治疗期间，对其酸碱平衡与静脉血氧浓度进行监测，这些检验可预防氰化物中毒
基因多态性	无信息
肝功能不全	无须调整剂量
肾功能不全	eGFR<30ml/min：将输注速率限制在 3mg/(kg·min)以下静脉注射；无尿者：将平均输注速率限制在 1mg/(kg·min)静脉注射
肾脏替代治疗	无信息

🖃 不良反应

血压过度下降、颅内压增高（不常见）、TEN、代谢性酸中毒、高铁血红蛋白血症（罕见）、氰化物中毒，硫氰酸盐药物中毒。

📈 相互作用

药物	机制与结果	临床管理
西地那非	可加重本药的降压反应	禁止联用
PDE-5 抑制剂	可增强本药的降压作用	避免联用
其他降压药	可使血压急剧下降	密切监测血压，考虑剂量调整

⊰ 药代动力学

吸收	—
分布	无信息
代谢	经肝脏代谢
排泄	经肾脏排泄；$t_{1/2}$：7 天（由硫氰酸盐测定）

🖵 患者教育

本药具有局部刺激性，输注过程中若发生外渗，及时报告医护人员。

 胰激肽原酶 Pancreatic Kininogenase

🖊 剂型与规格

肠溶片（40IU，60IU，120IU）；冻干粉针剂（40IU）

🕮 适应证与用法用量

- 用于微循环障碍性疾病，如糖尿病引起的肾病，周围神经病，视网膜病，眼底病及缺血性脑血管病，也可用于高血压病的辅助治疗。①p.o., 120~240IU/次, t.i.d., 空腹服用。②i.m., 临用前加灭菌注射用水或注射用灭菌生理盐水 1.5ml 溶解, 10~40IU/d, q.d. 或 q.o.d.。

❋ 药物特性

出血性疾病(包括脑出血)急性期患者禁用。

▱ 不良反应

偶有皮疹、皮肤瘙痒等过敏现象及胃部不适、倦怠等感觉, 停药后消失。

⌘ 相互作用

本药与 ACEIs 有协同作用, 与蛋白酶抑制剂不能同时使用。

⚘ 药代动力学

本药主要经肾脏排泄, $t_{1/2}$: 7 小时。

⚇ 患者教育

本药肠溶片应空腹服用, 整片吞服以防药物在胃中被破坏。

主要作用于中枢神经系统的药物

解热镇痛抗炎药

 ### 阿司匹林 Aspirin

◯ 剂型与规格

肠溶片（25mg, 50mg, 100mg, 300mg）

▯▯ 适应证与用法用量

- 预防心肌梗死复发、卒中的二级预防、降低短暂性脑缺血发作及其继发脑卒中的风险、降低稳定性和不稳定性心绞痛患者的发病风险、动脉外科手术或介入手术后，如经皮冠脉腔内成形术，冠状动脉旁路术，颈动脉内膜剥离术，动静脉分流术：p.o.，100～300mg/d。
- 预防大手术后 DVT 和肺栓塞：p.o.，100～200mg/d。
- 降低急性心肌梗死疑似患者的发病风险：p.o.，建议首次剂量为 300mg，嚼碎后服用以快速吸收。以后100～200mg/d。
- 降低心血管危险因素者（冠心病家族史、糖尿病、血脂异常、高血压、肥胖、抽烟史、年龄大于 50 岁者）心肌梗死发作的风险：p.o.，100mg/d。

✿ 药物特性

妊娠分级	C；D（妊娠晚期大量使用）
哺乳期	L3，权衡利弊
禁忌证	对本药或其他水杨酸盐或药品的任何其他成分过敏的患者；水杨酸盐或含水杨酸物质、NSAIDs 导致哮喘的病史者；活动性消化性溃疡患者；出血体质者；未接受适当治疗的重度心力衰竭者；肝衰竭者；肾功能衰竭者；妊娠晚期患者
黑框警告	无
基因多态性	无信息
肝功能不全	重度肝功能损害：禁止使用
肾功能不全	GFR<10ml/min：禁止使用
肾脏替代治疗	可被透析：透析后给予推荐维持剂量

▭ 不良反应

常见（≥1%）	罕见但严重（<1%）
恶心、呕吐、上腹部不适或疼痛等胃肠道反应	胃肠道溃疡、凝血障碍、可逆性耳鸣、支气管痉挛、血管性水肿、肾功能不全

⟲ 相互作用

药物	机制与结果	临床管理
甲氨蝶呤（剂量为15mg/周或更多）	本药和甲氨蝶呤与血浆蛋白竞争结合，减少甲氨蝶呤的肾清除，增加血液毒性	禁止联用
利尿剂	减少肾前列腺素的合成而降低肾小球滤过，增加肾毒性	避免联用

药物	机制与结果	临床管理
口服降血糖药、胰岛素	本药可加强和加速以上药物的降血糖作用	避免联用
抗凝血药、溶栓药	增加出血的风险	避免联用
高剂量的其他含水杨酸盐的 NSAIDs	由于协同作用,增加溃疡和胃肠道出血的风险	避免联用

⚗ 药代动力学

吸收	口服后经胃肠道完全吸收,肠溶片较普通片吸收延迟 3~6 小时;食物可延缓本药吸收
分布	血浆蛋白结合率:约 75%~90%;V_d:150~170ml/kg
代谢	主要经肝脏代谢
排泄	经肾脏排泄;$t_{1/2}$:20~60 分钟

患者教育

每天固定时间服药,用一整杯水送服。用药期间不得饮酒或饮用含有酒精的饮料。避免服用非处方的阿司匹林或 NSAIDs 类药物。

布洛芬 Ibuprofen

⬦ 剂型与规格

片剂、颗粒剂(0.1g, 0.2g);胶囊(0.2g);缓释(片剂、胶囊)(0.3g);混悬液(60ml:1.2g,100ml:2g)

适应证与用法用量

- 发热、轻至中度疼痛。
- 成人:p.o.,①片剂/胶囊/颗粒剂,0.2g/次,若持续疼痛或发热,可每 4~6 小时重复用药 1 次,24 小时内累计用药不超过 4 次。②缓释片/缓释胶囊,0.3g/次,

2 次 /d (早晚各 1 次)。

- 儿童:p.o.,①颗粒剂,1～3 岁,50mg/ 次;4～8 岁,100mg/ 次;8 岁以上儿童,0.2g/ 次。②混悬液,3 岁(10～15kg),4ml/ 次;4～6 岁(16～21kg),5ml/ 次;7～9 岁(22～27kg),8ml/ 次;10～12 岁(28～32kg),10ml/ 次。若持续疼痛或发热,可每 4～6 小时重复用药 1 次,24 小时内累计用药不超过 4 次。

❊ 药物特性

妊娠分级	B;D(妊娠晚期)
哺乳期	L1,可以使用
禁忌证	对其他 NSAIDs 过敏者;对阿司匹林过敏的哮喘患者;严重肝肾功能不全者或严重心力衰竭者;既往有与使用 NSAIDs 治疗相关的上消化道出血或穿孔史者;活动性或既往有消化性溃疡史者;胃肠道出血或穿孔的患者
黑框警告	可能增加严重心血管血栓事件、心肌梗死和卒中的风险,心血管疾病患者或存在心血管疾病危险因素的患者发生上述事件的风险更高;布洛芬禁用于冠状动脉搭桥术患者的围术期镇痛;还可能导致严重胃肠道不良事件的风险增加
基因多态性	无
肝功能不全	无须调整剂量;严重肝功能不全禁止使用
肾功能不全	以最低推荐剂量开始,密切监测患者并在必要时减少剂量;严重肾功能不全禁止使用
肾脏替代治疗	不被透析

🗏 不良反应

常见(≥1%)	罕见但严重(<1%)
胃肠不适、头晕、耳鸣、水肿、瘙痒、皮疹、耳毒性	史-约综合征、胃肠道出血、充血性心力衰竭、转氨酶升高、急性肾衰竭、再生障碍性贫血、血栓形成

🖉 相互作用

药物	机制与结果	临床管理
其他 NSAIDs、水杨酸类药	可增加胃肠毒性的发生风险，且极少或不增加疗效	避免联用
抗凝血药、抗血小板药、SSRIs、SNRIs	可增加出血风险	应监测出血症状；避免与镇痛剂量的阿司匹林联用
地高辛、甲氨蝶呤、口服降血糖药	可升高上述药物的血药浓度	避免联用
ACEIs、ARBs、利尿剂	可减弱此类药物的利尿和降压效果	密切监测血压，考虑换用其他治疗

⚗ 药代动力学

吸收	F: 90%；食物影响较小
分布	血浆蛋白结合率: 99%；V_d: 0.11~0.18L/kg
代谢	经肝脏代谢
排泄	经肾脏排泄；$t_{1/2}$: 1.8~2.44 小时(常释剂型)，$t_{1/2}$: 4~5 小时(缓释胶囊)

🯄 患者教育

本药可能引起严重的过敏反应，尤其是对阿司匹林过敏的患者，若发生过敏相关症状，应立即停药并就医。患者应警惕药物导致的胃出血。可与食物或牛奶同服以减少胃肠道不适。

对乙酰氨基酚 Paracetamol

🖊 剂型与规格

片剂（0.5g）；颗粒剂（0.1g）；口服溶液剂（100ml：2.4g）；干混悬剂（以对乙酰氨基酚计：0.3g，0.5g）；混悬液（100ml：3.2g）

适应证与用法用量

- 感冒或流行性感冒引起的发热、轻至中度疼痛。
①片剂、颗粒剂：p.o.，12 岁及以上儿童 / 成人，0.5g/ 次；7～12 岁儿童，0.3g/ 次，若持续发热或疼痛，可间隔 4～6 小时重复用药 1 次，每 24 小时不超过 4 次。②口服溶液：p.o.，儿童，1～3 岁，0.128～0.16g/ 次；4～6 岁，0.192～0.224g/ 次；7～9 岁，0.224～0.288g/ 次；10～12 岁，0.288～0.32g/ 次。③干混悬剂：p.o.，儿童，2～3 岁，0.1g/ 次；4～6 岁，0.1～0.15g/ 次；7～9 岁，0.15～0.3g/ 次；10～12 岁，0.3g/ 次。④混悬液：p.o.，儿童，1～3 岁，0.096g/ 次；4～6 岁，0.16g/ 次；7～9 岁，0.256g/ 次；10～12 岁，0.32g/ 次。

❄ 药物特性

妊娠分级	B
哺乳期	L1，可以使用
禁忌证	对本药或药物的其他任何成分过敏者；严重肝功能、肾功能不全的患者
黑框警告	无

基因多态性	无信息
肝功能不全	严重肝功能损伤（包括活动性肝病）：禁止使用 肝功能损伤：减少每日用药总量
肾功能不全	在严重肾功能损害的情况下（CrCl≤30ml/min）：可能需要更长的给药间隔和减少日总剂量
肾脏替代治疗	可被透析：透析后无须补充剂量

⊟ 不良反应

偶见皮疹、皮疹荨麻疹、药物热及粒细胞减少。长期大量用药会导致肝肾功能异常。罕见史-约综合征。

⌀ 相互作用

药物	机制与结果	临床管理
阿司匹林或其他 NSAIDs	长期大量联用可显著增加肾毒性的发生风险	避免长期联合使用
抗凝血药（如华法林）	长期联合使用可增强抗凝作用，增加出血风险，偶尔服用无显著影响	长期联用时适当增加对 INR 的监测频率

⚗ 药代动力学

吸收	F：85%～98%；食物不影响吸收
分布	血浆蛋白结合率：10%～25%；V_d：0.7～1L/kg（成人），0.7～1.2L/kg（儿童）
代谢	主要经肝脏代谢
排泄	经肾脏排泄；$t_{1/2}$：2～3 小时（成人），1.5～4.2 小时（儿童）

🖳 患者教育

不得同时使用其他含有本药的解热镇痛药（如某些复方抗感冒药）。大剂量服用本药可能会引起肝损害，甚至死亡。服用本品期间不得饮酒或含有酒精的饮料。

 ### 双氯芬酸 Diclofenac

🖊 剂型与规格

肠溶片（25mg）；缓释（片剂、胶囊）（50mg，100mg）

🖿 适应证与用法用量

- 用于缓解关节炎的关节肿痛症状、用于治疗非关节性的软组织风湿性疼痛、用于急性轻、中度疼痛、对成人和儿童的发热有解热作用、用于创伤、手术后炎症和肿胀；妇科炎症、用于耳鼻喉科严重感染性痛性炎症的辅助治疗。
- 成人：肠溶片，p.o.，初始剂量为 100～150mg/d；轻度或需长期治疗的患者，75～100mg/d，日剂量分 2～3 次服用。用于原发性痛经，通常 50～150mg/d（初始剂量为 50～100mg/d），分次服用，必要时可于数个月经周期内增至最大日剂量 200mg，于症状出现时开始用药，并持续数日，具体治疗方案视症状而定。缓释片：100mg/次，q.d.。缓释胶囊，100mg/次，q.d.；或 50mg/次，b.i.d.。
- 儿童：p.o.，肠溶片，1 岁及以上儿童，0.5～2mg/（kg·d），最大日剂量为 3mg/kg，分 3 次服用。

✿ 药物特性

妊娠分级	B；D（妊娠晚期或临近分娩时）
哺乳期	L2，避免使用

禁忌证	对本药过敏者；服用阿司匹林或其他 NSAIDs 后诱发哮喘、荨麻疹或过敏反应的患者；冠状动脉搭桥围手术期疼痛的治疗；有应用 NSAIDs 后发生胃肠道出血或穿孔病史、有活动性消化性溃疡 / 出血或者既往曾复发溃疡 / 出血的患者；重度心力衰竭的患者；肝肾衰竭的患者；妊娠晚期患者
黑框警告	NSAIDs 可能增加严重心血管血栓事件、心肌梗死和卒中的风险，心血管疾病患者或存在心血管疾病危险因素的患者发生上述事件的风险更高；本药禁用于冠状动脉搭桥术患者的围术期镇痛；NSAIDs 还可能导致严重胃肠道不良事件的风险增加
基因多态性	无信息
肝功能不全	轻度肝功能损害：谨慎使用；肝衰竭：禁止使用
肾功能不全	谨慎使用；GFR<15ml/（min·1.73m²）：禁止使用
肾脏替代治疗	无信息

不良反应

常见（≥1%）	罕见但严重（<1%）
头痛、胃肠道不适、胃肠道溃疡	史 - 约综合征、胃肠道出血、血栓形成，肝功能升高、急性肾衰竭、心肌梗死、再生障碍性贫血、溶血性贫血

🔌 相互作用

药物	机制与结果	临床管理
CYP2C9 抑制剂	减少本药代谢，增加本药毒性的发生风险	谨慎联用，可能需调整剂量
CYP2C9 诱导剂	增加本药代谢，降低本药的疗效	谨慎联用，可能需调整剂量
抗凝血剂、抗血小板药物	有协同的致出血作用，可增加严重出血的风险	避免联用，应监测出血体征
环孢素、他克莫司	可能增加环孢菌素和他克莫司的肾毒性	监测环孢素、他克莫司水平，注意调整剂量
利尿剂、抗高血压药物	能抑制利尿剂的活性，当与保钾利尿剂合用时，可升高血清钾；可能会降低抗高血压效果；增加肾毒性的风险	与保钾利尿剂联用时，应监测血钾浓度；监测血压及肾功能

⚗ 药代动力学

吸收	F: 约 50%；食物对本药吸收程度无影响
分布	血浆蛋白结合率>99%；V_d: 1.3L/kg
代谢	经肝脏广泛代谢，CYP2C9 酶的底物
排泄	经肾脏（65%）、胆汁（35%）排泄；$t_{1/2}$: 1.9～2.2 小时

👥 患者教育

　　本药可与食物或牛奶同服以减少胃肠道不适。在服用本药期间有视觉障碍、头晕、眩晕、嗜睡或其他 CNS 障碍的患者应避免驾驶或操作机器。

吲哚美辛 Indomethacin

⬦ 剂型与规格

栓剂（25mg，50mg，100mg）

▥ 适应证与用法用量

- 缓解类风湿关节炎、骨性关节炎、强直性脊柱性炎及赖特（Reiter）综合征等的症状，使疼痛和肿胀减轻，及关节活动功能改善，但不能控制疾病过程的进度。
- 痛风，可用于缓解急性痛风性关节炎的疼痛及炎症，但不能纠正高尿酸血症，不适用于慢性痛风的长期治疗。
- 滑囊炎、肌腱炎及肩周炎等非关节软组织炎症，在应用一般药无效时可试用。
- 高热的对症解热，可迅速大幅度短暂退热。
- 偏头痛、痛经、手术后痛及创伤后痛等的镇痛对症治疗。
- 成人：直肠给药，50～100mg/次，q.d.；对于发热患者，如高热持续存在，可间隔4～6小时用药1次，最大日剂量为200mg。
- 12 岁以下儿童：直肠给药，25mg/次，若持续发热或疼痛，可间隔4～6小时用药1次，最大日剂量为100mg。

✿ 药物特性

妊娠分级	B；D（持续使用超过 48 小时或在妊娠 34 周后用药）
哺乳期	L3，禁止使用或暂停哺乳

禁忌证	由阿司匹林过敏引起的喘息患者；对其他非甾体抗炎药过敏者；活动性溃疡病、溃疡性结肠炎及其他上消化道疾病及病史者；癫痫、帕金森病及精神病患者；冠状动脉搭桥围手术期疼痛的治疗；妊娠患者
黑框警告	NSAIDs 可能增加严重心血管血栓事件、心肌梗死和卒中的风险，心血管疾病患者或存在心血管疾病危险因素的患者发生上述事件的风险更高；本药禁用于冠状动脉搭桥术患者的围术期镇痛；NSAIDs 还可能导致严重胃肠道不良事件的风险增加
基因多态性	无信息
肝功能不全	严重肝功能不全者谨慎使用
肾功能不全	CrCl<15ml/min：谨慎使用
肾脏替代治疗	不被透析

📺 不良反应

常见(≥1%)	罕见但严重(<1%)
便秘、腹泻、恶心、消化不良、头痛、头晕、瘙痒、耳鸣、耳毒性、水肿、皮疹	史 - 约综合征、胃肠道出血、心力衰竭、转氨酶升高、急性肾衰竭、再生障碍性贫血、血栓形成

🔗 相互作用

药物	机制与结果	临床管理
抗血小板药、抗凝血剂、SSRIs	有协同的致出血作用，可增加严重出血的风险	应监测出血体征 / 症状

药物	机制与结果	临床管理
其他 NSAIDs、水杨酸盐类药物	可增加发生胃肠道毒性反应的风险，且不增加疗效或使疗效轻微增加	避免联用
ACEIs、ARBs、β受体拮抗剂、利尿剂	本药可抑制肾脏前列腺素的合成，降低利尿剂和降压药的疗效	应注意监测血压，可考虑换用其他药物

药代动力学

吸收	F：80%～90%
分布	血浆蛋白结合率：约99%
代谢	经肝脏广泛代谢
排泄	经肾脏（60%）、粪便（33%）排泄

患者教育

栓剂受热易融化，如有融变应先将塑片用湿毛巾覆盖或浸在冷水里片刻，即可使用，药效不会减少。由于本药可能引起嗜睡或头晕，告知患者服药期间应避免从事需要保持精神警觉的活动。由于本药可能引起新生儿动脉导管未闭，建议已怀孕的患者在妊娠 30 周及以后避免使用。告知患者避免使用非处方阿司匹林产品或其他NSAIDs。

塞来昔布 Celecoxib

剂型与规格

胶囊（0.1g，0.2g）

📖 适应证与用法用量

- 用于缓解骨关节炎的症状和体征：p.o.，200mg/ 次，q.d. 或 100mg/ 次，b.i.d.。
- 用于缓解成人类风湿关节炎的症状和体征：p.o.，100~200mg/ 次，b.i.d.。
- 用于治疗成人急性疼痛：p.o.，第 1 天首剂 400mg，必要时，可再服 200mg；维持剂量，200mg/ 次，b.i.d.。
- 用于缓解强直性脊柱炎的症状和体征：p.o.，200mg/ 次，q.d. 或 100mg/ 次，b.i.d.；如果 6 周后效果不佳，增加到 400mg/d；如果 400mg/d 服用 6 周后仍未见效，应考虑选择其他治疗方法。
- 用于缓解急性痛风：p.o.，初始给药 800mg，12 小时后给药 400mg，维持剂量 400mg，q.12h.，连用 7 天。
- 用于缓解急性术后疼痛：p.o.，术后给药 400mg。
- 用于缓解原发性痛经：p.o.，第 1 天首剂 400mg，必要时，可再服 200mg；维持剂量，200mg/ 次，b.i.d.。

✲ 药物特性

妊娠分级	C（妊娠 30 周前）；D（妊娠 30 周后）
哺乳期	L2，权衡利弊
禁忌证	对本药或磺胺类药物过敏者；服用阿司匹林或其他 NSAIDs 后诱发哮喘、荨麻疹或过敏反应的患者；冠状动脉搭桥手术患者；有活动性消化性溃疡 / 出血的患者
黑框警告	胃肠道出血、溃疡和穿孔风险；增加心血管血栓事件；禁用于冠状动脉旁路移植术手术中
基因多态性	无信息
肝功能不全	中度肝功能不全：减量 50%；严重肝功能不全：避免使用

肾功能不全	CrCl<30ml/min：避免使用
肾脏替代治疗	无信息

🖂 不良反应

常见（≥1%）	罕见但严重（<1%）
高血压、头痛、心力衰竭、胃肠道出血、溃疡和穿孔、过敏反应、严重的皮肤反应、血液毒性	史-约综合征、消化性溃疡和出血、血栓形成、心肌梗死、脑卒中、肝毒性、急性肾衰竭

🖎 相互作用

药物	机制与结果	临床管理
培美曲塞	培美曲塞的肾清除率降低，毒性增加	避免联用
CYP2C9 诱导剂	增加本药代谢，降低有效性	增加剂量
CYP2C9 抑制剂	降低本药代谢，增加毒性	减少剂量
阿司匹林、SSRIs	增加出血风险，增加胃肠道不良反应风险	加强监测
ARBs、β 受体拮抗剂、噻嗪类利尿剂	降低利尿和降压效果	加强监测，考虑替代疗法
锂剂	导致血锂浓度升高及肾锂清除率降低	监测锂浓度，调整剂量
华法林	两种底物均为 CYP2C9，竞争性代谢	监测 INR 值，调整剂量

⚗ 药代动力学

吸收	食物增加吸收
分布	血浆蛋白结合率：97%；V_d：400L
代谢	97% 经肝脏代谢
排泄	27% 经肾脏排泄，57% 经粪便排泄；$t_{1/2}$：11 小时

🖧 患者教育

可与食物或牛奶一起服用，以减少肠胃不适。长期使用塞来昔布需要定期监测血细胞计数和血生化检查，若出现肝脏毒性反应的症状或体征，如恶心、疲劳、嗜睡、腹泻、瘙痒、黄疸、右上腹疼痛等，应及时就医。

精神安定药

🖊 右美托咪定 Dexmedetomidine

⬡ 剂型与规格

注射液（1ml∶0.1mg；2ml∶0.2mg）

▯▯ 适应证与用法用量

– 气管插管和机械通气时的镇静：i.v.gtt.，先给予负荷剂量 1μg/kg，静脉滴注 10 分钟，随后以 0.2～0.7μg/（kg·h）的速率持续滴注。调整持续滴注速率以获得所需镇静效果。

✲ 药物特性

妊娠分级	C
哺乳期	L4，禁止使用或暂停哺乳
禁忌证	对本药及其成分过敏者

黑框警告	无
基因多态性	无信息
肝功能不全	考虑减少负荷剂量及维持剂量
肾功能不全	无须调整剂量
肾脏替代治疗	无信息

不良反应

常见（≥1%）	罕见但严重（<1%）
恶心、呕吐、口干、贫血、发热、高血压、心房颤动、缓慢性心律失常、低血压、窦性停搏、心动过速、肺水肿、呼吸抑制	室性心动过速、房室传导阻滞、意识混乱、高钾血症、转氨酶异常升高、呼吸性酸中毒

相互作用

药物	机制与结果	临床管理
麻醉药、其他镇静药、催眠药、阿片类药物	增加 CNS 和呼吸抑制	减少本药或以上联用药物的剂量

药代动力学

吸收	无信息
分布	血浆蛋白结合率：94%；V_d: 118～152L
代谢	经肝脏代谢，CYP2A6 酶的底物
排泄	经肾脏排泄；$t_{1/2}$: 2～2.67 小时

患者教育

若患者正在服用镇静催眠类药物，应及时告知医师。

抗 癫 痫 药

 ## 奥卡西平 Oxcarbazepine

◇ **剂型与规格**

片剂（0.15g, 0.3g）；混悬液（60mg/ml）

▯▯ **适应证与用法用量**

- 原发性癫痫全面性强直 - 阵挛发作和部分性发作，伴有或不伴有继发性全面性发作。

- 成人：p.o.，初始剂量为 600mg/d（8～10mg/kg），分 2 次服用。随后可每隔 1 周增加日剂量，一次增量不超过 600mg。维持剂量为 600～2 400mg/d，多数患者 900mg/d 即有效。若由其他抗癫痫药改用本药，在开始本药治疗后，应逐渐减少其他抗癫痫药的剂量，在其他抗癫痫药不减量时，多数患者不能耐受 2 400mg/d 的剂量。

- 2 岁以上儿童：p.o.，初始剂量为 8～10mg/（kg·d），分 2 次服用。可根据临床需要每隔 1 周或 1 周以上增加日剂量，一次增量不超过 10mg/kg，最大日剂量为 60mg/kg。

✿ **药物特性**

妊娠分级	C
哺乳期	L3，权衡利弊
禁忌证	对本药的任何成分或艾司利卡西平过敏者；房室传导阻滞患者
黑框警告	无

基因多态性	无
肝功能不全	无须调整剂量
肾功能不全	CrCl<30ml/min：起始剂量应是常规剂量的一半（300mg/d），并且增加剂量时间间隔不得少于一周，直到获得满意的临床疗效
肾脏替代治疗	不被透析

不良反应

常见（≥1%）	罕见但严重（<1%）
头晕、头痛、共济失调、震颤、嗜睡、复视、视力异常、厌食、便秘、腹泻、恶心、呕吐、疲劳、低钠血症、皮疹、体重增加	严重过敏反应、血管性水肿、史-约综合征、自杀倾向、全血细胞减少

相互作用

药物	机制与结果	临床管理
CYP2C19底物	减少底物的代谢，增加底物毒性的发生风险	避免联用，进行监测，降低底物剂量
CYP3A4/5底物	增加底物的代谢，降低底物的血药浓度	避免联用，进行监测，增加底物剂量
CYP3A4/5抑制剂	降低本药代谢，增加毒性的发生风险	应进行监测，考虑降低本药剂量
CYP3A4/5诱导剂	增加本药代谢，降低本药的血药浓度	考虑增加本药剂量
口服避孕药	降低避孕药疗效	选择其他避孕方式

⚗ 药代动力学

吸收	F：90%；不受食物影响
分布	血浆蛋白结合率：39.5%；V_d：49L
代谢	经肝脏广泛代谢；CYP3A4/5 诱导剂，CYP2C19 抑制剂，CYP3A4/5 的底物
排泄	主要经肾脏排泄；$t_{1/2}$：2 小时

☺ 患者教育

混悬液应充分摇匀，并立即使用口服给药注射器制备剂量。可以在给药前将混悬液混合在一小杯水中，也可以直接从注射器中吞咽。由于本药可能引起头晕和嗜睡，在服药期间应避免进行需要精神警觉或协调的活动。出现严重皮肤反应及时就医。本药可与食物一起服用，但不要与酒精、葡萄柚或葡萄柚汁一起服用。避免突然停药，以避免癫痫发作的风险。

 ## 苯妥英钠 Phenytoin Sodium

⬭ 剂型与规格

片剂（50mg，100mg）；注射用无菌粉末（0.1g，0.25g）

▥ 适应证与用法用量

- 癫痫全身性强直阵挛性发作、复杂部分性发作（精神运动性发作、颞叶癫痫）、单纯部分性发作（局限性发作）、癫痫持续状态。TCAs 过量所致的心脏传导障碍、洋地黄中毒所致的室性及室上性心律失常。
- 癫痫：p.o.，成人，初始剂量为 100mg/ 次，b.i.d.，随后的 1～3 周内增量至 250～300mg/d，分 3 次服用。最大剂量为 300mg/ 次，500mg/d。发作频繁者，第 1 日给予 12～15mg/kg，分 2～3 次服用，q.6h.；第 2 日起，100mg/ 次（或 1.5～2mg/kg），t.i.d.。儿童，初始剂量

为 5mg/(kg•d)，分 2～3 次服用，随后按需调整剂量，最大日剂量为 250mg。维持剂量为 4～8mg/(kg•d)（或 250mg/m²），分 2～3 次服用。i.v.，5% 葡萄糖注射液 20～40ml 缓慢静脉注射，成人，150～250mg，每分钟不超过 50mg，需要时 30 分钟后可再次静脉注射 100～150mg，一日总量不超过 500mg。儿童，静脉注射 5mg/kg 或按体表面积 250mg/m²，1 次或分 2 次注射。

- 抗心律失常：p.o.，成人，100～300mg/d，单次服用或分 2～3 次服用。或第 1 日给予 10～15mg/kg，第 2～4 日给予 7.5～10mg/kg，维持剂量为 2～6mg/(kg•d)。儿童，初始剂量为 5mg/(kg•d)，分 2～3 次服用，随后按需调整剂量，最大日剂量为 300mg。维持剂量为 4～8mg/(kg•d)（或 250mg/m²），分 2～3 次服用。i.v.，100mg 缓慢静脉注射 2～3 分钟，根据需要每 10～15 分钟重复一次至心律失常中止，或出现不良反应为止，总量不超过 500mg。

❀ 药物特性

妊娠分级	D
哺乳期	L2，权衡利弊
禁忌证	对乙内酰脲类药有过敏史者或阿斯综合征患者；Ⅱ～Ⅲ度房室传导阻滞患者；窦房结阻滞患者；窦性心动过缓等心功能损害者
黑框警告	静脉给药潜在的低血压和心律失常风险
基因多态性	*HLA-B*1502* 患者有增加史-约综合征风险
肝功能不全	监测并考虑调整剂量
肾功能不全	监测并考虑调整剂量
肾脏替代治疗	可被透析

⊟ 不良反应

常见（≥1%）	罕见但严重（<1%）
恶心、呕吐、便秘、牙龈增生、共济失调、眼球震颤、神志不清、言语不清、协调性下降、认知障碍、周围神经病变、头晕、头痛、感觉紧张、失眠、多毛症、皮疹、骨软化	自杀行为、自杀倾向、肝毒性、全血细胞减少症、系统性红斑狼疮、史 - 约综合征、戒断性癫痫发作

🖉 相互作用

药物	机制与结果	临床管理
CYP2C19、CYP2C9 诱导剂	增加本药的代谢，可能降低本药的血药浓度	考虑增加本药剂量
CYP2C19、CYP2C9 抑制剂	减少本药的代谢，可能增加本药的血药浓度和毒性	考虑降低本药剂量
CYP2B6、CYP2C19、CYP2C8、CYP2C9、CYP3A4/5 的底物	增加底物的代谢，可能降低底物的血药浓度	考虑增加底物的剂量
对乙酰氨基酚	增加肝毒性风险，并可降低对乙酰氨基酚的疗效	避免大剂量、长期联合使用；应监测肝功能
含镁、铝或碳酸钙的药物	可能降低本药的生物利用度	两者应间隔 2～3 小时服用

⚗ 药代动力学

吸收	F：70%～100%；食物增加吸收
分布	血浆蛋白结合率：92.2%；V_d：0.95L/kg

代谢	经肝脏代谢，CYP2C9 和 CYP2C19 的底物；转氨酶（包括 CYP3A4 酶）诱导剂
排泄	经肾脏排泄；$t_{1/2}$: 10～15 小时（i.v.），7～42 小时（p.o.）

患者教育

由于本药可能引起头晕和嗜睡，在服药期间应避免进行需要精神警觉或协调的活动。出现严重皮肤反应应及时就医。服药期间禁止饮酒。避免突然停药，以避免癫痫发作的风险。本药存在较多的药物相互作用，服用新的药物之前应咨询医疗专业人员。

丙戊酸钠 Sodium Valproate

剂型与规格

片剂（0.1g, 0.2g）；口服溶液剂（300ml∶12g）；注射用无菌粉末（0.4g）

适应证与用法用量

- 癫痫。
- 片剂：p.o.，儿童／成人，初始剂量为 5～10mg/(kg•d)，1 周后递增，直至癫痫发作得以控制；常规剂量为 15mg/(kg•d) 或 600～1 200mg/d，分 2～3 次服用；最大日剂量为 30mg/kg 或 1 800～2 400mg，日剂量超过 250mg 时应分次服用。亦可 20～30mg/(kg•d)，分 2～3 次服用；或 15mg/(kg•d)，根据需要每周增量 5～10mg/kg，直至取得有效应答或不能耐受。
- 口服溶液：p.o.，单药治疗，成人，初始剂量为 600mg/d，每 3 日增量 200mg，直至症状得以控制，常用剂量为 1 000～2 000mg（即 20～30mg/kg），分

2 次服用，必要时可增量至 2 500mg/d。儿童，体重大于 20kg 者，初始剂量为 400mg/d，分 2 次服用，以后可逐渐增量至症状得以控制，常规剂量为 20～30mg/(kg•d)，必要时可增量至 35mg/(kg•d)；体重小于 20kg 者，常规剂量为 20mg/(kg•d)，病情严重者可增量（仅限于可监测血药浓度时）。若日剂量高于 40mg/kg，必须监测临床生化指标及血液学指标。联合治疗，成人，本药的增量速度应为 5～10mg/(kg•d)。

- 静脉给药：临时替代（如等待手术时），末次口服给药后 4～6 小时开始给药，平均剂量范围为 20～30mg/(kg•d)，分 4 次给药（每次滴注时间约为 1 小时）或持续滴注 24 小时。需迅速达到有效血药浓度并维持时，以 15mg/kg 的剂量缓慢静脉注射，注射时间至少以 5 分钟；随后以 1mg/(kg•h) 的速度静脉滴注，使血药浓度达 75mg/L，此后应根据临床情况调整滴注速度。

❀ 药物特性

妊娠分级	D
哺乳期	L4，可以使用
禁忌证	急性 / 慢性肝炎患者；有严重肝炎的病史或家族史，特别是与用药相关的患者；对丙戊酸钠、双丙戊酸钠、丙戊酰胺过敏者，肝性卟啉症患者，已知患有因编码线粒体酶聚合酶 γ（POLG）的核基因突变引起的线粒体疾病以及疑诊编码线粒体酶 POLG 相关疾病的 2 岁以下儿童、尿素循环障碍患者；妊娠患者
黑框警告	肝毒性、致畸性、胰腺炎

基因多态性	CYP2C9
肝功能不全	轻中度肝功能不全者：谨慎使用；严重肝功能不全者：禁止使用
肾功能不全	无须调整剂量
肾脏替代治疗	可被透析：约20%；无须补充剂量

🖭 不良反应

常见（≥1%）	罕见但严重（<1%）
脱发、腹痛、腹泻、注射部位反应、感染、恶心、眩晕、头痛、嗜睡、乏力、复视、震颤、血小板减少症	胰腺炎、骨髓增生异常综合征、伴嗜酸性粒细胞增多和系统症状的药疹、肝衰竭、肝性脑病、认知功能障碍

🖉 相互作用

药物	机制与结果	临床管理
氟哌啶醇、洛沙平、MAOIs、吩噻嗪类、噻吨类、TCAs	可以增加CNS抑制，降低惊厥阈和本药的效应	及时调整用量以控制发作
全身麻醉药、CNS抑制剂	可增强以上药物的临床效应	应密切监测
抗凝血药、溶血栓药、抗血小板聚集药	可增加出血的风险	应密切监测

⚗ 药代动力学

吸收	F：约100%
分布	血浆蛋白结合率：73.9%～92.7%；V_d：11L/1.73m²
代谢	经肝脏代谢
排泄	经肾脏排泄；$t_{1/2}$：16小时

⚕ **患者教育**

育龄妇女必须在治疗期间使用有效的避孕措施。开始治疗的前 6 个月内定期监测肝功能。用药期间禁止饮酒。

 卡马西平 Carbamazepine

🔗 **剂型与规格**

片剂（0.1g, 0.2g）

📋 **适应证与用法用量**

- 癫痫单纯或复杂部分性发作、原发或继发性全身强直 - 阵挛发作、混合型发作。缓解三叉神经痛和舌咽神经痛，亦用于三叉神经痛缓解后的长期预防性用药。也可用于脊髓痨、多发性硬化、糖尿病性周围神经痛、外伤及疱疹后神经痛。预防或治疗双相情感障碍，可单用或与锂及其他抗抑郁药联用。中枢性部分性尿崩症，可单用或与氯磺丙脲、氯贝丁酯等联用。用于精神分裂症性情感性疾病、顽固性精神分裂症及与边缘系统功能障碍有关的失控综合征。

- 癫痫：p.o.，①成人，初始剂量为 100～200mg/ 次，1～2 次 /d，以后可逐渐增量直至出现最佳疗效。②12 个月以下儿童，100～200mg/d；1～5 岁儿童，200～400mg/d；6～10 岁儿童，400～600mg/d；11～15 岁儿童，600～1 000mg/d，分次服用。或以下用法：4 岁及以下儿童，初始剂量为 20～60mg/d，以后隔日增量 20～60mg；4 岁以上儿童，初始剂量为 100mg/d，以后每周增量 100mg。

- 镇痛：p.o.，初始剂量为 100mg/ 次，b.i.d.，第 2 日起隔日增加 100～200mg，直至疼痛缓解。维持剂量为

400～800mg/d，分次服用，最大日剂量为 1 200mg。
- 尿崩症：p.o.，单用时 300～600mg/d，如与其他抗利尿药联用，200～400mg/d，分 3 次服用。
- 躁狂、精神病：p.o.，①成人，初始剂量为 200～400mg/d，分 3～4 次服用，以后每周逐渐增量直至最大日剂量 1 600mg。②儿童，200～400mg/d，分 3～4 次服用；12～15 岁儿童，最大日剂量为 1 000mg；15 岁以上儿童，最大日剂量为 1 200mg；少数患者日剂量可达 1 600mg。

❋ 药物特性

妊娠分级	D
哺乳期	L2，权衡利弊
禁忌证	对本药和任何三环化合物药物过敏者；房室传导阻滞者；血清铁严重异常者；有骨髓抑制史者；有肝卟啉病病史者
黑框警告	有严重且致命的皮肤不良反应风险，尤其是 HLA-B*1502 等位基因变异患者（特别是亚洲人）；有再生障碍性贫血和粒细胞缺乏症风险，如果发生明显骨髓抑制，考虑停用本药
基因多态性	携带遗传性等位基因 HLA-B*1502 变异的患者更可能发生严重致死性皮肤反应，该基因型患者避免使用本药；携带 HLA-A*3101 等位基因患者有中度皮肤不良反应风险
肝功能不全	减少剂量；如果有肝功能不全加重或活动性肝病，禁止使用
肾功能不全	无须调整剂量
肾脏替代治疗	可被透析

不良反应

常见（≥1%）	罕见但严重（<1%）
头晕、恶心、呕吐、口干、意识不清、嗜睡、眼球震颤、复视、视物模糊、低钠血症、低钙血症、过敏性皮炎、荨麻疹、白细胞减少、血小板减少	TEN、史-约综合征、再生障碍性贫血、粒细胞缺乏症、嗜酸性细胞增多和全身症状、癫痫持续状态、自杀意念及行为

相互作用

药物	机制与结果	临床管理
MAOIs	可引起高热、高血压危象、严重惊厥，甚至死亡；当本药用于抗惊厥时，MAOIs可能改变癫痫发作的类型	禁止联用，在服用本药之前，停服MAOIs至少两周
CYP3A4抑制剂	减少本药代谢，增加毒性的发生风险	应严密监测本药血药浓度，可能需调整剂量
CYP3A4诱导剂	增加本药的代谢，可降低本药疗效	应严密监测本药血药浓度，可能需调整剂量
CYP1A2、CYP2B6、CYP2C9/19、CYP3A4底物	本药可诱导上述药物的代谢，降低上述药物的血药浓度	可能需调整底物的剂量
经CYP3A4代谢的非核苷类逆转录酶抑制剂	本药可诱导CYP3A4介导的此类药物的代谢，显著降低此类药物的血药浓度，导致抗病毒活性不充分，丧失病毒学应答，并可能产生耐药性	禁止联用

⚗ 药代动力学

吸收	F: 89%; 食物无影响
分布	血浆蛋白结合率: 74.8%; V_d: 0.8～2L/kg
代谢	经肝脏广泛代谢; CYP3A4/5 底物; CYP3A4/5、CYP1A2、CYP2B6、CYP2C19、CYP2C8、CYP2C9 和 P-gp 强诱导剂
排泄	经肾脏(72%)、粪便(28%)排泄, $t_{1/2}$: 12～17 小时

⚇ 患者教育

由于本药可能引起头晕和嗜睡, 在服药期间应避免进行需要精神集中或协调的活动。出现严重皮肤反应及时就医。本药可与食物一起服用, 但不要与酒精、葡萄柚或葡萄柚汁一起服用。不要突然停药, 以避免癫痫发作的风险。本药可能降低含有雌激素和 / 或孕激素的口服避孕药的效果, 需要使用另一种形式的避孕方法。

✒ 左乙拉西坦 Levetiracetam

⬭ 剂型与规格

片剂(0.25g, 0.5g); 口服溶液剂(150ml); 注射用浓溶液(5ml : 500mg)

▥ 适应证与用法用量

- 癫痫部分性发作的辅助治疗。
- 成人: p.o., 初始剂量为 500mg/ 次, b.i.d.; 根据临床疗效及耐受性, 可将剂量增至 1 500mg/ 次, b.i.d., 剂量的变化应每 2～4 周将单次剂量增加或减少 500mg。
- 儿童: p.o., 4 岁及以上儿童, 体重≤50kg 者, 初始剂量为 10mg/kg, b.i.d.; 根据临床疗效及耐受性, 可将剂量增至 30mg/kg, b.i.d., 剂量的变化应每 2 周将单次剂量增加或减少 10mg/kg；体重≥50kg 者，用法用量同成人。

❀ **药物特性**

妊娠分级	C
哺乳期	L2，权衡利弊
禁忌证	对本药过敏或对吡咯烷酮衍生物或者其他任何成分过敏者
黑框警告	无
基因多态性	无信息
肝功能不全	无须调整剂量
肾功能不全	CrCl 30～50ml/min：减少常规剂量的 50%（成人 250～750mg，儿童 5～15mg/kg，b.i.d.）；CrCl<30ml/min：减少常规剂量的 67%（成人 250～500mg，儿童 5～10mg/kg，b.i.d.）
肾脏替代治疗	可被透析：成人 500～1 000mg，儿童 10～20mg/kg，q.d.，每次透析后补充 250～500mg 或 5～10mg/kg

▤ **不良反应**

常见（≥1%）	罕见但严重（<1%）
虚弱、嗜睡、头痛、头晕、感觉异常、疲劳、易怒、抑郁、紧张、焦虑、情绪不稳、咽痛、咽炎、鼻炎、鼻窦炎	行为异常、精神病症状、自杀意念与行为、全血细胞减少症

𝄞 **相互作用**

本药无临床意义的相互作用。

⚙ **药代动力学**

吸收	*F*：100%

分布	血浆蛋白结合率：3.4%；V_d：0.7L/ kg
代谢	主要通过酶水解代谢
排泄	主要经肾脏排泄；$t_{1/2}$：6～8 小时

患者教育

由于本药可能引起头晕和嗜睡，在服药期间应避免进行需要精神集中或协调的活动。避免突然停药，以避免癫痫发作的风险。注意本药可能导致精神反应和行为的改变。

抗 焦 虑 药

阿普唑仑 Alprazolam

剂型与规格

片剂（0.4mg）

适应证与用法用量

- 用于焦虑、紧张、激动。也可用于镇静、催眠、抗惊恐，并能缓解急性酒精戒断症状。
- 抗焦虑：p.o.，0.4mg/ 次，t.i.d.。最大日剂量为 4mg。
- 镇静催眠：p.o.，0.4～0.8mg/ 次，睡前服用。
- 抗恐惧：p.o.，0.4mg/ 次，t.i.d.。最大日剂量 10mg。

药物特性

妊娠分级	D
哺乳期	L3，避免使用或暂停哺乳
禁忌证	对本药或其他苯二氮草类药物过敏；闭角型青光眼患者

黑框警告	与苯二氮䓬类药物及阿片类药物联用可能导致深度镇静呼吸抑制、昏迷或死亡
基因多态性	无信息
肝功能不全	晚期肝病中将初始剂量减至 0.25mg/ 次，2～3 次 /d
肾功能不全	慎用
肾脏替代治疗	不可透析

📇 不良反应

常见（≥1%）	罕见但严重（<1%）
嗜睡、记忆力减退、焦虑、乏力、头晕、恶心、呕吐	心动过速、肌肉强直、黄疸、白细胞减少、躁狂、抑郁

🔗 相互作用

药物	机制与结果	临床管理
CNS 抑制剂	可增加呼吸抑制作用	避免联用
CYP3A4/5 抑制剂	减少本药代谢，增加毒性的发生风险	密切监测，考虑调整用量
CYP3A4/5 诱导剂	增加本药代谢，降低本药疗效	密切监测，考虑调整用量
地高辛	可增加地高辛血药浓度而引起中毒	监测地高辛血药浓度

⚗ 药代动力学

吸收	F: 约 90%；食物无影响
分布	血浆蛋白结合率: 80%
代谢	经肝脏 CYP3A4 代谢
排泄	经肾脏（80%）、粪便（7%）排泄，$t_{1/2}$: 11.2 小时

患者教育

服药期间应避免驾驶或进行其他需要运动协调的任务。服药期间避免饮酒和食用西柚或饮用西柚汁。不能自行增加或突然停药。

艾司唑仑 Estazolam

剂型与规格

片剂（1mg，2mg）

适应证与用法用量

- 用于抗焦虑、失眠。也可用于紧张、恐惧及抗癫痫和抗惊厥。麻醉前给药，可缓解术前紧张、焦虑。
- 镇静：p.o.，1～2mg/次，t.i.d.。
- 抗癫痫、抗惊厥：p.o.，2～4mg/次，t.i.d.。
- 催眠：p.o.，1～2mg/次，睡前服用。
- 麻醉前给药：p.o.，2～4mg/次，术前1小时服用。

药物特性

妊娠分级	X
哺乳期	L3，避免使用或暂停哺乳
禁忌证	对本药过敏者；重症肌无力患者；急性闭角型青光眼患者；严重慢性阻塞性肺疾病患者；妊娠患者
黑框警告	无
基因多态性	无信息
肝功能不全	肝功能损害能延长本药消除半衰期，谨慎使用
肾功能不全	肾功能损害能延长本药消除半衰期，谨慎使用
肾脏替代治疗	无信息

不良反应

常见(≥1%)	罕见但严重(<1%)
嗜睡、头晕、头胀、头痛、共济失调、震颤、思维异常、下肢疼痛、肌痛、运动障碍、口干、瘙痒、呕吐、食欲缺乏、腹胀、便秘、乏力、感冒	心悸、心律不齐、晕厥、粒细胞缺乏、戒断症状、癫痫发作、白细胞减少症

相互作用

药物	机制与结果	临床管理
CNS 抑制剂	可增加呼吸抑制作用	避免联用
CYP3A4/5 抑制剂	减少本药代谢，增加毒性的发生风险	密切监测，考虑调整用量
CYP3A4/5 诱导剂	增加本药代谢，降低本药疗效	密切监测，考虑调整用量
地高辛	可增加地高辛血药浓度而引起中毒	监测地高辛血药浓度

药代动力学

吸收	口服吸收良好
分布	血浆蛋白结合率：93%
代谢	经肝脏代谢
排泄	经粪便、肾脏排泄；$t_{1/2}$：10～24 小时

患者教育

本药可能导致困倦，服药期间应避免驾驶或进行其他需要运动协调的任务。服药期间避免饮酒。不能自行增加或突然停止使用。

地西泮 Diazepam

◯ 剂型与规格

　　片剂（2.5mg，5mg）；注射液（2ml：10mg）

🔲 适应证与用法用量

- 用于镇静催眠、抗焦虑、抗癫痫、抗惊厥。缓解炎症引起的反射性肌肉痉挛等。治疗惊恐症。肌紧张性头痛，治疗家族性、老年性和特发性震颤，以及麻醉前给药。
- 镇静：①p.o.，成人，2.5～5mg/次，t.i.d.；6个月以上儿童，1～2.5mg（或40～200μg/kg，或1.17～6mg/m²）/次，3～4次/d，儿童最大日剂量为10mg。②i.v./i.m.，初始剂量为10mg，每隔3～4小时加量5～10mg。24小时总量为40～50mg。
- 催眠：①p.o.，5～12.5mg/次，睡前服用。②i.v./i.m.，初始剂量为10mg，每隔3～4小时加量5～10mg，24小时总量为40～50mg。
- 癫痫发作：i.v.，①成人，初始剂量为10mg，每10～15分钟按需增加剂量，直至最大剂量。②出生30日～5岁的儿童，每2～5分钟用0.2～0.5mg，最大剂量为5mg。5岁以上儿童，每2～5分钟1mg，最大剂量为10mg。必要时在24小时内可重复注射。
- 焦虑症/惊厥：p.o.，2.5～10mg/次，2～4次/d。
- 重症破伤风解痉：i.v.，30日～5岁的儿童，1～2mg/次，必要时可3～4小时后重复注射。5岁以上儿童，5～10mg/次。3分钟内用量不超过0.25mg/kg，间隔15～30分钟后可重复。
- 急性酒精戒断：①p.o.，首日10mg/次，3～4次/d，后续可减量5mg/次，3～4次/d。②i.v./i.m.，初始剂量为10mg，以后可每隔3～4小时加量5～10mg。24

小时总量为 40～50mg。

- 麻醉前给药：i.v.，用于基础麻醉或静脉全身麻醉，10～30mg/次。

❋ 药物特性

妊娠分级	D
哺乳期	L3，权衡利弊
禁忌证	对地西泮或其他苯二氮䓬类药物过敏者；闭角型青光眼患者；重症肌无力者；严重呼吸功能不全者；严重肝功能不全和睡眠呼吸暂停综合征患者；小于 6 个月儿童患者
黑框警告	与苯二氮䓬类药物及阿片类药物联用可能导致深度镇静呼吸抑制、昏迷或死亡；患者存在滥用误用和成瘾的风险；持续用药可能导致依赖和戒断反应
基因多态性	在 CYP2C19 慢代谢者中谨慎使用
肝功能不全	每日剂量减少 50%
肾功能不全	无须调整剂量
肾脏替代治疗	不被透析

🖰 不良反应

常见（≥1%）	罕见但严重（<1%）
嗜睡、疲劳、肌肉无力、共济失调、恶心、呕吐、视物模糊	深度镇静、昏迷、呼吸抑制、癫痫发作、狂躁、抑郁、戒断症状、转氨酶升高

🖉 相互作用

药物	机制与结果	临床管理
CNS 抑制剂	增加呼吸抑制作用	避免联用

药物	机制与结果	临床管理
CYP2C19、CYP3A4/5 抑制剂	减少本药代谢，增加毒性的发生风险	密切监测，考虑调整用量
CYP2C19、CYP3A4/5 诱导剂	增加本药代谢，降低疗效	密切监测，考虑调整用量
地高辛	增加地高辛血药浓度而引起中毒	监测地高辛血药浓度
可乐定、镇痛药、吩噻嗪类、MAOIs、TCAs、全身麻醉药	相互增加药效	调整剂量

药代动力学

吸收	$F>90\%$；食物延缓吸收
分布	血浆蛋白结合率：$95\%\sim99.3\%$；V_d：$0.8\sim1L/kg$
代谢	经肝脏代谢
排泄	经肾脏排泄；$t_{1/2}$：$20\sim70$ 小时

患者教育

本药可能导致困倦，服药期间应避免驾驶或进行其他需要运动协调的任务；服药期间避免饮酒；不能自行增加或突然停止使用。

劳拉西泮 Lorazepam

剂型与规格

片剂（0.5mg，1mg）

适应证与用法用量

- 用于焦虑障碍的治疗或用于缓解焦虑症状以及与

抑郁症状相关的焦虑的短期治疗。镇静催眠,缓解由于激动诱导的自主症状,如头痛、心悸、胃肠不适等。

- 抗焦虑:p.o.,初始剂量为 2～3mg/d,维持剂量为 2～6mg/d,分 2～3 次服用。
- 失眠:p.o.,2～4mg/ 次,睡前服用。

❋ 药物特性

妊娠分级	D
哺乳期	L2,权衡利弊
禁忌证	对苯二氮䓬类药物过敏者;急性闭角型青光眼患者
黑框警告	与苯二氮䓬类药物及阿片类药物联用可能导致深度镇静呼吸抑制、昏迷或死亡
基因多态性	无信息
肝功能不全	无须调整剂量,严重肝功能不全者谨慎使用
肾功能不全	无须调整剂量
肾脏替代治疗	不被透析

🗒 不良反应

常见(≥1%)	罕见但严重(<1%)
镇静、头晕、虚弱、嗜睡、意识模糊、抑郁、运动协调功能受损、逆行性遗忘[症]	呼吸抑制、癫痫发作、躁狂、戒断症状

🔗 相互作用

药物	机制与结果	临床管理
丙磺舒、丙戊酸	影响本药与葡糖醛酸的结合,清除率降低	将本药剂量降低为原剂量的50%

药物	机制与结果	临床管理
洛沙平、氯氮平	增强镇静作用，增加流涎和共济失调风险	避免联用
CNS 抑制剂	增强 CNS 抑制作用	避免联用
口服避孕药	增加本药代谢，降低疗效	密切监测，调整剂量
茶碱、氨茶碱	可能降低本药的镇静作用	密切监测，调整剂量

⚗ 药代动力学

吸收	F：90%
分布	血浆蛋白结合率：85%～91%；V_d：约 1.3L/kg
代谢	经肝脏代谢
排泄	经粪便（7%）、肾脏（88%）排泄；$t_{1/2}$：12～14 小时

🯄 患者教育

本药可能导致困倦，服药期间应避免驾驶或进行其他需要运动协调的任务。服药期间避免饮酒。不能自行增加或突然停止使用。

氯硝西泮 Clonazepam

⃕ 剂型与规格

片剂（0.5mg，2mg）

▯▯ 适应证与用法用量

– 用于控制各型癫痫，尤其适用于失神发作、婴儿痉挛症、肌阵挛性发作、运动不能性发作：p.o.，①成人，初始剂量为 0.5mg/ 次，t.i.d.，每 3 日增加 0.5～1mg，直至发作被控制或出现不良反应，最大日剂量为 20mg。②10 岁以下或体重小于 30kg 的儿童，初始剂量为 0.01～0.03mg/（kg·d），分 2～3 次服用，每

3 日增加 0.25～0.5mg，直至 0.1～0.2mg/（kg•d）或出现不良反应。疗程不应超过 3～6 个月。

❊ 药物特性

妊娠分级	D
哺乳期	L3，权衡利弊
禁忌证	对苯二氮䓬类药物过敏者；急性闭角型青光眼患者；有明显临床证据的肝病患者；新生儿
黑框警告	苯二氮䓬类药物与阿片类药物联用可能导致深度镇静、呼吸抑制、昏迷或死亡，需将剂量与疗程限制在所需最小值，并密切监测呼吸抑制剂镇静作用的体征和症状
基因多态性	无信息
肝功能不全	每日剂量减少 50%
肾功能不全	无须调整剂量
肾脏替代治疗	透析后无须补充剂量

▤ 不良反应

常见（≥1%）	罕见但严重（<1%）
嗜睡、抑郁、共济失调、乏力、无精打采、行为紊乱异常兴奋、神经过敏易激惹（反常反应）、肌力减退、肌肉痛、体重增加、心动过速、心悸、恶心、呕吐、视物模糊	心悸、生殖障碍、癫痫发作、躁狂、戒断症状

❧ 相互作用

药物	机制与结果	临床管理
CYP3A4/5 抑制剂	减少本药代谢，增加毒性的发生风险	密切监测，考虑调整用量

药物	机制与结果	临床管理
CYP3A4/5 诱导剂	增加本药代谢，降低本药疗效	密切监测，考虑调整用量
CNS 抑制剂	增强 CNS 抑制作用	避免联用
地高辛	升高地高辛的血药浓度而致中毒	监测地高辛血药浓度
可乐定、镇痛药、吩噻嗪类、MAOIs、TCAs、全身麻醉药	相互增加药效	调整剂量

药代动力学

吸收	F：约 90%
分布	血浆蛋白结合率：90.5%
代谢	经肝脏 CYP3A4 代谢
排泄	经肾脏排泄；$t_{1/2}$：30～40 小时

患者教育

  本药可能导致困倦，服药期间应避免驾驶或进行其他需要运动协调的任务。避免饮酒。不能自行增加或突然停止使用。

抗精神病药

奥氮平 Olanzapine

剂型与规格

  片剂（5mg，10mg）

▢▢ 适应证与用法用量

- 用于治疗精神分裂症,中、重度躁狂发作,预防双相障碍复发。
- 精神分裂症:p.o.,①成人,10mg/次,q.d.。②青少年,初始剂量为2.5mg/次或5mg/次,q.d.,目标剂量为10mg/d。
- 与Ⅰ型双相障碍相关的急性躁狂发作或混合发作:p.o.,①成人,10mg/次或15mg/次,q.d.,单次剂量增减5mg。②青少年,初始剂量为2.5mg/次或5mg/次,q.d.,单次剂量增减2.5mg或5mg。
- 与Ⅰ型双相障碍相关的抑郁发作:p.o.,①成人,本药5mg/d,氟西汀20mg/d。②儿童,本药2.5mg/d,氟西汀20mg/d。
- 预防双相障碍复发:p.o.,10mg/次,q.d.。

✿ 药物特性

妊娠分级	C
哺乳期	L2,权衡利弊
禁忌证	对奥氮平过敏者;闭角型青光眼患者
黑框警告	痴呆相关精神病的老年患者死亡风险增加,禁用于合并痴呆相关精神疾病的患者
基因多态性	无信息
肝功能不全	联用氟西汀时,初始剂量为2.5～5mg/d
肾功能不全	无须调整剂量
肾脏替代治疗	不被透析

🖥 不良反应

常见(≥1%)	罕见但严重(<1%)
静坐不能、人格障碍、口干、便秘、食欲增加、体重增加、虚弱、头晕、嗜睡、震颤、直立性低血压、高胆固醇血症、甘油三酯水平升高、血糖升高、催乳素水平升高、外周水肿	自杀倾向、神经阻滞剂恶性综合征、胰腺炎、心源性猝死、迟发性运动障碍、血小板减少症

🎐 相互作用

药物	机制与结果	临床管理
甲氧氯普胺	增加锥体外系症状风险	禁止联用
导致 Q-T 间期延长的药物	增加 Q-T 间期延长风险	避免联用
CYP1A2 抑制剂	减少本药代谢，增加毒性的发生风险	密切监测，考虑调整剂量
CYP1A2 诱导剂	增加本药代谢，降低疗效	密切监测，考虑调整剂量
曲马多	增加麻痹性肠梗阻风险	避免联用
氟哌啶醇	增加帕金森病风险	谨慎联用

⚗ 药代动力学

吸收	口服生物利用度良好，食物无影响
分布	血浆蛋白结合率：93%；V_d：1 000L
代谢	经肝脏广泛代谢
排泄	经肾脏（57%）、粪便（30%）排泄；$t_{1/2}$：30 小时

👤 患者教育

本药可能导致头晕和嗜睡，在服药期间应避免驾车、操作机器等需要精神警觉或协调的活动。本药可引起直立性低血压，从坐卧位起身应缓慢。糖尿病患者应监测血糖。避免饮酒。患者应定期监测血脂与体重。

 ## 氟哌噻吨美利曲辛 Flupentixol and Melitracen

⬙ 剂型与规格

片剂[10.5mg（0.5mg/10mg）]

🕮 适应证与用法用量

- 轻中度抑郁和焦虑：p.o.，0.5mg/10mg/ 次，早晨及中午各 1 次，严重病例早晨剂量可加至 1mg/20mg，最大日剂量为 2mg/40mg。维持剂量为 0.5mg/10mg，早晨服用。

✳ 药物特性

妊娠分级	C
哺乳期	可以使用
禁忌证	对本药中任一成分过敏者；循环衰竭者；任何原因引起的 CNS 抑制者；处于昏迷状态者；肾上腺嗜铬细胞瘤患者；血恶病质患者；未经治疗的闭角型青光眼患者、服用 MAOIs 的患者
黑框警告	抗抑郁药增加儿童青少年自杀意念和自杀行为的风险，不推荐用于儿童患者
基因多态性	无信息
肝功能不全	无信息
肾功能不全	无信息
肾脏替代治疗	无信息

📧 不良反应

常见(≥1%)	罕见但严重(<1%)
睡眠障碍、不安、躁动，头晕、震颤、疲劳、口干、便秘、视觉调节障碍	血小板减少、粒细胞缺乏、自杀意念、锥体外系症状、帕金森病、神经阻滞剂恶性综合征、胆汁淤积/黄疸

🔗 相互作用

药物	机制与结果	临床管理
MAOIs	可能导致 5-HT，发热、肌阵挛、僵硬、震颤、兴奋、慌乱、意识模糊等症状	禁止联用
拟交感神经药	可能会加强此类药物对心血管的影响	避免联用
抗胆碱能药物	增加麻痹性肠梗阻、高热的风险	避免联用
肾上腺素能神经阻断剂	降低此类药物的降血压作用	避免联用

⚗️ 药代动力学

吸收	F: 40%(氟哌噻吨)
分布	血浆蛋白结合率: 99%; V_d: 14.1L/kg(氟哌噻吨)
代谢	氟哌噻吨: 磺化氧化作用、侧链 N- 脱羟作用以及与葡糖醛酸结合; 美利曲辛: 去甲基化和羟基化代谢
排泄	主要经粪便、尿液排泄; $t_{1/2}$: 35 小时(氟哌噻吨), $t_{1/2}$: 19 小时(美利曲辛)

👤 患者教育

服药期间应定期监测血常规、肝功能和心理神经状态。服药期间应避免驾驶和操作器械。

抗老年痴呆药和改善脑代谢药

 ## 吡拉西坦 Piracetam

剂型与规格

片剂（0.4g）；分散片（0.8g）；注射液（5ml∶1g，10ml∶2g）；冻干粉针剂（1.0g，2.0g，4.0g）

适应证与用法用量

- 急、慢性脑血管病、脑外伤、各种中毒性脑病等多种原因所致的记忆减退及轻、中度脑功能障碍：①p.o.，成人，0.8～1.6g/次，t.i.d.，4～8 周为一疗程；儿童用量减半。②i.m.，1g/次，2～3 次/d。③i.v.，4～6g/次，b.i.d.。④i.v.gtt.，4～8g/次，q.d.，用 5% 或 10% 葡萄糖注射液或氯化钠注射液稀释至 250ml 后使用。

药物特性

妊娠分级	X
哺乳期	权衡利弊
禁忌证	对本成分过敏患者；锥体外系疾病患者；亨廷顿舞蹈症患者；妊娠患者；新生儿
黑框警告	无
基因多态性	无信息
肝功能不全	需适当减少剂量
肾功能不全	需适当减少剂量
肾脏替代治疗	无信息

不良反应

常见（≥1%）	罕见但严重（<1%）
恶心、腹部不适、食欲缺乏、腹胀、腹痛、兴奋、易怒、头痛、头晕、失眠	意识模糊

相互作用

药物	机制与结果	临床管理
华法林	延长凝血酶原时间，可诱导血小板聚集的抑制	监测凝血酶原时间，调整华法林剂量

药代动力学

吸收	F：接近 100%；食物有影响
分布	血浆蛋白结合率：30%；V_d：0.6L/kg
代谢	不被代谢
排泄	以原型经肾脏排泄；$t_{1/2}$：5～6 小时

患者教育

应避免突然停药，可能导致肌阵挛或全身性癫痫发作。用药期间应关注出血事件的发生。

多奈哌齐 Donepezil

剂型与规格

片剂（5mg，10mg）；胶囊（5mg）

适应证与用法用量

- 轻度或中度阿尔茨海默病：p.o.，初始剂量为 5mg/d，最大日剂量为 10mg，至少连用 1 个月。

❀ 药物特性

妊娠分级	C
哺乳期	L3,权衡利弊
禁忌证	对本药或哌啶衍生物过敏
黑框警告	无
基因多态性	无信息
肝功能不全	轻度至中度肝功能不全者:根据个体耐受度适当调整剂量
肾功能不全	无须调整剂量
肾脏替代治疗	无信息

🖼 不良反应

常见(≥1%)	罕见但严重(<1%)
失眠、疲劳、意识模糊、抑郁、头痛、头晕、晕厥、虚弱、肌肉痉挛、恶心、食欲不振、呕吐、腹泻、体重降低	尖端扭转型室性心动过速、房室传导阻滞、胃肠道出血、消化性溃疡

⌚ 相互作用

药物	机制与结果	临床管理
CYP 3A4、CYP 2D6 抑制剂	减少本药代谢,升高本药血药浓度	谨慎联用
CYP 3A4、CYP 2D6 诱导剂	增加本药代谢,降低本药血药浓度	谨慎联用
胆碱受体激动剂、β 受体拮抗剂、神经肌肉阻断剂	协同作用	避免联用
抗胆碱能药物	干扰抗胆碱能药物疗效	避免联用

⚗ 药代动力学

吸收	F：100%；食物无影响
分布	血浆蛋白结合率：约 96%；V_d: 12L/kg
代谢	经肝脏 CYP2D6 和 CYP3A4 代谢
排泄	经粪便（15%）、肾脏（57%）排泄；$t_{1/2}$：约 70 小时

🗒 患者教育

　　睡前服用。剂量增加时，不良反应可能更频繁，继续使用后不良反应会缓解。患者应注意消化道出血症状。

抗脑血管病药

倍他司汀 Betahistine

⬭ 剂型与规格

　　片剂（4mg）

▯▯ 适应证与用法用量

- 梅尼埃病、梅尼埃综合征、急性脑血管病、脑动脉硬化、血管性头痛、体位性眩晕、耳鸣：p.o., 4～8mg/ 次，2～4 次 /d，最大日剂量为 48mg。

❋ 药物特性

妊娠分级	C
哺乳期	L4，权衡利弊
禁忌证	对本药过敏患者
黑框警告	无
基因多态性	无信息
肝功能不全	谨慎使用

| 肾功能不全 | 无信息 |
| 肾脏替代治疗 | 无信息 |

⊟ 不良反应

偶有口干、胃部不适、心悸、皮肤瘙痒等。

⑤ 相互作用

药物	机制与结果	临床管理
抗组胺药	可拮抗本药的部分或全部作用	避免联用

⚗ 药代动力学

吸收	口服吸收迅速且完全
分布	肝脏分布最多,其次脂肪组织
代谢	广泛经肝脏代谢
排泄	以代谢物形式经尿液排泄;$t_{1/2}$: 3.5 小时

🗁 患者教育

患有半乳糖不耐受、拉普乳糖酶缺乏症或葡萄糖-半乳糖吸收不良等罕见遗传问题的患者不应服用该药。严重低血压患者慎用。有消化性溃疡、有消化性溃疡病史、支气管哮喘、荨麻疹、皮疹或过敏性鼻炎的患者应用本药时应谨慎。

氟桂利嗪 Flunarizine

⬦ 剂型与规格

片剂、胶囊(5mg)

🕮 适应证与用法用量

- 用于典型(有先兆)或非典型(无先兆)偏头痛的预防性治疗。也可用于眩晕、特发性耳鸣、间歇性跛行的治疗。

- 偏头痛：p.o.，10mg/次，q.n.。
- 眩晕：p.o.，10~20mg/d，2~8 周为一疗程。
- 特发性耳鸣：p.o.，10mg/次，q.n.，10 日为一疗程。
- 间歇性跛行：p.o.，10~20mg/d。

❀ 药物特性

妊娠分级	C
哺乳期	L4，禁止使用或暂停哺乳
禁忌证	对本药或桂利嗪及其成分过敏者；抑郁症病史；帕金森病或其他锥体外系疾病症状者
黑框警告	无
基因多态性	无信息
肝功能不全	初始剂量调整为 5mg
肾功能不全	无须调整剂量
肾脏替代治疗	无信息

☒ 不良反应

常见（≥1%）	罕见但严重（<1%）
嗜睡、疲惫、胃部不适、食量增加抑郁	心悸、锥体外系症状、睡眠障碍、月经紊乱

⌀ 相互作用

药物	机制与结果	临床管理
镇静催眠药	可出现过度镇静	避免联用
胺碘酮	增加心动过缓、房室传导阻滞加重的风险	病态窦房结综合征或不完全房室传导阻滞的患者应避免联用

药物	机制与结果	临床管理
β 受体拮抗剂	增加低血压、心动过缓和房室传导阻滞的风险	密切监测
NSAIDs、口服抗凝血药	增加胃肠道出血的危险	避免联用
苯妥英钠、卡马西平	可降低本药的血药浓度	谨慎联用，调整剂量

✂ 药代动力学

吸收	$F>80\%$
分布	血浆蛋白结合率>99%；V_d: 43.2～78L/kg
代谢	经肝脏 CYP2D6 代谢
排泄	经肾脏（1%）、粪便（3%～5%）排泄；$t_{1/2}$: 5 小时～23 天

🗋 患者教育

　　由于本药可能引起困倦，应避免驾驶车辆或操纵机器。服药期间禁止饮酒。治疗 2 个月后未见改善，应及时就医。

甘露醇 Mannitol

⬡ 剂型与规格

　　注射液（20ml∶4g，50ml∶10g；100ml∶20g；250ml∶50g）

⬡⬡ 适应证与用法用量

－ 用于治疗各种原因引起的脑水肿。降低眼内压，应用于其他降眼内压药无效时或眼内手术前准备。亦可用于预防各种原因引起的急性肾小管坏死。辅助治疗肾病综合征、肝硬化腹水，尤其是当伴有低蛋白血症时。某些药物超量或毒物中毒（如巴比妥类药物、锂、水杨酸盐和溴化物等）。

- 脑水肿、颅内高压、青光眼：i.v.gtt.，①成人，每次 0.25～2g/kg，30～60 分钟内滴完。②儿童，每次 1～2g/kg 或 30～60g/m²，以 15%～20% 注射液 30～60 分钟内滴完。衰弱者剂量减至 0.5g/kg。
- 利尿：i.v.gtt.，①成人，1～2g/kg，一般用 20% 注射液 250ml，并调整剂量使尿量维持在 30～50ml/h。②儿童，0.25～2g/kg 或每次 60g/m²，以 15%～20% 注射液 2～6 小时内滴完。
- 治疗药物、毒物中毒：i.v.gtt.，①成人，本药 20% 注射液 50g，调整剂量使尿量维持在 100～500ml/h。②儿童，2g/kg 或每次 60g/m²，以 5%～10% 注射液滴注。

❋ 药物特性

妊娠分级	C
哺乳期	L3，权衡利弊
禁忌证	对本药过敏者；严重失水者；颅内活动性出血者；急性肺水肿患者；严重肺淤血者；急性肾小管坏死的无尿患者
黑框警告	无
基因多态性	无信息
肝功能不全	无须调整剂量
肾功能不全	采用甘露醇治疗，但仍有严重肾脏疾病或进展性肾损伤的患者：禁止使用静脉注射和泌尿系统灌注
肾脏替代治疗	无信息

不良反应

常见（≥1%）	罕见但严重（<1%）
水和电解质紊乱、排尿困难、口干、头晕、视物模糊	充血性心力衰竭、高钾血症、低血容量、肺水肿、渗透性肾病、急性肾衰竭、血栓性静脉炎、超敏反应、过敏性休克

相互作用

药物	机制与结果	临床管理
利尿剂、碳酸酐酶抑制剂	增加以上药物的利尿和降眼内压作用	避免联用，应调整剂量
洋地黄类药物	增加此类药物的毒性作用	避免联用

药代动力学

吸收	—
分布	V_d: 17L
代谢	少量经肝脏代谢
排泄	经肾脏排泄；$t_{1/2}$: 0.5～2.5 小时

患者教育

患者应注意以下风险：超敏反应、包括肾衰竭在内的肾脏并发症、CNS 毒性、液体和电解质失衡，高渗透压、注射部位反应。

抗痛风药

苯溴马隆 Benzbromarone

剂型与规格

片剂、胶囊（50mg）

🕮 适应证与用法用量

– 原发性高尿酸血症,痛风性关节炎间歇期及痛风结节肿等:p.o.,50mg/次,q.d.。

❀ 药物特性

妊娠分级	禁止使用
哺乳期	禁止使用或暂停哺乳
禁忌证	对本品中任何成分过敏者;急性痛风发作期;中至重度肾功能损害者及患有肾结石的患者;妊娠或可能妊娠患者
黑框警告	无
基因多态性	无信息
肝功能不全	无须调整剂量
肾功能不全	GFR<20ml/min:禁止使用
肾脏替代治疗	血液透析患者中本药无效

▤ 不良反应

常见(≥1%)	罕见但严重(<1%)
可有恶心、呕吐、腹泻、头疼、尿意频增感等不良反应	加重肝病、结膜炎、局部皮肤湿疹

🖉 相互作用

药物	机制与结果	临床管理
水杨酸类、磺吡酮、吡嗪酰胺	可能减弱本药促进尿酸排泄作用	避免联用
香豆素类抗凝血药	增强抗凝作用,增加出血风险	避免联用,密切监测患者凝血酶原时间

⁙ 药代动力学

本药半衰期为12~13小时,主要以原型从尿液、粪便及胆汁排泄。

⊠ 患者教育

本品应早餐后服用。用药期间需大量饮水以增加尿量,治疗初期饮水量不得少于 1.5~2L/d,并定期监测肝、肾功能,血尿酸,尿液 pH。用药期间若出现食欲不振、恶心、呕吐、倦怠、腹痛、发热、尿黄、眼球结膜黄染等现象,应及时就医。

 ## 别嘌醇 Allopurinol

⊘ 剂型与规格

片剂(0.1g)

🔲 适应证与用法用量

- 用于原发性和继发性高尿酸血症,尤其是尿酸生成过多者,也用于伴有肾功能不全的高尿酸血症。痛风反复发作或慢性痛风,尿酸性肾结石和 / 或尿酸性肾病: p.o.,①成人,初始剂量为 50mg/ 次,1~2次 /d,一周可递增 50~100mg,至 200~300mg/d,分 2~3 次服用,至尿酸水平正常,最大日剂量为600mg;②6 岁以下儿童,50mg/ 次,1~3 次 /d; 6~10 岁儿童,100mg/ 次,1~3 次 /d。

✿ 药物特性

妊娠分级	C
哺乳期	L2,权衡利弊
禁忌证	对本药及其辅料过敏者;严重肝肾功能不全者;明显血细胞低下者
黑框警告	无
基因多态性	无信息
肝功能不全	谨慎用药

| 肾功能不全 | CrCl 10～20ml/min：200mg，q.d.；CrCl 3～10ml/min：不超过 100mg，q.d.；CrCl <3ml/min：100mg，延长给药间隔至大于 24 小时；慢性肾脏病 4 期或更严重：起始剂量 50mg，q.d.；每 2～5 周滴定增加维持剂量以达目标血浆尿酸水平；在充分监测下，每日剂量可超过 300mg |
| 肾脏替代治疗 | 可被透析：透析后需补充剂量 |

▣ 不良反应

常见(≥1%)	罕见但严重(<1%)
恶心、呕吐、腹泻、皮疹、斑丘疹、转氨酶升高	超敏反应、过敏性血管炎、史 - 约综合征、TEN、白细胞缺少、血小板减少、贫血、肝毒性、肾衰竭间质性肾炎

◈ 相互作用

药物	机制与结果	临床管理
ACEIs	增加史 - 约综合征和皮疹等过敏反应风险	慢性肾衰竭患者谨慎联用
环磷酰胺	增强骨髓抑制	避免联用
香豆素类抗凝血药	抑制以上药物的代谢，增加出血的风险	密切监测凝血酶原时间、INR，必要时调整剂量
硫唑嘌呤、巯嘌呤	抑制黄嘌呤氧化酶从而使以上药物疗效增加 2～4 倍，毒性增大	硫唑嘌呤或巯嘌呤的用量一般要减少至常用量的 1/4～1/3

⨯ 药代动力学

吸收	F：80%～90%
分布	V_d：1.6L/kg

代谢	经肝脏（70%）代谢
排泄	经肾脏（80%）、粪便（20%）排泄；$t_{1/2}$：1～2 小时

患者教育

饭后服用以避免胃肠道不良反应。用药期间应足量饮水以防止肾结石。服用本药期间应避免摄入酒精和咖啡因。若出现皮肤相关的症状或体征，应及时就医。

秋水仙碱 Colchicine

剂型与规格

片剂（0.5g）

适应证与用法用量

- 用于治疗痛风性关节炎的急性发作，预防复发性痛风性关节炎的急性发作。
- 痛风性关节炎的急性发作：p.o.，0.5～1mg/ 次，每 1～2 小时 1 次，直至关节症状缓解，或出现腹泻或呕吐，一般治疗量为 3～5mg，24 小时内不宜超过 6mg，停服 72 小时后 0.5～1.5mg/d，分次服用，连用 7 日。
- 预防复发性痛风性关节炎的急性发作：p.o.，0.5～1mg/d，分次服用。

药物特性

妊娠分级	C
哺乳期	L3，权衡利弊
禁忌证	对本药过敏者；骨髓增生低下者；肾和肝功能不全者
黑框警告	无
基因多态性	无信息

肝功能不全	轻中度肝功能不全者：无须调整剂量 严重肝功能不全：治疗痛风急性发作，每 2 周重复给药不能超过 1 次，预防痛风应减少剂量
肾功能不全	CrCl 30～80ml/min：预防或治疗痛风发作，无须调整剂量；预防痛风，起始剂量为 0.3mg/d 口服，在充分监测下增加剂量，治疗痛风发作，每 2 周重复给药不能超过 1 次
肾脏替代治疗	不被透析；治疗痛风发作：0.6mg/ 次，每 2 周重复给药不能超过 1 次；预防痛风：0.3mg/ 次，每周 2 次，密切监测

⊠ 不良反应

常见（≥1%）	罕见但严重（<1%）
腹泻、呕吐、恶心、咽喉痛、痉挛	骨髓抑制、弥散性血管内凝血、横纹肌溶解

⊘ 相互作用

药物	机制与结果	临床管理
HMG-CoA 还原酶抑制剂、洋地黄糖苷类药物	增加肌病和横纹肌溶解的发生风险	避免联用，密切监测
CYP3A4/5、P-gp 诱导剂	增加本药代谢或转运，降低疗效	密切监测，考虑剂量调整
CYP3A4/5、P-gp 抑制剂	降低本药代谢或转运，增加毒性的发生风险	密切监测，考虑剂量调整

药代动力学

吸收	F: 约 45%；食物影响很小
分布	血浆蛋白结合率：39%；V_d: 5～8L/kg
代谢	经肝脏代谢
排泄	经肾脏排泄；$t_{1/2}$: 26.6～31.2 小时

患者教育

服药期间若出现神经肌肉毒性（横纹肌溶解，比如肌痛或无力、手指或脚趾刺痛或麻木）、严重恶心或呕吐时，应及时就医。服药期间避免食用西柚或饮用西柚汁。本药存在明显的药物相互作用，在使用新的药物之前应咨询医疗专业人员。

非布司他 Febuxostat

剂型与规格

片剂（20mg，40mg，80mg）

适应证与用法用量

- 适用于痛风患者高尿酸血症的长期治疗。不推荐用于无临床症状的高尿酸血症。
- 推荐起始剂量为 40mg/ 次，p.o.，q.d.。若 2 周后，血尿酸水平仍不低于 6mg/dl（约 360μmol/L），剂量增加至 80mg/ 次，q.d.。

药物特性

妊娠分级	C
哺乳期	L3，停止哺乳
禁忌证	对本药有过敏史的患者；正在使用巯嘌呤或巯唑嘌呤的患者
黑框警告	心血管相关死亡风险

基因多态性	无信息
肝功能不全	轻、中度肝功能不全者无须调整剂量，重度肝功能不全患者（Child-Pugh C 级）应谨慎
肾功能不全	轻、中度肾功能不全者无须调整剂量，重度肾功能不全患者（CrCl<30ml/min）应谨慎
肾脏替代治疗	无信息

🗂 不良反应

常见（≥1%）	罕见但严重（<1%）
肝功能异常、黄疸、恶心、全身性皮疹、关节痛、过敏反应等	心血管疾病、史 - 约综合征、TEN、严重肝功能损伤

⚗ 相互作用

药物	机制与结果	临床管理
硫唑嘌呤	硫唑嘌呤血药浓度升高	禁止联用
巯唑嘌呤	巯唑嘌呤血药浓度升高	禁止联用
茶碱	茶碱主要代谢物浓度升高	谨慎联用

⚗ 药代动力学

吸收	F：75%～80%；食物（高脂）可影响 AUC
分布	血浆蛋白结合率：99.2%；V_d：41～50L/kg
代谢	经肝脏广泛代谢
排泄	经肾脏（49%）和粪便（45%）排泄；$t_{1/2}$：5～9.4 小时

👥 患者教育

　　本药为降尿酸药物，若患者在使用本品前有痛风性关节炎，在症状稳定不应使用本药。在使用本药过程中发现有痛风性关节炎（痛风发作）时，可不改变用量继续用药，或可根据具体症状合用其他药物，具体请咨询医师或药师。在使用过程中应观察并报告甲状腺、心血管事件、肝功能损伤和严重皮肤反应相关症状。

抗 抑 郁 药

 ## 艾司西酞普兰 Escitalopram

⬿ 剂型与规格

片剂（5mg，10mg，20mg）

⏸⏸ 适应证与用法用量

- 用于治疗抑郁症，伴有或不伴广场恐怖症的惊恐障碍。
- 抑郁症：p.o.，常用剂量为 10mg/ 次，q.d.，最大日剂量为 20mg，一般用药 2～4 周后可取得疗效，应持续治疗 6 个月；12 岁及以上儿童，初始剂量为 10mg/d，维持剂量为 10mg/d，至少 3 周后可增加剂量至 20mg/d。
- 惊恐障碍：p.o.，初始剂量为 5mg/ 次，q.d.，持续 1 周后增加至 10mg/ 次，q.d.，最大日剂量为 20mg，疗程一般持续数月。

✹ 药物特性

妊娠分级	C
哺乳期	L2，避免用药或暂停哺乳
禁忌证	对本药或辅料过敏者
黑框警告	增加儿童、青少年和青年（<24 岁）的自杀倾向

基因多态性	CYP2C19 超速代谢型：选择替代疗法；CYP2C19 广泛或中间代谢型：无须要调整初始剂量；CYP2C19 慢代谢型：选择替代疗法或初始剂量减少 50%
肝功能不全	起始剂量为 5mg/ 天，最大剂量为 10mg/d
肾功能不全	轻中度肾功能不全：无须调整；CrCl <30ml/min：谨慎使用
肾脏替代治疗	不被透析

不良反应

常见（≥1%）	罕见但严重（<1%）
头痛、头晕、疲劳、嗜睡、镇静、失眠、恶心、呕吐、腹泻、便秘、口干、食欲改变、焦虑、烦躁不安、发汗、皮疹、性欲降低、射精障碍、阳痿、体重增加	尖端扭转型室性心动过速、Q-T 间期延长、5-HT 综合征、自杀倾向、胃肠道出血

相互作用

药物	机制与结果	临床管理
MAOIs、利奈唑胺	可增加 5-HT 综合征的发生风险	禁止联用；应在停用 MAOIs 后 14 天，才能使用本药
匹莫齐特	可使匹莫齐特血药浓度升高，导致 Q-T 间期延长	禁止联用
抗凝血药、抗血小板药物、NSAIDs	增加出血风险	谨慎联用，监测出血情况

药物	机制与结果	临床管理
CYP2C19、CYP3A4 诱导剂	可增加本药代谢,降低疗效	密切监测,考虑增加本药剂量
CYP2C19、CYP3A4 抑制剂	可减少本药代谢,增加毒性发生风险	密切监测,考虑降低本药剂量

✂ 药代动力学

吸收	F: 80%
分布	血浆蛋白结合率: 约 56%; V_d: 约 12L/kg
代谢	经肝脏代谢
排泄	经肾脏排泄; $t_{1/2}$: 27~32 小时

🗋 患者教育

　　服药期间应避免进行需要精神警觉或协调的活动。应告知患者,本药起效较慢,在用药 4~6 周内可能不会出现症状的改善。避免突然停药,可能会导致戒断症状。避免饮酒。注意与 NSAIDs、华法林或其他抗凝血药联合使用可能增加出血风险。

多塞平 Doxepin

⬭ 剂型与规格

　　片剂(25mg)

ᙇ 适应证与用法用量

- 抑郁症及焦虑性神经症: p.o., 初始剂量为 25mg/ 次, 2~3 次 /d, 逐渐增至 100~250mg/d, 最大日剂量为 300mg。

✳ 药物特性

妊娠分级	C
哺乳期	L5，避免使用或暂停哺乳
禁忌证	对本药及其他三环药物过敏者；严重心脏病患者；有近期有心肌梗死发作史者；癫痫患者；青光眼患者；尿潴留患者；甲状腺功能亢进患者；肝功能损害患者；谵妄患者；粒细胞减少患者
黑框警告	增加儿童、青少年和青年的自杀倾向
基因多态性	CYP2C19 和 CYP2D6 慢代谢者谨慎用药
肝功能不全	无须调整
肾功能不全	无须调整
肾脏替代治疗	不被透析

📋 不良反应

常见（≥1%）	罕见但严重（<1%）
恶心、呕吐、口干、便秘、头晕、头痛、视物模糊、嗜睡、疲劳、皮疹、水肿、尿潴留、性功能障碍、体重增加	自杀倾向、心律失常、肝毒性、闭角型青光眼

🔗 相互作用

药物	机制与结果	临床管理
MAOIs	增加 5-HT 综合征的发生风险	禁止联用，应在停用 MAOIs 后 14 天，才能使用本药
CYP2C19 诱导剂	增加本药代谢，降低本药的治疗效果	密切监测，考虑增加本药剂量

药物	机制与结果	临床管理
CYP2C19 和 CYP2D6 抑制剂	减少本药代谢，增加毒性的发生风险	密切监测，考虑减少本药剂量
肾上腺素，去甲肾上腺素	引起高血压和心律失常	避免联用

⚗ 药代动力学

吸收	F：13%～45%
分布	血浆蛋白结合率：80%；V_d：9～33L/kg
代谢	经肝脏 CYP2C19 和 CYP2D6 代谢
排泄	主要经肾脏排泄；$t_{1/2}$：15.3 小时

患者教育

用药期间应避免从事需要精神警觉性或协调性的活动。告知患者，本药起效较慢，在用药 4～6 周内症状改善可能不明显。避免突然停药。用药期间避免饮酒。

氟西汀 Fluoxetine

⬡ 剂型与规格

片剂（10mg）；胶囊、分散片（20mg）

适应证与用法用量

- 用于治疗多种抑郁性精神障碍，包括轻型或重型抑郁症、双相情感障碍的抑郁症、心因性抑郁症及抑郁性神经症；以及强迫症、神经性贪食症，作为心理治疗的辅助用药，以减少贪食和导泻行为。
- 抑郁症：p.o.，20～60mg/d。初始剂量为 20mg/d。若 3 周后未达满意疗效，应考虑增量。持续治疗至少 6 个月。
- 强迫症：p.o.，20～60mg/d。初始剂量为 20mg/d。若

2 周后未达满意疗效,应考虑增量。若 10 周后仍未达满意疗效,应考虑换药。

- 神经性贪食症:p.o.,60mg/d。

☯ 药物特性

妊娠分级	C
哺乳期	L2,避免使用或暂停哺乳
禁忌证	对本药过敏者
黑框警告	增加儿童、青少年和青年的自杀倾向
基因多态性	CYP2D6 慢代谢者:谨慎用药
肝功能不全	减少剂量或减少给药频率
肾功能不全	无须调整剂量
肾脏替代治疗	不被透析

🖾 不良反应

常见(≥1%)	罕见但严重(<1%)
恶心、腹泻、厌食症、口干、消化不良、头痛、虚弱、嗜睡、失眠、焦虑、震颤、出汗、疲劳、出汗、皮疹、性功能障碍、射精障碍、出血	5-HT 综合征、Q-T 间期延长、尖端扭转型室性心动过速、自杀倾向、胰腺炎、血小板减少症

✍ 相互作用

药物	机制与结果	临床管理
MAOIs	可增加 5-HT 综合征的发生风险	正在使用或停用本药者 5 周内禁止使用 MAOIs;在停用 MAOIs 后的 14 天内也应禁止使用本药
Q-T 间期延长药物	增加 Q-T 间期延长以及心搏骤停的风险	禁止联用硫利达嗪、匹莫齐特;避免联用其他可使 Q-T 间期延长药物

药物	机制与结果	临床管理
CYP2C9、CYP2D6 底物	减少底物代谢，增加底物毒性的发生风险	避免与治疗窗的药物联用；密切监测不良反应，调整药物剂量
CYP2C9 诱导剂	增加本药代谢，降低疗效	监测疗效，考虑增加本药剂量
CYP2C9、CYP2D6 抑制剂	减少本药代谢，增加毒性的发生风险	避免联用强抑制剂；谨慎联用其他药物，密切监测，考虑降低本药剂量

⚗ 药代动力学

吸收	食物影响不明显
分布	血浆蛋白结合率：约 94.5%
代谢	经肝脏 CYP2D6 代谢
排泄	经肾脏排泄；$t_{1/2}$：4～6 天

患者教育

本药应早晨空腹服用。服药期间应避免进行需要精神警觉或协调的活动。告知患者服药最开始几周内可能看不到症状改善。服药期间禁止饮酒或使用 NSAIDs 和阿司匹林。若出现皮疹，伴或不伴有全身性症状，如发热、水肿、肺部受损等情况，应及时就医。糖尿病患者应定期监测血糖，血糖出现变化是应及时就医。避免突然停药。

米氮平 Mirtazapine

⌀ 剂型与规格

片剂（15mg，30mg）

📖 适应证与用法用量

- 抑郁症：p.o.，初始剂量为 15mg/d 或 30mg/d，q.d.，临睡前服用，或 2 次 /d，早晚各 1 次（晚间服用较高剂量）。根据病情可逐渐增加剂量，若增加剂量后 2～4 周仍无效，应停用本药，有效剂量通常为 15～45mg/d。应连续用药，充分治疗至少 6 个月，以确保症状消失。

✳ 药物特性

妊娠分级	C
哺乳期	L3，权衡利弊
禁忌证	对本药或任何辅料成分过敏者
黑框警告	增加儿童、青少年和青年的自杀倾向，未被批准用于儿童和青少年患者
基因多态性	无信息
肝功能不全	根据需要和耐受性缓慢增加剂量
肾功能不全	CrCl<40ml/min 时，根据需要缓慢增加剂量
肾脏替代治疗	不被透析

🗒 不良反应

常见（≥1%）	罕见但严重（<1%）
粒细胞缺乏、贫血、低钠血症、神经状态改变、嗜睡、乏力、头晕、便秘、食欲增加、口干、血清胆固醇升高、转氨酶升高、血清甘油三酯升高、体重增加、流感样综合征	严重低钠血症、昏迷、中性粒细胞减少症、自杀倾向

相互作用

药物	机制与结果	临床管理
MAOIs、氟西汀、文拉法辛、奥氮平、利奈唑胺、曲马多	可增加 5-HT 综合征的发生风险	禁止联用；应在停用 MAOIs 后 14 天，才能使用本药
CYP2D6、CYP3A4/5、CYP1A2 诱导剂	增加本药代谢，降低疗效	避免联用，考虑增加本药剂量
CYP2D6、CYP3A4/5、CYP1A2 抑制剂	减少本药代谢，增加毒性的发生风险	避免联用，考虑减少本药剂量
SSRIs	可增加 5-HT 综合征的发生风险	避免联用
地西泮	联用对运动功能的损害有叠加作用	避免联用

药代动力学

吸收	F: 50%；食物影响很小
分布	血浆蛋白结合率: 85%；V_d: 4.5L/kg
代谢	经过肝脏 CYP2D6，CYP1A2 和 CYP3A4 代谢
排泄	经粪便（15%）、肾脏（75%）排泄；$t_{1/2}$: 20～40 小时

患者教育

服药时应随水吞服，不应嚼碎，建议在晚上睡前服药。服药期间应避免进行需要精神集中的活动。避免饮酒。

帕罗西汀 Paroxetine

剂型与规格

片剂（20mg）

适应证与用法用量

- 用于治疗多种类型的抑郁症,包括伴有焦虑的抑郁症和反应性抑郁症。也可用于强迫性神经症、伴或不伴广场恐怖的惊恐障碍以及社交恐怖症/社交焦虑症。
- 抑郁症:p.o.,常用剂量为 20mg/d,2~3 周后根据患者反应,可每周将日剂量增加 10mg,最大日剂量为 50mg。
- 强迫性神经症:p.o.,初始剂量为 20mg/d,可每周将日剂量增加 10mg,常用剂量为 40mg/d,最大日剂量为 60mg。
- 惊恐障碍:p.o.,初始剂量为 10mg/d,根据患者反应,可每周将日剂量增加 10mg,常用剂量为 40mg/d,最大日剂量为 50mg。
- 社交恐怖症/社交焦虑症:p.o.,常用剂量为 20mg/d,根据患者反应,可每周将日剂量增加 10mg,最大日剂量为 50mg。

药物特性

妊娠分级	D
哺乳期	L2,权衡利弊
禁忌证	对本药及其赋形剂过敏者
黑框警告	增加儿童、青少年和青年的自杀倾向
基因多态性	CYP2D6 慢代谢者:谨慎使用
肝功能不全	速释剂初始剂量 10mg/d,根据临床需要每隔至少 1 周加量一次,每次加量 10mg/d,增至最大 40mg/d
肾功能不全	速释剂初始剂量 10mg/d,根据临床需要每隔至少 1 周加量一次,每次加量 10mg/d,增至最大 40mg/d
肾脏替代治疗	不被透析

🔲 不良反应

常见(≥1%)	罕见但严重(<1%)
心悸、血管舒张、出汗、乏力、便秘、腹泻、食欲不振、恶心、呕吐、口干、无力、头痛、头晕、失眠、嗜睡、震颤、焦虑、虚弱、感觉紧张、出血、皮疹、性欲降低、射精异常、阳痿	自杀倾向、5-HT 综合征、急性肝炎

🔗 相互作用

药物	机制与结果	临床管理
MAOIs、曲马多、利奈唑胺	可增加 5-HT 综合征的发生风险	禁止联用；应在停用 MAOIs 后 14 天,才能使用本药
CYP2D6 抑制剂	减少本药代谢,增加毒性的发生风险	禁止联用甲硫哒嗪、匹莫齐特;谨慎联用其他药物
神经肌肉阻滞剂	可能会降低血浆胆碱酯酶活性	谨慎联用
TCAs	本药能够抑制 TCAs 代谢,增加毒性的发生风险	谨慎联用
NSAIDs、抗血小板药物	可增加出血的风险	谨慎联用,密切监测

🧬 药代动力学

吸收	F：100%;食物使 C_{max}、AUC 增加
分布	血浆蛋白结合率：93%～95%
代谢	经过肝脏 CYP2D6 代谢
排泄	经肾脏(64%)、粪便(36%)排泄;$t_{1/2}$：15～21 小时

患者教育

本药应早晨空腹服用，整片吞服，不能咀嚼。服药期间应避免进行需要精神警觉或协调的活动。告知患者服药最开始几周内可能看不到症状改善。服药期间禁止饮酒。注意与 NSAIDs、华法林或其他抗凝血药联合使用可能增加出血风险。避免突然停药。本药存在明显的药物相互作用，使用新的药物之前应咨询医疗专业人员。应监测异常出血的症状。

舍曲林 Sertraline

剂型与规格

片剂、分散片、胶囊（50mg）

适应证与用法用量

- 抑郁症、强迫症：p.o.，初始剂量为 50mg/ 次，q.d.，早晚服用均可。如疗效不佳而患者对药物耐受较好，可逐渐增加剂量。剂量调整时间间隔不应短于 1 周。最大日剂量为 200mg。长期用药应酌情调整剂量，使用最低有效治疗剂量维持。
- 强迫症：p.o.，6～12 岁儿童，初始剂量为 25mg/ 次，q.d.；13～17 岁青少年，初始剂量为 50mg/ 次，q.d.。有效的剂量范围 25～200mg/d，体重较低者，使用较低剂量，以免血药浓度过高。剂量调整时间间隔不应短于 1 周。

药物特性

妊娠分级	C
哺乳期	L2，权衡利弊
禁忌证	对本药过敏者

黑框警告	增加儿童、青少年和青年的自杀倾向，尚未被批准用于儿童患者（除6岁以上儿童强迫症患者）
基因多态性	无信息
肝功能不全	减少用药剂量或用药频率
肾功能不全	无须调整剂量
肾脏替代治疗	不被透析

🖥 不良反应

常见（≥1%）	罕见但严重（<1%）
恶心、呕吐、便秘、腹泻、腹痛、消化不良、食欲不振、头痛、头晕、失眠、疲劳、焦虑、嗜睡、震颤、性欲降低、射精障碍、体重增加、心悸、皮疹、口干症、多汗症	自杀倾向、超敏反应、双硫仑样反应、5-HT综合征

🖉 相互作用

药物	机制与结果	临床管理
MAOIs	可增加5-HT综合征的发生风险	禁止联用；应在停用MAOIs后14天，才能使用本药
匹莫齐特	可使匹莫齐特血药浓度升高，导致Q-T间期延长	禁止联用
使Q-T间期延长的药物	可能会导致Q-T延长或室性心律失常	避免联用
CYP2D6抑制剂	减少本药代谢，增加毒性的发生风险	密切监测，考虑降低本药剂量
CYP2B6、CYP2C19、CYP2D6底物	减少底物代谢，增加底物毒性的发生风险	密切监测，考虑降低底物剂量

⚗️ 药代动力学

吸收	F：100%；食物影响很小
分布	血浆蛋白结合率：98%～99%；V_d：20L/kg
代谢	经肝脏代谢
排泄	经粪便（40%～45%）、肾脏（40%～45%）排泄；$t_{1/2}$：24～26 小时

🗒 患者教育

服药期间应避免进行需要精神警觉或协调的活动。告知患者服药最开始几周内可能看不到症状改善。服药期间禁止饮酒。注意与 NSAIDs、华法林或其他抗凝血药联合使用可能增加出血风险。避免突然停药。

西酞普兰 Citalopram

🖊 剂型与规格

片剂（5mg，10mg，20mg）；胶囊（20mg）

📋 适应证与用法用量

- 抑郁症：p.o.，20mg/ 次，q.d.，根据病情严重程度和患者反应可酌情增至 40mg/d。通常服药 2～4 周后出现抗抑郁效果，必须持续适当时间（通常至恢复后 6 个月），以防止复发。

✳️ 药物特性

妊娠分级	C
哺乳期	L2，避免用药或暂停哺乳
禁忌证	对本药或辅料过敏；Q-T 间期延长或先天性 Q-T 综合征患者
黑框警告	增加儿童、青少年和青年（<24 岁）的自杀倾向

基因多态性	CYP2C19 慢代谢者：起始剂量为 5mg/d，最大剂量为 10mg/d
肝功能不全	起始剂量为 5mg/d，最大剂量为 10mg/d
肾功能不全	轻中度肾功能不全：无须调整；CrCl <30ml/min：谨慎使用
肾脏替代治疗	不被透析

▣ 不良反应

常见(≥1%)	罕见但严重(<1%)
口干、出汗增多、震颤、恶心、腹泻、消化不良、便秘、头晕、头痛、嗜睡、疲劳、失眠、躁动、焦虑、性欲减退、射精障碍、阳痿	自杀倾向、Q-T 间期延长尖端扭转型室性心动过速、5-HT 综合征、TEN、胃肠道出血

⊘ 相互作用

药物	机制与结果	临床管理
MAOIs、利奈唑胺、阿米替林	可增加 5-HT 综合征的发生风险	禁止联用；应在停 MAOIs 后 14 天，才能使用本药
匹莫齐特	可使匹莫齐特血药浓度升高，导致 Q-T 间期延长	禁止联用
抗凝血药、抗血小板药物、NSAIDs	增加出血风险	谨慎联用，监测出血情况
CYP2C19、CYP3A4 诱导剂	可增加本药代谢，降低疗效	密切监测，考虑增加本药剂量
CYP2C19、CYP3A4 抑制剂	可减少本药代谢，增加毒性发生风险	密切监测，考虑降低本药剂量

药代动力学

吸收	F: 80%；食物无影响
分布	血浆蛋白结合率: 80%；V_d: 12L/kg
代谢	经肝脏 CYP3A4 和 CYP2C19 代谢
排泄	经肾脏排泄；$t_{1/2}$: 35 小时

患者教育

　　服药期间应避免进行需要精神集中或协调的活动。告知患者服药最开始几周内可能看不到症状改善。避免突然停药，可能会导致戒断症状。避免饮酒。注意与NSAIDs、华法林或其他抗凝血药联合使用可能增加出血风险。本药存在较多药物相互作用，使用新的药物前应咨询医疗专业人员。

抗 躁 狂 药

碳酸锂 Lithium Carbonate

剂型与规格

　　片剂（0.25g）

适应证与用法用量

－ 躁狂症：p.o.，成人按体重 20～25mg/kg 计算，治疗剂量为 600～2 000mg/d，分 2～3 次服用；维持剂量 500～1 000mg/d。应逐渐增量并根据血清锂浓度调整。12 岁以上儿童从低剂量开始用药，根据血清锂浓度缓慢增量。

✽ 药物特性

妊娠分级	D
哺乳期	L4，禁止使用或暂停哺乳
禁忌证	严重衰弱者；严重脱水者；钠缺乏者；严重的心血管疾病患者；严重肾功能不全者
黑框警告	注意监测血清锂浓度
基因多态性	无
肝功能不全	无信息
肾功能不全	CrCl 30～89ml/min：以较低剂量开始，滴定速度比常规剂量慢，监测血药浓度 CrCl<30ml/min：不建议使用
肾脏替代治疗	可被透析，血液透析后应给予维持剂量

🗔 不良反应

常见（≥1%）	罕见但严重（<1%）
厌食、恶心、呕吐、口干、腹泻、心律失常、心电图改变、头痛、嗜睡、震颤、肌肉无力、共济失调、脑电图改变、甲状腺功能低下、白细胞增多症、血小板增多症、视物模糊、耳鸣、少尿	昏厥、昏迷、低血压、肾毒性、癫痫发作、外周循环衰竭

✐ 相互作用

药物	机制与结果	临床管理
ACEIs、ARBs、利尿剂、NSAIDs	升高血清锂浓度，增加锂中毒的风险	从低剂量开始治疗，根据血清锂浓度缓慢调整剂量
SSRI 类药物	可促发 5-HT 综合征	谨慎联用，监测 5-HT 综合征的症状

药物	机制与结果	临床管理
氨茶碱、咖啡因或碳酸氢钠	增加本药的尿排出量,降低血药浓度和药效	谨慎联用
神经阻滞剂	可引起脑病综合征	密切监测,若出现神经毒性症状,立即停药
神经肌肉阻断剂	延长神经肌肉阻断剂的作用	谨慎联用

药代动力学

吸收	F: 90%~100%;食物无影响
分布	不与血浆蛋白结合;V_d: 0.7~1L/kg
代谢	不被代谢
排泄	经肾脏(89%~98%)排泄;$t_{1/2}$: 18~36 小时

患者教育

本药是一种情绪稳定剂,可能导致头晕、嗜睡和视力变化,服药期间应避免进行需要精神警觉或协调的活动。服药期间出现腹泻、呕吐、震颤、共济失调、嗜睡、肌肉无力、缺乏协调、头晕、视物模糊、耳鸣或大量稀释的尿液等情况,可能存在药物中毒的情况,应及时就医。服药期间保持足够的液体摄入和正常的盐摄入。

抗震颤麻痹药

苯海索 Trihexyphenidyl

剂型与规格

片剂(2mg)

📖 适应证与用法用量

- 用于治疗帕金森病、帕金森综合征,以及药物引起的锥体外系反应。
- 帕金森病、帕金森综合征:p.o.,第 1 日 1～2mg,以后每 3～5 日增加 2mg,至疗效最佳且不出现严重不良反应为止,通常不宜超过 10mg/d,分 3～4 次服用。最大日剂量为 20mg。
- 药物引起的锥体外系反应:p.o.,第 1 日 2～4mg,分 2～3 次服用,以后视患者的需要及耐受能力逐渐增加至 5～10mg/d。

✳ 药物特性

妊娠分级	C
哺乳期	L3,权衡利弊
禁忌证	对本药及成分过敏者;青光眼患者;尿潴留者;前列腺肥大者
黑框警告	无
基因多态性	无信息
肝功能不全	无须调整剂量
肾功能不全	无须调整剂量
肾脏替代治疗	无信息

🗒 不良反应

常见(≥1%)	罕见但严重(<1%)
恶心、口干、头晕、视物模糊	抑郁、记忆力下降、幻觉、意识模糊

🔗 相互作用

药物	机制与结果	临床管理
左旋多巴或其复方制剂	可增强左旋多巴的疗效	精神病史的患者避免联用

药物	机制与结果	临床管理
CNS 抑制剂	增强 CNS 抑制作用	谨慎联用
金刚烷胺、抗胆碱能药或其他有抗胆碱作用的药物	增强抗胆碱能作用,并可发生麻痹性肠梗阻	避免联用
MAOIs	可增加高血压等不良反应的发生风险	与 MAOIs 应至少相隔 14 日使用
抗酸药、吸附性止泻药	可减弱疗效	两者至少要间隔 1～2 小时

⚗ 药代动力学

吸收	口服吸收快而完全
分布	无信息
代谢	无信息
排泄	经尿液(56%)排泄;$t_{1/2}$: 3.7 小时

🧍 患者教育

由于本药可能导致头晕或视物模糊,在用药期间应避免进行协调性活动。本药可损害体温调节,建议从事引起体核温度升高的活动(如剧烈运动、暴露于极热或脱水的环境中)的患者慎用。用药期间出现肌肉阵挛性运动、吐舌习惯、做鬼脸或面肌抽搐、四肢随意运动等情况时,应及时就医。本药在减量或突然停药后可能发生抗精神病药恶性综合征的体征或症状(如出汗、发热、昏迷、血压不稳定、肌肉强直、自主神经功能紊乱),应及时就医。如果患者因过量分泌唾液影响生活质量,可告知患者饭后服用药物。如果患者因口腔干燥影响生活质量,可告知患者饭前服用,除非药物引起恶心。建议患者服药期间避免饮酒和使用其他 CNS 抑制剂。

 ## 多巴丝肼 Levodopa and Benserazide Hydrochloride

剂型与规格

片剂、胶囊［左旋多巴：苄丝肼，0.25g（0.2g：0.05g）］

适应证与用法用量（以左旋多巴计）

- 帕金森病、症状性帕金森综合征：p.o.，首次推荐量为 100mg/ 次，t.i.d.，以后每周的日服量增加 100mg，直至达到适合的治疗量为止。维持疗法，200mg/ 次，t.i.d.。

药物特性

妊娠分级	禁止使用
哺乳期	左旋多巴：L4，禁用使用或暂停哺乳
禁忌证	对左旋多巴、苄丝肼或其赋形剂过敏者；内分泌疾病患者、肾功能损害者、肝功能损害者、处于心脏疾病的失代偿期者；精神类疾病患者；闭角型青光眼患者；25 岁以下的患者；妊娠或可能妊娠的患者
黑框警告	无
基因多态性	无信息
肝功能不全	无信息
肾功能不全	无信息
肾脏替代治疗	无信息

⊟ 不良反应

常见(≥1%)	罕见但严重(<1%)
恶心、呕吐、直立性低血压、运动障碍、激动、焦虑、失眠、精神抑郁、排尿困难	溶血性贫血、味觉丧失

🖋 相互作用

药物	机制与结果	临床管理
非选择性 MAOIs	增加高血压危象等不良反应的发生风险	禁止联用
多巴胺 D_2 受拮抗剂	可降低本药疗效	密切监测,调整剂量
拟交感神经类药物	本药可使上述药物作用增强	避免联用,密切监测心血管系统反应,调整剂量
氟烷	氟烷可能引起血压波动和/或心律失常	应在术前 12~48 小时停用本药
抗精神病药	两者相互拮抗	避免联用

⸬ 药代动力学(以左旋多巴计)

吸收	F: 70%
分布	V_d: 168L
代谢	经肝脏代谢
排泄	经肾脏代谢: $t_{1/2}$: 1~3 小时

👤 患者教育

患者在服用该药初期应持续用药,随着本药逐渐起效,其他药物的剂量可能需要在医师的指导下减少或逐渐停用。不应自行增加或减少用药剂量,不可骤然停药。
应避免从事驾驶工作或需要注意力集中的操作。开角型
青光眼患者,建议定期测量眼压。糖尿病患者应常规监
测血糖。

 溴隐亭 Bromocriptine

⬦ **剂型与规格**

片剂(2.5mg)

▯▯ **适应证与用法用量**

- 用于泌乳素依赖性月经周期紊乱和不孕症、闭经、
月经过少、黄体功能不足、药物诱导的高泌乳素血
症。非泌乳素依赖性不孕症、与抗雌激素联用于治
疗无排卵症。泌乳素瘤、肢端肥大症、用于各期原
发性或脑炎后帕金森病,单用或与其他抗帕金森病
药联用。

- 月经周期紊乱和不孕症: p.o.,1.25mg/ 次,2～3 次 /d。
必要时可增至 2.5mg/ 次,2～3 次 /d。持续治疗至月
经周期恢复正常和 / 或恢复排卵,必要时可连续治
疗数个月经周期,以避免复发。

- 泌乳素瘤: p.o.,11～17 岁儿童,1.25～2.5mg/d,随
后根据耐受性逐渐增量,最大剂量为 10mg/d。

- 高泌乳素血症: p.o.,1.25mg/ 次,2～3 次 /d,根据临
床疗效和不良反应逐渐增至 10～20mg/d。

- 肢端肥大症: p.o.,2.5～3.75mg/d,根据临床疗效和
不良反应逐渐增至 10～20mg/d。

- 抑制泌乳、产后初期乳腺炎: p.o.,5mg/d,早晚各
2.5mg,连用 14 日。

- 产褥期乳房肿胀: p.o.,单剂 2.5mg,必要时可于 6～
12 小时后再次给予 2.5mg,此剂量不会抑制泌乳。

- 良性乳腺疾病：p.o.，1.25mg/ 次，2～3 次 /d，逐渐增至 5～7.5mg/d。
- 帕金森病：p.o.，第 1 周，1.25mg/ 次，睡前顿服。从最低有效剂量开始调整，连续用药 1 周后增量，单次剂量增加 1.25mg，日剂量分 2～3 次给予。常用剂量为 10～30mg/d（最大日剂量为 30mg），通常 6～8 周即有明显疗效。

❋ 药物特性

妊娠分级	B
哺乳期	本药可抑制泌乳，除非医疗所必需，应暂停哺乳
禁忌证	对本药及任何成分或其他麦角碱过敏控制不佳的高血压；妊娠期高血压相关疾病（包括子痫、子痫前期或妊娠高血压综合征）；分娩后及产褥期高血压；冠状动脉疾病或其他严重的心血管疾病；瓣膜病；严重精神疾病的症状和 / 或病史
黑框警告	无
基因多态性	无信息
肝功能不全	无须调整剂量
肾功能不全	无须调整剂量
肾脏替代治疗	无信息

📧 不良反应

常见（≥1%）	罕见但严重（<1%）
头痛、困倦、乏力、头晕、鼻塞、恶心、便秘、呕吐、腹泻、消化不良、直立性低血压、嗜睡、血糖降低	心包炎、运动障碍、精神病样症状、感觉异常、视物模糊、腹膜纤维化、肺纤维化、呼吸困难、胃肠道出血

🔗 相互作用

药物	机制与结果	临床管理
CYP3A4 抑制剂	减少本药代谢，升高血药浓度，增加毒性发生风险	避免与强效 CYP3A4 抑制剂联用；与中效 CYP3A4 抑制剂联用时，调整剂量；与其他 CYP3A4 抑制剂谨慎联用
强效 CYP3A4 诱导剂	增加本药代谢，降低本药的血药浓度	谨慎联用
多巴胺受体拮抗剂	降低本药及上述药物疗效	避免联用
麦角碱衍生物	可增加麦角相关的不良反应，减弱疗效	避免联用，两药至少间隔 6 小时服用

⚗ 药代动力学

吸收	F: 65%～95%
分布	血浆蛋白结合率: 90%～96%，V_d: 61L
代谢	经过肝脏 CYP3A4 代谢
排泄	经胆汁（94%～98%）、肾脏（2%～6%）排泄；$t_{1/2}$: 6～20 小时

👤 患者教育

　　服药期间须使用可靠的避孕措施。治疗前几日会出现低血压，并可能使精神警觉性下降，因此在驾驶或操作机器时应特别谨慎。

镇静药、催眠药和抗惊厥药

 ## 苯巴比妥 Phenobarbital

剂型与规格

片剂（15mg，30mg，100mg）；注射液（1ml：0.1g，2ml：0.2g）；注射用无菌粉末（0.1g）

适应证与用法用量

- 用于治疗焦虑、失眠、癫痫、运动障碍以及麻醉前给药。
- 镇静：①p.o.，成人，15～30mg/ 次，2～3 次 /d。儿童，2mg/kg，或 60mg/m²，2～3 次 /d。②i.m.，儿童，16～100mg/ 次。
- 失眠：①p.o.，成人，30～100mg/d，晚间顿服。②i.m.，100mg/ 次。
- 抗癫痫：①p.o.，成人，15～30mg/ 次，t.i.d.。儿童，2mg/kg，b.i.d.。②i.m. 成人，100～200mg/ 次，必要时可 4～6 小时后重复 1 次；儿童，16～100mg/ 次。③i.v.，用于癫痫持续状态，200～250mg/ 次，必要时 6 小时重复 1 次；最大剂量为 250mg/ 次，500mg/d；注射应缓慢。
- 抗惊厥：①p.o.，成人 90～180mg/d，晚间顿服；或 30～60mg/ 次，t.i.d.；最大剂量为 250mg/ 次，500mg/d。儿童，3～5mg/kg。②i.m.，成人，100～200mg/ 次，必要时可 4～6 小时重复 1 次。儿童，3～5mg/kg。
- 抗运动障碍：i.m.，成人，30～120mg/ 次，必要时重复，24 小时内总量可达 400mg。儿童，3～5mg/kg。
- 麻醉前用药：i.m.，①成人，100～200mg/ 次，术前

0.5~1 小时用。②儿童，2mg/kg。

✿ 药物特性

妊娠分级	D
哺乳期	L4，禁止使用或暂停哺乳
禁忌证	对巴比妥类药物过敏者；严重肝、肾功能不全者；严重呼吸功能不全者；有镇静催眠药成瘾史者；卟啉病史患者；未控制的糖尿病患者；妊娠患者
黑框警告	无
基因多态性	无信息
肝功能不全	减少剂量
肾功能不全	CrCl <10ml/min：延长给药间隔至 12~16 小时
肾脏替代治疗	可被透析，需增加剂量

🗒 不良反应

常见(≥1%)	罕见但严重(<1%)
嗜睡、困倦、共济失调、意识混乱、头晕、低血压、晕厥、局部肿胀、皮疹、恶心、呕吐、便秘	巴比妥类药物戒断症状、心动过缓、巨幼细胞性贫血、呼吸抑制、史 - 约综合征、呼吸暂停

🖋 相互作用

药物	机制与结果	临床管理
CYP1A2、CYP2A6、CYP2B6、CYP2C8、CYP2C9、CYP3A4/5 底物	增加底物代谢，降低底物疗效	考虑调整底物剂量
CYP2C19 诱导剂	增加本药代谢，降低疗效	考虑增加本药剂量

药物	机制与结果	临床管理
CYP2C19 抑制剂	减少本药代谢，增加毒性的发生风险	考虑减少本药剂量
全身麻醉药、CNS 抑制剂、MAOIs	CNS 抑制作用增强	避免联用
丙戊酸	可增加本药的毒性发生风险，降低丙戊酸钠的疗效	避免联用

⚗ 药代动力学

吸收	$F>95\%$
分布	血浆蛋白结合率：47.8%；V_d：0.5～1L/kg
代谢	经肝脏代谢
排泄	经肾脏（21%）排泄；$t_{1/2}$：70～140 小时

⊟ 患者教育

服药期间应避免进行需要精神集中或协调的活动。避免突然停药。禁止饮酒或使用其他 CNS 抑制剂。本药存在较多药物相互作用，在使用新的药物前应咨询医疗专业人员。

佐匹克隆 Zopiclone

⌀ 剂型与规格

片剂（3.75mg，7.5mg）

🗇 适应证与用法用量

- 失眠症：p.o.，7.5mg/ 次，睡前服用。

⚙ 药物特性

妊娠分级	C
哺乳期	L2，权衡利弊

禁忌证	对本药过敏者；失代偿的呼吸功能不全者；重症肌无力者；重症睡眠呼吸暂停综合征患者
黑框警告	无
基因多态性	无信息
肝功能不全	重度肝功能不全：需要调整剂量，最大剂量为2mg/d
肾功能不全	无须调整剂量
肾脏替代治疗	不可透析

🖂 不良反应

常见（≥1%）	罕见但严重（<1%）
嗜睡、口干、头痛、乏力、震颤、易激惹、精神紊乱、嗜睡、焦虑	痉挛、肌肉颤抖、神志模糊、精神病症状、戒断综合征

🖉 相互作用

药物	机制与结果	临床管理
CYP3A4/5 诱导剂	增加本药代谢，降低疗效	密切监测，调整剂量
CYP3A4/5 抑制剂	减少本药代谢，增加毒性的发生风险	密切监测，调整剂量
神经肌肉阻断剂、其他 CNS 抑制剂	增强镇静作用	避免联用
苯二氮䓬类药物、催眠药	增加戒断综合征风险	避免联用

⨳ 药代动力学

吸收	F: 80%
分布	血浆蛋白结合率：45%；V_d: 100L

代谢	经肝脏广泛代谢
排泄	经肾脏排泄；$t_{1/2}$: 3.5~6.5 小时

🛇 患者教育

睡前服用。服药期间应避免从事需要精神集中或协调的活动，不宜操作机械及驾车。连续用药时间不宜过长，突然停药可引起停药综合征。禁止饮酒。

唑吡坦 Zolpidem

⬮ 剂型与规格

片剂（5mg，10mg）

📖 适应证与用法用量

- 用于治疗偶发性失眠症及暂时性失眠症。
- 偶发性失眠症：p.o.，常用剂量为 10mg/d，最大日剂量为 10mg。治疗 2~5 日。
- 暂时性失眠症：p.o.，常用剂量为 10mg/d。最大日剂量为 10mg。治疗 2~3 周。

✿ 药物特性

妊娠分级	C
哺乳期	L3，权衡利弊
禁忌证	对本药过敏者；睡眠呼吸暂停综合征患者；严重呼吸功能不全者；肌无力患者；严重、急性或慢性肝功能不全者；服用本品后出现过复杂睡眠行为的患者
黑框警告	服用本药后可能发生复杂睡眠行为，一旦出现应立即停药
基因多态性	无信息
肝功能不全	轻中度肝功能不全者：减量 50%；严重肝功能不全禁止使用

肾功能不全	无须调整剂量
肾脏替代治疗	不被透析

不良反应

常见（≥1%）	罕见但严重（<1%）
头痛、头晕、嗜睡、记忆障碍、精神错乱、血压上升、心悸、食欲障碍、恶心、腹泻、腹部不适、背痛、肌肉痛、胸痛、视觉障碍、皮疹、运动协调功能受损	过敏性休克、心动过速、思维异常、行为改变、抑郁加重、血管性水肿、药物依赖、与阿片类药物联用时呼吸缓慢或呼吸困难、意识下降导致伤害严重的跌倒、急性肾衰竭

相互作用

药物	机制与结果	临床管理
CNS 抑制剂、TCAs、苯二氮䓬类药物	增加 CNS 抑制的发生风险	避免联用，如需联用应调整药物剂量
CYP3A4 抑制剂	降低本药代谢，疗效增强，不良反应增加	避免联用，考虑降低剂量
CYP3A4 诱导剂	增加本药代谢，疗效降低	避免联用，考虑增加剂量
阿片类药物	增加镇静，抑制呼吸，昏迷和死亡的风险	避免联用，密切监测

药代动力学

吸收	F: 70%；食物减少全身暴露
分布	血浆蛋白结合率: 92.5%；V_d: 0.54L/kg
代谢	肝脏广泛代谢
排泄	经肾脏（<1%）排泄；$t_{1/2}$: 2.5～2.6 小时

患者教育

睡前服用。本药可能导致困倦，服药期间应避免驾驶或进行其他需要运动协调的活动。避免饮酒。嘱咐患者注意行为异常的迹象。

镇 痛 药

芬太尼 Fentanyl

剂型与规格

注射液（2ml∶0.1mg）

适应证与用法用量（以芬太尼计）

- 用于麻醉前给药及诱导麻醉，并作为辅助用药与麻醉药合用于多种手术，以及手术前、中、后等多种剧烈疼痛。
- 全身麻醉：i.v.，①小手术，初始剂量为 0.001～0.002mg/kg；②大手术，初始剂量为 0.002～0.004mg/kg；③体外循环心脏手术：以 0.02～0.03mg/kg 计算全量。
- 局部麻醉镇痛不全：i.v.，辅助用药，剂量为 0.001 5～0.002mg/kg。
- 麻醉前用药或术后镇痛：i.v.，按体重 0.000 7～0.001 5mg/kg。

药物特性

妊娠分级	C；D（临近分娩时长期、大量使用）
哺乳期	L2，权衡利弊
禁忌证	支气管哮喘患者；呼吸抑制者；对本药特别敏感以及重症肌无力患者

黑框警告	无
基因多态性	无信息
肝功能不全	无须调整剂量
肾功能不全	GFR 10~50ml/min：减至正常剂量的 75% GFR<10ml/min：减至正常剂量的 50%
肾脏替代治疗	不被透过

不良反应

常见（≥1%）	罕见但严重（<1%）
头痛、视物模糊、恶心、呕吐、厌食、腹痛、便秘、胃肠道紊乱、精神错乱、焦虑、嗜睡、抑郁、疲劳、乏力、外周水肿、多汗、尿潴留、上呼吸道感染、心律失常、胸痛	史-约综合征、接触性皮炎、呼吸抑制、循环抑制、心动过缓、严重低血压、5-HT 综合征

相互作用

药物	机制与结果	临床管理
MAOIs	可使本药的呼吸抑制作用加剧或延长、增加 5-HT 综合征的发生风险	禁止联用，且在该类药物停用 14 日以上才能给予本药
CYP3A4/5 强效/中效抑制剂	可使本药血药浓度升高，增加或延长本药的疗效和不良反应	避免联用，密切监测，并进行剂量调整
CYP3A4/5 诱导剂	增加本药代谢，降低疗效	考虑增加本药剂量

药物	机制与结果	临床管理
CCBs、β受体拮抗剂	可引起严重的低血压	避免联用
CNS抑制剂、其他麻醉性镇痛药、全身麻醉药、抗精神病药、阿片类药物	可产生协同作用,增加CNS抑制作用	谨慎联用,并适当调整剂量,并对患者进行特别护理和观察

药代动力学

吸收	无信息
分布	血浆蛋白结合率:80%;V_d: 3.5~5.9L/kg
代谢	经肝脏CYP3A4代谢
排泄	经肾脏(75%)、粪便(1%~9%)排泄;$t_{1/2}$: 3.7小时

患者教育

本药可能引起困倦,服药期间应避免驾驶或进行其他需要运动协调能力的工作。避免饮酒、食用葡萄柚或葡萄柚汁,或服用其他CNS抑制剂。告知患者可能会出现呼吸抑制的相关症状,一旦发生应及时就医。

吗啡 Morphine

剂型与规格

片剂(5mg,10mg,20mg,30mg)、缓释片(10mg,30mg,60mg)、注射液(1ml:10mg,0.5ml:5mg,5ml:50mg)

适应证与用法用量

- 用于使用其他镇痛药无效的急性剧痛,如严重创伤、烧伤、晚期癌症等引起的疼痛。也可用于心肌梗死而血压尚正常者的镇静，暂时缓解心肌梗死，左心室衰竭、心源性哮喘患者出现肺水肿症状以及麻醉和手术前给药。

- p.o.：①片剂：常用量为 5～15mg/ 次，15～60mg/d；最大剂量为 30mg/ 次，100mg/d。重度癌痛应按时口服，个体化给药，逐渐增量。首剂范围可较大，3～6 次 /d，临睡前 1 次剂量可加倍。②缓释片：用药剂量应根据疼痛的严重程度、年龄及服用镇痛药史来决定，个体间可存在较大差异。最初使用本药者，宜 10mg/ 次或 20mg/ 次，q.12h.。根据镇痛效果调整剂量。

- i.h.：①盐酸吗啡：常用量 5～15mg/ 次，15～40mg/d；最大 20mg/ 次，60mg/d。对于重度癌痛患者，首次剂量范围可较大，3～6 次 /d。②硫酸吗啡：常用量 10～30mg/ 次，3～4 次 /d。最大日剂量为 100mg。

- i.m.：同 i.h."硫酸吗啡"用量。

- i.v.：盐酸吗啡，常用量为 5～10mg/ 次。对于重度癌痛患者，首次剂量范围可较大，3～6 次 /d。

❀ 药物特性

妊娠分级	C
哺乳期	L3，权衡利弊
禁忌证	对本药过敏者；在未监测的情况下或在没有复苏设备的情况下的急性或严重哮喘者；已知或怀疑肠道梗阻者（包括麻痹性肠梗阻）；严重的呼吸抑制患者
黑框警告	有成瘾、滥用和误用的风险，可导致过量用药和死亡；可能会发生严重的、危及生命的或致命的呼吸抑制；阿片类药物与苯二氮䓬或其他 CNS 抑制剂（包括酒精）同时使用可能导致严重镇静、呼吸抑制、昏迷和死亡

基因多态性	无信息
肝功能不全	低剂量起始并减慢剂量滴定速度，或延长给药间隔时间的 1.5～2 倍
肾功能不全	低剂量起始并减慢剂量滴定速度；CrCl 为 10～15ml/min：减少 25% 剂量；CrCl <10ml/min：减少 50% 剂量
肾脏替代治疗	不被透析

▣ 不良反应

常见（≥1%）	罕见但严重（<1%）
便秘、恶心、呕吐、嗜睡、镇静、头痛、头晕、消化不良、周围水肿、流感样综合征、乏力、腹泻、腹痛、心动过缓、高血压、低血压、瘙痒、抑郁、口干	心搏骤停、5-HT 综合征、药物依赖、耐药性、呼吸抑制、肾上腺功能不全

⚭ 相互作用

药物	机制与结果	临床管理
MAOIs	可使本药的呼吸抑制作用加剧或延长、增加 5-HT 综合征的发生风险	禁止联用，且在停用 MAOIs 14 日后才可使用本药
阿片受体部分激动-拮抗剂（如丁丙诺啡）	可降低本药镇痛效果，或突然出现戒断症状	避免联用
吩噻嗪类、镇静催眠药、TCAs、抗组胺药、巴比妥类	可使本药的呼吸抑制作用加剧和延长，可能导致严重低血压、深度镇静或昏迷	谨慎联用、严密监测并调整剂量

药物	机制与结果	临床管理
SSRIs、SNRIs、TCAs、曲坦类	增加 5-HT 综合征的发生风险	谨慎联用，注意监测

药代动力学

吸收	$F<40\%$
分布	血浆蛋白结合率：20%～35%；V_d：1～6L/kg
代谢	经肝脏代谢
排泄	经肾脏（约 90%）、粪便（7%～10%）；$t_{1/2}$：2～3 小时

患者教育

本药可能引起困倦，服药期间应避免驾驶或进行其他需要运动协调能力的工作。避免饮酒或服用其他 CNS 抑制剂。缓释剂型不得压碎或咀嚼服用，应整片吞服。告知患者呼吸抑制的相关症状，一旦发生应及时就医。避免突然停药。可使用大便软化剂预防吗啡导致的便秘。

哌替啶 Pethidine

剂型与规格

注射液（1ml：50mg，2ml：100mg）

适应证与用法用量

- 适用于各种剧痛，如创伤性疼痛、手术后疼痛、麻醉前用药，或局部麻醉与静脉 - 吸入复合麻醉辅助用药等。对内脏绞痛应与阿托品配伍应用。用于分娩止痛时，须监护本品对新生儿的抑制呼吸作用。麻醉前给药、人工冬眠时，常与氯丙嗪、异丙嗪组成人工冬眠合剂应用。用于心源性哮喘。

- 镇痛：①i.m.，常用量为 25～100mg/ 次，100～400mg/d；最大剂量为 150mg/ 次，600mg/d，两次用药间隔不宜少于 4 小时。②i.v.，0.3mg/kg。
- 分娩镇痛：i.m.，阵痛开始时给药，常用量为 25～50mg/ 次，每 4～6 小时按需要重复，最大剂量为 50～100mg/ 次。
- 麻醉前用药：30～60 分钟前肌内注射 1.0～2.0mg/kg。麻醉维持中，1.2mg/kg 计算 60～90 分钟总用量，配成稀释液，成人一般以每分钟静脉滴注 1mg，儿童滴速相应减慢。
- 手术后镇痛：硬膜外间隙注药，24 小时总用量 2.1～2.5mg/kg 为限。

❋ 药物特性

妊娠分级	B；D（临近分娩时长期、大量使用）
哺乳期	L2；L3（产后早期使用；剂量酌减）
禁忌证	室上性心动过速患者；颅脑损伤患者；颅内占位性病变患者；慢性阻塞性肺疾病患者；支气管哮喘患者；严重肺功能不全的患者
黑框警告	有成瘾、滥用和误用的风险，可导致过量用药和死亡；可能会发生严重的、危及生命的或致命的呼吸抑制；妊娠期长期使用本药可导致新生儿阿片类戒断综合征；阿片类药物与苯二氮䓬或其他 CNS 抑制剂（包括酒精）同时使用可能导致严重镇静、呼吸抑制、昏迷和死亡
基因多态性	无信息
肝功能不全	严重肝功能不全者：减少初始剂量

肾功能不全	GFR>50ml/min：无须调整剂量
	GFR 10～50ml/min：以正常间隔给予正常剂量的75%
	GFR<10ml/min：减少50%的剂量
肾脏替代治疗	可被透析

🖥 不良反应

常见（≥1%）	罕见但严重（<1%）
出汗、恶心、呕吐、眩晕、头晕、心动过速、直立性低血压	心搏骤停、晕厥、5-HT 综合征、肾上腺功能不全、过敏反应、肌阵挛、颅内压升高、癫痫、循环抑制、呼吸抑制等

🔗 相互作用

药物	机制与结果	临床管理
MAOIs	可发生难以预测的严重并发症，表现为多汗、肌肉僵直、呼吸抑制等，终致休克而死亡	禁止联用，且在停用 MAOIs 14 日后才可使用本药
抗凝血药	可增强此类药物的作用	密切监测，调整剂量
吩噻嗪类 CNS 抑制剂	静脉注射后可出现外周血管扩张，血压下降	谨慎联用

🗂 药代动力学

吸收	—
分布	血浆蛋白结合率：65%～80%；V_d: 3.1～5L/kg
代谢	经肝脏代谢
排泄	经肾脏排泄；$t_{1/2}$: 3～4 小时

患者教育

本药可能引起困倦，服药期间应避免驾驶或进行其他需要运动协调能力的工作。避免饮酒或服用其他 CNS 抑制剂。告知患者呼吸抑制的相关症状，一旦发生应及时就医。避免突然停药。

曲马多 Tramadol

剂型与规格

片剂（50mg，100mg）；缓释（片剂、胶囊）（100mg）；注射液（1ml：50mg，2ml：100mg）

适应证与用法用量

- 用于治疗中至重度疼痛，如癌性疼痛、骨折疼痛、术后疼痛、牙痛、神经痛、心脏病突发性痛、关节痛、分娩痛。
- p.o.：片剂，成人，50～100mg/ 次，2～3 次 /d，最大日剂量为 400mg；缓释制剂，14 岁以上儿童 / 成人，100mg/ 次，b.i.d.，两次服药间隔不得少于 8 小时，通常不超过 400mg/d，治疗癌性疼痛或重度术后疼痛时，可使用更高的日剂量。
- i.m./i.h./i.v./i.v.gtt.：12 岁以上儿童 / 成人，50～100mg/ 次，最大日剂量为 400mg，治疗癌性疼痛或重度术后疼痛时，可使用更高的日剂量。1～12 岁儿童，1～2mg/kg。

药物特性

妊娠分级	C
哺乳期	L3，权衡利弊，单次用药无须中断哺乳

禁忌证	对本药或其他阿片类药物过敏者；呼吸抑制者；在无监护或无复苏设备的情况下发生急性或严重支气管哮喘者；已知或怀疑的胃肠道梗阻（包括麻痹性肠梗阻）者；12 岁以下儿童；18 岁以下儿童扁桃体切除术和 / 或腺样体切除术后的术后处理
黑框警告	有成瘾、滥用和误用的风险，可导致过量用药和死亡；可能会发生严重的、危及生命的或致命的呼吸抑制；误食本药，特别是儿童误食是致命的；本药超快速代谢和呼吸抑制危及儿童生命；妊娠期长期使用本药可导致新生儿阿片类戒断综合征；使用 CYP3A4 诱导剂、CYP 3A4 抑制剂或 CYP 2D6 抑制剂与盐酸曲马多片时，需要仔细考虑对本药和活性代谢物的影响；阿片类药物与苯二氮䓬或其他 CNS 抑制剂（包括酒精）同时使用可能导致严重镇静、呼吸抑制、昏迷和死亡
基因多态性	CYP2D6 慢代谢者：本药浓度较高，可能需要较低的剂量
肝功能不全	肝硬化：速释片，50mg，q.12h.；严重肝功能不全：不推荐使用缓释剂型
肾功能不全	CrCl<30ml/min：速释片，增加给药间隔至 12 小时，最大剂量为 200mg/d；不推荐使用缓释剂型
肾脏替代治疗	不被透析

⊠ 不良反应

常见（≥1%）	罕见但严重（<1%）
头痛、头晕、肠胃道不适、便秘、呕吐、口干、呼吸困难、水肿、多汗、瘙痒、皮疹、抑郁、镇静、直立性低血压、关节痛	自杀倾向、心搏骤停、药物依赖、耐药性、5-HT 综合征、肾上腺功能不全、癫痫发作、胰腺炎、性激素减少、严重贫血

⊗ 相互作用

药物	机制与结果	临床管理
MAOIs	加强呼吸抑制和 5-HT 综合征的风险	禁止联用，且在停用 MAOIs 14 日后才可使用本药
阿片受体部分激动 - 拮抗剂（如丁丙诺啡）	可降低本药镇痛效果，或突然出现戒断症状	避免联用
SSRIs、TCAs、抗精神病药	可增加 5-HT 综合征或惊厥的发生风险	谨慎联用，并密切监测症状
CYP3A4/5 诱导剂	增加本药代谢，降低本药疗效	考虑增加本药剂量
CYP3A4/5、CYP2D6 抑制剂	减少本药代谢，增加毒性发生风险	考虑减少本药剂量

⊹ 药代动力学

吸收	F: 75%（片剂），F: 85%～95%（缓释剂）；食物无影响
分布	血浆蛋白结合率：约 20%；V_d: 2.6～2.9L/kg

代谢	经肝脏代谢，为 CYP3A4 和 CYP2D6 的底物
排泄	经肾脏排泄；$t_{1/2}$: 5.6～6.7 小时（片剂），$t_{1/2}$: 6.5～10 小时（缓释剂）

患者教育

　　本药可能引起困倦，服药期间应避免驾驶或进行其他需要运动协调能力的工作。避免饮酒或服用其他 CNS 抑制剂。缓释剂型不能压碎或咀嚼。告知患者呼吸抑制的相关症状，一旦发生应及时就医。避免突然停药。如长期服药，可使用大便软化剂等预防便秘。

中枢神经系统兴奋药

洛贝林 Lobeline

剂型与规格
　　注射液（1ml：3mg，1ml：10mg）

适应证与用法用量
- 用于各种原因引起的中枢性呼吸抑制，如新生儿窒息，一氧化碳、阿片中毒等。
- i.v.：①成人，常用量为 3mg/ 次，最大剂量为 6mg/ 次，20mg/d。②儿童，0.3～3mg/ 次，必要时每隔 30 分钟可重复使用；新生儿窒息可注入脐静脉 3mg。
- i.m./i.h.：①成人，常用量为 10mg/ 次，最大剂量为 20mg/ 次，50mg/d。②儿童，1～3mg/ 次。

药物特性
　　对本药过敏者禁用。

🖾 **不良反应**

恶心、呕吐、呛咳、头痛、心悸。

🖉 **相互作用**

无信息。

⚗ **药代动力学**

静脉注射后，作用持续时间短，约 20 分钟。

🚻 **患者教育**

本药剂量较大时，能引起心动过速、传导阻滞、呼吸抑制甚至惊厥。

🖊 ## 尼可刹米 Nikethamide

⃝ **剂型与规格**

注射液（1.5ml∶0.375g，2ml∶0.5g）

▯▯ **适应证与用法用量**

- 用于中枢性呼吸抑制及各种原因引起的呼吸抑制。
- i.v./i.m./i.h.：①成人，0.25～0.5g/ 次，必要时 1～2 小时重复用药；最大剂量为 1.25g/ 次。②6 个月以下婴儿，75mg/ 次；1 岁儿童，0.125g/ 次；4～7 岁儿童，0.175g/ 次。

✾ **药物特性**

抽搐及惊厥患者禁用。

🖾 **不良反应**

常见面部刺激症、烦躁不安、抽搐、恶心呕吐等。大剂量时可出现血压升高、心悸、出汗、面部潮红、呕吐、震颤、心律失常、惊厥、甚至昏迷。

🖉 **相互作用**

与其他中枢兴奋药合用，有协同作用，可引起惊厥。

⚗ **药代动力学**

该药吸收好，起效快，作用时间短暂。一次静脉注射只能维持 5～10 分钟，进入体内后迅速分布至全身，最终经肾脏排泄。

🛉 患者教育

运动员慎用。

维生素类、营养类药物、酶制剂以及调节水、电解质和酸碱平衡的药物

调节水、电解质和酸碱平衡用药

 ### 氯化钾 Potassium Chloride

剂型与规格

缓释片(0.5g)；注射液(10ml∶1.5g)；颗粒剂(1.0g, 1.5g)

适应证与用法用量

- 预防或治疗低钾血症：补钾剂量、浓度和速度根据临床病情和血钾浓度及心电图缺钾图形改善而定。

- 成人，①p.o., 常规剂量为 0.5～1g/ 次, 2～4 次 /d, 饭后服用，并按病情调整剂量。一般成人每日最大剂量为 6g。②静脉给药，严重低钾血症或不能口服者。一般用法将 10% 氯化钾注射液 10～15ml 加入 5% 葡萄糖注射液 500ml 中滴注(忌直接静脉滴注与推注)。补钾剂量、浓度和速度根据临床病情和血钾浓度及心电图缺钾图形改善而定。钾浓度不超过 3.4g/L(45mmol/L)，补钾速度不超过 0.75g/h (10mmol/h)，每日补钾量为 3～4.5g(40～60mmol)。

- 儿童：剂量按体重 0.22g/(kg•d)[即 3mmol/(kg•d)] 或按体表面积 3g/m²。

❈ 药物特性

妊娠分级	C
哺乳期	权衡利弊
禁忌证	高钾血症患者；急性肾功能不全、慢性肾功能不全者
黑框警告	无
基因多态性	无信息
肝功能不全	无须调整剂量
肾功能不全	肾衰竭禁止静脉使用，谨慎使用口服制剂
肾脏替代治疗	可被透析

▣ 不良反应

常见（1%~10%）	罕见但严重（<1%）
胃肠胀气、恶心、呕吐、腹泻、消化不良	高钾血症、心电图改变、胃肠道出血、胃溃疡、胃穿孔

✎ 相互作用

药物	机制与结果	临床管理
抗胆碱能药物	降低胃肠道运动，增加胃肠道刺激作用	禁止联用
ACEIs、ARBs	抑制醛固酮分泌，导致钾潴留，易发生高钾血症	监测血钾
保钾利尿剂	增加高血钾风险	监测血钾，必要时停止补钾

⚙ 药代动力学

吸收	口服吸收良好
分布	体内钾98%分布在细胞内

代谢	不被代谢
排泄	经肾脏（90%）、粪便（10%）排泄

🗦 患者教育

　　本药与食物一起服用。缓释片应吞服，不得咀嚼或掰开。如果发现有柏油样便或其他消化道出血的迹象，应咨询医师。

 ## 葡萄糖 Glucose

🖊 剂型与规格

　　注射液（5%，10%，25%，50%；20ml，100ml，250ml，500ml，1 000ml）

▯▯ 适应证与用法用量

- 补充能量，i.v.，25% 葡萄糖注射液，同时补充体液，根据所需热能计算本药用量。
- 全静脉营养疗法，i.v.gtt.，根据补液量的需要，可配制为 25%～50% 葡萄糖注射液（必要时每 5～10g 葡萄糖加入 1IU 胰岛素）。
- 饥饿性酮症，i.v.gtt.，重症者 5%～25% 葡萄糖注射液，100g/d。
- 低血糖症（重症者），i.v.，50% 葡萄糖注射液 20～40ml。
- 高钾血症，i.v.gtt.，10%～25% 葡萄糖注射液，每 2～4g 葡萄糖加 1IU 胰岛素。

❊ 药物特性

妊娠分级	C
哺乳期	L3，权衡利弊
禁忌证	糖尿病酮症酸中毒未控制；高血糖非酮症性高渗状态

黑框警告	无
基因多态性	无信息
肝功能不全	无信息
肾功能不全	无信息
肾脏替代治疗	无信息

📧 不良反应

常见(≥1%)	罕见但严重(<1%)
高血糖	静脉炎、局部肿痛、反应性低血糖、高血糖非酮症昏迷、电解质紊乱

🔗 相互作用

无信息。

⚗️ 药代动力学

无信息。

👤 患者教育

过量服用本药可导致体液过多和高血糖。

🖊️ **葡萄糖酸钙 Calcium Gluconate**

💊 剂型与规格

片剂(0.5g);注射液(10mg∶1.0g)

💊 适应证与用法用量

- 钙缺乏症,p.o.,成人,0.5～2g/次,t.i.d.。儿童,0.5g/(kg·d),分次服用。

- 低钙血症,i.v.,成人,1g/次,必要时可重复。儿童,单剂量25mg/kg。

- 镁中毒解救,i.v.,1～2g/次。

- 氟中毒解救,i.v.,首次1g,1小时后重复给药,如有搐搦可注射 3g。如有皮肤组织氟化物损伤,按受损面积给予 10% 的注射液 $50mg/cm^2$。

✿ 药物特性

妊娠分级	C
哺乳期	权衡利弊
禁忌证	对本药及成分过敏者;高血钙症者;使用强心苷的患者
黑框警告	无
基因多态性	无信息
肝功能不全	无须调整剂量
肾功能不全	CrCl<25ml/min 时,根据血清钙水平调整剂量
肾脏替代治疗	无信息

📧 不良反应

常见(≥1%)	罕见但严重(<1%)
便秘、胃肠胀气、口中有金属味、异常口干	心律失常、心搏骤停、低血压、晕厥

🔗 相互作用

药物	机制与结果	临床管理
噻嗪类利尿剂	肾小管对钙的重吸收增加,易发生高钙血症	谨慎联用
含钾药物	可能发生心律失常	谨慎联用
含铝的抗酸药	可增加铝的吸收	谨慎联用
苯妥英钠、四环素类药物	可使以上药物吸收减少	谨慎联用

⚗ 药代动力学

吸收	*F*: 100%
分布	血浆蛋白结合率: 45%
代谢	钙本身不进行直接代谢
排泄	经肾脏排泄

👤 患者教育

本药过量可能导致高钙血症,可能出现幻觉、定向障碍、低张力、癫痫发作和昏迷。对肾脏的影响包括减弱浓缩尿液和利尿的能力。输液相关的风险包括局部组织炎症、局部坏死和钙质沉着。

碳酸钙 Calcium Carbonate

🖊 剂型与规格

片剂(0.3g,以钙计)

📋 适应证与用法用量

– 预防和治疗钙缺乏症: p.o.,可根据人体需要及膳食钙的供给情况酌情进行补充,0.2~1.2g/d,分次餐后服用。

– 缓解由胃酸过多引起的上腹痛、反酸、胃灼热感和上腹不适等: p.o.,0.5~1g/次,3~4次/d。

– 高磷血症: p.o.,1.5~3g/d,餐时服用,或与氢氧化铝联用,最大日剂量为17g。

❉ 药物特性

妊娠期分级 C。高钙血症者;高尿酸血症者;高钙尿症者;含钙肾结石或有肾结石病史者禁用。

不良反应

常见(≥1%)	罕见但严重(<1%)
头痛、嗳气、便秘、腹胀、腹痛、腹泻、恶心、呕吐、口干	高钙血症、低磷血症、乳碱综合征

相互作用

药物	机制与结果	临床管理
洋地黄	可能引起严重心律失常	避免联用
CCBs	本药与硝苯地平联用可使血钙明显升高，但可使盐酸维拉帕米等的作用降低	避免联用
噻嗪类利尿剂	噻嗪类利尿剂可增加肾小管对钙的重吸收，联用易发生高钙血症	谨慎联用
含钾的药物	可能引起心律失常	谨慎联用
含铝的抗酸药	可使铝的吸收量增加	谨慎联用

药代动力学

无信息。

患者教育

服药期间应避免大量进食富含纤维素的食物、饮用含酒精和咖啡因的饮料以及吸烟，其可能会抑制钙剂的吸收。

碳酸氢钠 Sodium Bicarbonate

剂型与规格

片剂(0.3g, 0.5g)；注射液(10ml∶0.5g, 250mg∶12.5g)

📖 适应证与用法用量

- 代谢性酸中毒：①p.o., 0.5～2g / 次，t.i.d.；②i.v.gtt.，所需剂量按血气分析结果进行计算，儿童剂量同成人。
- 碱化尿液：①p.o., 成人首剂 4g，以后每 4 小时 1～2g，儿童 1～10mmol/（kg·d）；②i.v.gtt., 成人 2～5mmol/kg，滴注时间为 4～8 小时。
- 胃酸过多：p.o., 成人 0.25～2g/ 次，t.i.d.。
- 某些药物（如巴比妥类药、水杨酸类药、甲醇等）中毒：1ml/kg（8.4% 溶液）静脉推注，必要时重复给药，直到保持血流动力学稳定，且 QRS 间期不高于 120 毫秒。

❄ 药物特性

妊娠分级	C
哺乳期用药	权衡利弊
禁忌证	本药过敏者；由呕吐或持续胃肠负压吸引所致氯化物丢失者；代谢性或呼吸性碱中毒者；低钙血症者
黑框警告	无
基因多态性	无信息
肝功能不全	无信息
肾功能不全	无信息
肾脏替代治疗	无信息

📑 不良反应

常见（≥1%）	罕见但严重（<1%）
嗳气、继发性胃酸分泌增多	水肿、手足抽搐、注射部位外渗、代谢性碱中毒、低钾血症

✆ 相互作用

药物	机制与结果	临床管理
排钾利尿剂	增加低氯性碱中毒的风险	禁止联用
美金刚	可降低美金刚的肾脏清除率	避免联用
麻黄碱	可减少麻黄碱经肾脏的排泄	谨慎联用，可减少麻黄碱的剂量
肾上腺皮质激素、促肾上腺皮质激素、雄激素	易致高钠血症和水肿	谨慎联用

⚗ 药代动力学

吸收	无信息
分布	无信息
代谢	无信息
排泄	经肾脏排泄

⚇ 患者教育

本药对胃酸分泌试验或血、尿 pH 测定结果有明显影响，进行相应检查时应告知医务人员。

维 生 素 类

阿法骨化醇 Alfacalcidol

◯ 剂型与规格

片剂、胶囊、软胶囊（0.25μg，0.5μg）；滴剂（20ml:40μg）

🈶 **适应证与用法用量**

- 骨质疏松症、慢性肾功能不全所致的维生素 D 代谢异常：p.o.。①成人，0.5~1.0μg/ 次，q.d.。②儿童，片剂，0.01~0.03μg/kg，q.d.。滴剂，新生儿，0.1μg/(kg·d)；体重小于 20kg 儿童，0.05μg/(kg·d)；体重大于 20kg 儿童及成人，1.0μg/d。

- 甲状旁腺功能低下及其他维生素 D 代谢异常：p.o.。①成人，1.0~4.0μg/ 次，q.d.。②儿童，片剂，0.05~0.1μg/kg，q.d.；软胶囊，体重大于 20kg 儿童，1.0μg/d；滴剂，用法用量同"骨质疏松症"。

❇ **药物特性**

哺乳期患者用药需要权衡利弊。高钙血症者；高磷酸盐血症（伴有甲状旁腺功能减退者除外）者；高镁血症者；维生素 D 中毒症状、对维生素 D 及类似物过敏者禁用。

🈚 **不良反应**

常见（≥1%）	罕见但严重（<1%）
偶见食欲不振、恶心、呕吐及皮肤瘙痒感	高钙血症、高磷血症、肝功能障碍

🔗 **相互作用**

药物	机制与结果	临床管理
洋地黄类药物	高血钙患者联用可能增加心律失常风险	密切监测血钙浓度，调整洋地黄类药物剂量
巴比妥类抗惊厥药	加速活性维生素 D 代谢物在肝脏的代谢，可减弱本药疗效	适当增加本药剂量

药物	机制与结果	临床管理
胃肠吸收抑制剂	可减少本药的肠道吸收	避免联用，或间隔 2 小时先后服用
噻嗪类利尿剂	噻嗪类利尿剂可促进肾脏对钙的吸收，联用有发生高钙血症的危险	谨慎联用
含镁制剂	可能引起高镁血症	谨慎联用，尤其是慢性肾脏透析患者

⚗ 药代动力学

吸收	口服后经小肠吸收
分布	无信息
代谢	经肝脏代谢
排泄	经肾脏排泄；$t_{1/2}$: 2～4 天

⊗ 患者教育

　　用药期间至少每 3 个月进行一次血浆和尿（24 小时收集）钙水平的常规检验。避免同时使用药理剂量的维生素 D 及其类似物，以免产生可能的加和作用及高钙血症。

维生素 A Vitamin A

⊘ 剂型与规格

　　软胶囊（2.5 万 IU, 5 000IU）

📋 适应证与用法用量

- 治疗维生素 A 缺乏症：p.o., ①轻度维生素 A 缺乏症，3 万～5 万 IU/d, 分 2～3 次服用，症状改善后可减量。②重度维生素 A 缺乏症,10 万 IU/d,3 日后改为 5 万 IU/d,服用 2 周,随后 1 万～2 万 IU/d,再用药 2 个月。

✿ 药物特性

妊娠分级	A
哺乳期	L3,权衡利弊
禁忌证	维生素 A 有超敏反应者;维生素 A 过多症者
黑框警告	无
基因多态性	无信息
肝功能不全	无信息
肾功能不全	慢性肾衰竭时慎用
肾脏替代治疗	无信息

▱ 不良反应

常见(≥1%)	罕见但严重(<1%)
无	过敏反应、颅内高压、过量可致维生素 A 中毒综合征

⌀ 相互作用

药物	机制与结果	临床管理
口服避孕药	可使本药的血药浓度升高	谨慎联用
维生素 E	可促进本药吸收,增加其肝脏贮存量,加速利用和降低毒性,但大量维生素 E 可消耗本药在体内的贮存	谨慎联用
硫糖铝、氢氧化铝	可影响本药的吸收	谨慎联用

药代动力学

吸收	极易吸收
分布	无信息
代谢	经肝脏代谢
排泄	经肾脏、粪便排泄

患者教育

长期大剂量应用可引起齿龈出血、唇干裂、维生素 A 过多症,甚至发生急性或慢性中毒,与患者年龄、给药剂量、药物规格和服药时间相关,如果出现维生素 A 过多综合征,应立即停药,同时给予适当的对症治疗和支持治疗。

复合维生素 B Compound Vitamin B

剂型与规格

片剂(复方)

适应证与用法用量

– 预防和治疗 B 族维生素缺乏所致的营养不良、厌食、脚气病、糙皮病:p.o.,成人,1~3 片 / 次;儿童,1~2 片 / 次,t.i.d.。

药物特性

妊娠分级	A;D(超量)
哺乳期用药	L1(泛酸钙、维生素 B_1、维生素 B_2);L2(维生素 B_6)
禁忌证	对本药过敏者
黑框警告	无
基因多态性	无信息
肝功能不全	无信息

肾功能不全	无信息
肾脏替代治疗	无信息

☒ 不良反应

偶见皮肤潮红、瘙痒，尿液可能呈黄色，大剂量服用可出现烦躁、疲倦、食欲减退等。

𝒮 相互作用

无信息。

⚗ 药代动力学

无信息。

☷ 患者教育

药品性状发生改变时，应禁止使用。

🖋 维生素 B₁ Vitamin B₁

⌀ 剂型与规格

注射液（2ml∶50mg, 2ml∶100mg）

🗏 适应证与用法用量

- 维生素 B 缺乏症：p.o., 5～10mg/ 次, t.i.d., 至症状改善为止。
- 重型脚气病：i.m., ①成人，50～100mg/ 次, t.i.d.。②儿童，10～25mg/d, 最多可连用 2 周, 症状改善后改为口服。
- 急性酒精戒断综合征：i.v.gtt., 每 100mg 本药配比 25g 葡萄糖。
- 妊娠呕吐导致的孕期周围神经炎（重度）：i.m., 5～10mg/d。
- 韦尼克 - 科尔萨科夫综合征（Wernicke-Korsakoff syndrome）：i.v., 100mg, 随后 i.m., 50～100mg/d, 直到可以吸收规律均衡的饮食。

✿ 药物特性

妊娠分级	A
哺乳期用药	L1，可以使用
禁忌证	对本药过敏者
黑框警告	无
基因多态性	无信息
肝功能不全	无信息
肾功能不全	无信息
肾脏替代治疗	无信息

▱ 不良反应

常见（≥1%）	罕见但严重（<1%）
注射部位反应、瘙痒、皮肤硬化	超敏反应、血管水肿

◈ 相互作用

药物	机制与结果	临床管理
依地酸钙钠	螯合作用，联用可减少本药降解	谨慎联用

⚗ 药代动力学

吸收	肌内注射吸收迅速而完全
分布	体内分布广泛
代谢	经肝脏代谢
排泄	经肾脏排泄；$t_{1/2}$: 0.35 小时

⌂ 患者教育

大剂量肌内注射时，若出现吞咽困难，皮肤瘙痒，面、唇、眼睑浮肿，喘鸣等症状，应及时告知医生。

维生素 B$_{12}$ Vitamin B$_{12}$

剂型与规格

注射液（1ml：0.5mg，1ml：0.25mg）；滴眼剂（5ml：1mg）

适应证与用法用量

- 巨幼细胞贫血、神经炎：i.m. 或深部皮下注射，25～100μg/d，或 50～200μg，q.o.d.。
- 用于眼疲劳等眼部不适症状：2～3 滴 / 次，t.i.d.，可根据年龄、临床症状适当增减剂量。

药物特性

妊娠分级	C
哺乳期用药	L1，可以使用
禁忌证	对本药或其成分过敏者
黑框警告	无
基因多态性	无信息
肝功能不全	无信息
肾功能不全	无信息
肾脏替代治疗	无信息

不良反应

常见（≥1%）	罕见但严重（<1%）
头晕、头痛、注射部位疼痛、关节痛、乏力、皮疹、鼻咽炎、轻度暂时性腹泻	过敏性休克、充血性心力衰竭、外周血管疾病、肺水肿、血小板增多

相互作用

药物	机制与结果	临床管理
氯霉素	氯霉素可抑制本药的造血功能,减弱本药的疗效	避免联用
维生素 C	体外试验表明,维生素 C 可破坏维生素 B_{12},两者联用或长期大量摄入维生素 C 时,可使本药浓度降低	维生素 B_{12} 缺乏者不宜大量摄入维生素 C
奥美拉唑	奥美拉唑可改变胃液 pH,减少本药的吸收	与本药至少间隔 2 小时服用

药代动力学

吸收	在肌肉和皮下注射部位可被快速吸收
分布	主要分布在肝脏和骨髓
代谢	经胆道肝肠循环
排泄	经肾脏(50%~98%)排泄,静脉注射排泄速率更快

患者教育

滴眼剂含防腐剂,使用前请摘掉角膜接触镜;为了防止药液被污染,在滴眼时应注意避免将容器的前端直接接触眼部。本药需数周才能发挥最大效应。酒精会抑制维生素 B_{12} 的吸收,服药期间应避免饮酒。

维生素 B₂ Vitamin B₂

剂型与规格

片剂(5mg,10mg)

▯▯ 适应证与用法用量

- 预防和治疗维生素 B 缺乏症（如口角炎、唇干裂、舌炎、阴囊炎、结膜炎、脂溢性皮炎）：p.o.，①成人，5～10mg/ 次，t.i.d.。②12 岁及以上儿童，3～10mg/d，数日后改为每 1kcal 热量摄入 0.6mg。

❋ 药物特性

妊娠 A 级，哺乳期患者用药需要权衡利弊。对本药过敏者禁用。

▣ 不良反应

无信息。

𝒮 相互作用

药物	机制与结果	临床管理
吩噻嗪类、TCAs、丙磺舒	无信息	增加维生素 B_2 剂量
甲氧氯普胺	无信息	避免联用

⚙ 药代动力学

无信息。

🧍 患者教育

本药宜饭后服用。饮酒会影响肠道对维生素 B_2 的吸收，用药期间应避免饮酒。用药过程中患者尿液可能会呈黄色，不影响继续使用。

🖊 **维生素 B$_6$ Vitamin B$_6$**

⬦ 剂型与规格

片剂（10mg）；注射液（1ml∶50mg，2ml∶0.1g）

▯▯ 适应证与用法用量

- 防治维生素 B 缺乏症、维生素 B 的补充、妊娠所致的呕吐：①p.o.，成人，10～20mg/d；儿童，5～10mg/d，连用 3 周。②i.m./i.v./i.h.，成人 50～100mg/ 次，q.d.。
- 放射病及抗癌药所致的呕吐 / 新生儿遗传性维生素 B 依赖综合征：i.m./i.v./i.h.，成人 50～100mg/ 次，q.d.。
- 环丝氨酸中毒：i.m./i.v./i.h.，不少于 300mg/d。
- 异烟肼中毒：i.v.，每 1 000mg 异烟肼，给予本药 1 000mg。

❈ 药物特性

妊娠分级	A
哺乳期用药	L2；L4（大剂量），权衡利弊
禁忌证	对本药过敏者
黑框警告	无
基因多态性	无信息
肝功能不全	无信息
肾功能不全	无信息
肾脏替代治疗	可被透析

⊟ 不良反应

常见（≥1%）	罕见但严重（<1%）
恶心、感觉异常、嗜睡	叶酸缺乏、酸中毒、共济失调、癫痫发作、过敏反应

⊘ 相互作用

药物	机制与结果	临床管理
氯霉素、环丝氨酸、异烟肼、乙硫异烟胺、盐酸肼屈嗪、免疫抑制剂	以上药物对本药有拮抗作用或可增加本药经肾脏的排泄，引起贫血或周围神经炎	谨慎联用

药物	机制与结果	临床管理
雌激素	可降低本药在体内的活性	增加本药的剂量
左旋多巴	可增加左旋多巴的代谢，拮抗左旋多巴的抗震颤作用	监测左旋多巴的疗效

药代动力学

吸收	易被吸收
分布	广泛与血浆蛋白结合
代谢	经肝脏代谢
排泄	经肾脏（35%～63%）排泄；$t_{1/2}$: 15～20 天

患者教育

必须按推荐剂量服用，不可超量服用，用药 3 周后应停药。用药期间可能使尿胆原试验呈假阳性。

维生素 C Vitamin C

剂型与规格

注射液（2ml：0.5g，5ml：1g）

适应证与用法用量

- 维生素 C 缺乏病、慢性铁中毒、特发性高铁血红蛋白血症、急慢性传染性疾病、紫癜等的辅助治疗：①成人，i.m./i.v.，100～250mg/ 次，1～3 次 /d。必要时可给予 2 000～4 000mg/ 次，1～2 次 /d；i.v.gtt.，250～500mg/ 次，必要时 2 000～4 000mg/ 次，1～2 次 /d。②儿童，i.m./i.v.gtt.，100～300mg/d，分次注射。
- 克山病：i.v.gtt.，首剂 5 000～10 000mg，加入 25% 葡萄糖注射液中缓慢注射。

✸ 药物特性

妊娠分级	C
哺乳期用药	L1，权衡利弊
禁忌证	无信息
黑框警告	无
基因多态性	无信息
肝功能不全	无须调整剂量
肾功能不全	无须调整剂量
肾脏替代治疗	可被透析

▨ 不良反应

常见(≥1%)	罕见但严重(<1%)
注射部位疼痛、肿胀	长期大量应用可引起尿酸盐、半胱氨酸盐或草酸盐结石

⌘ 相互作用

药物	机制与结果	临床管理
含铝制酸药	可致铝吸收增加，致铝中毒，出现性格改变、癫痫发作、昏迷等症状	避免与高剂量本药联用，如确需联用，应监测急性铝中毒体征并相应调整剂量
巴比妥、水杨酸类	增加本药的排泄量	谨慎联用
抗凝血药	大剂量本药可干扰抗凝效果	谨慎联用
苦杏仁苷	可致苦杏仁苷的代谢增强，氰化物水平升高	谨慎联用，或使用其他药替代治疗；联用时应监测氰化物中毒体征

⚗ 药代动力学

吸收	F: 70%～90%
分布	血浆蛋白结合率: 25%
代谢	经肝脏代谢
排泄	主要经肾脏排泄; $t_{1/2}$: 7.4 小时

👤 患者教育

大量应用将影响大便隐血、血清乳酸脱氢酶和血清转氨酶浓度、尿糖（硫酸铜法）、葡萄糖（氧化酶法）、尿pH、血清胆红素浓度等诊断性试验的结果，服用期间应告知医务人员。

骨化三醇 Calcitriol

⟊ 剂型与规格

软胶囊（0.25μg）; 注射液（1ml : 1μg）

▥ 适应证与用法用量

- 绝经后骨质疏松: p.o., 0.25μg/ 次, b.i.d.。
- 慢性肾衰竭者的肾性骨营养不良、佝偻病、甲状旁腺功能低下: p.o., 初始剂量为 0.25μg/d, q.d., 晨服; 血钙正常或略低者, 0.25μg/ 次, q.o.d.。甲状旁腺功能低下者偶可出现吸收不佳, 此时应给予较大剂量。多数患者的最佳用量为 0.5～1.0μg/d。
- 慢性肾透析患者的低钙血症: i.v., 0.5μg/ 次（0.01μg/kg）, q.o.d, 一周 3 次。0.5～3.0μg/ 次（每次 0.01～0.05μg/kg）, 一周 3 次对多数透析患者有效。

✿ 药物特性

妊娠分级	C
哺乳期用药	L3, 可以使用

禁忌证	高钙血症及相关疾病者；维生素 D 中毒迹象者；对本药、维生素 D 或类似物及衍生物过敏者
黑框警告	无
基因多态性	无信息
肝功能不全	无信息
肾功能不全	无信息
肾脏替代治疗	无信息

⊟ 不良反应

常见（≥1%）	罕见但严重（<1%）
高钙血症、头痛、皮疹、腹痛、恶心	维生素 D 中毒、高钙血症综合征、皮炎、皮疹、转氨酶异常、感觉障碍

⚕ 相互作用

药物	机制与结果	临床管理
洋地黄类药物	出现高钙血症时可能诱发心律失常	密切监测血钙浓度，调整洋地黄类药物剂量
噻嗪类利尿剂	增加发生高钙血症的风险	谨慎联用
含镁药物	可能导致高镁血症	长期接受透析者禁止联用
胆汁酸螯合剂	可降低本药在肠道的吸收	谨慎联用
苯妥英钠、苯巴比妥	促进本药的代谢，降低本药的疗效	适当增加本药剂量

⚗ 药代动力学

吸收	口服后被小肠吸收
分布	无信息
代谢	经肾脏代谢
排泄	经粪便（27%～49%）、肾脏排泄；$t_{1/2}$：5～8 小时

👤 患者教育

用药期间至少每周测定血钙、磷、镁 2 次；肾功能正常者服药期间需保持足够水化，肾衰竭患者应避免使用含镁抗酸剂；避免高剂量维生素 D 摄入；用药期间避免改变饮食或补充钙摄入量。

营 养 药

🖊 脂肪乳氨基酸葡萄糖 Fat Emulsion, Amino Acid and Glucose

🔗 剂型与规格

注射液（1 440ml，1 920ml）

📋 适应证与用法用量

– 当口服或肠内摄取营养不能、不足或禁忌时用于肠道外营养（≥2 岁）：中央或外周静脉输注，根据患者的代谢需求、能量消耗和临床状况来确定剂量，通常情况下按体重 25～40kcal/（kg·d）。

⚙ 药物特性

妊娠分级	无信息
哺乳期用药	权衡利弊

禁忌证	对任何成分过敏者；失代偿的心功能不全、肺水肿和水肿者；严重肝脏功能不全者；严重高脂血症者；未经血液透析和／或血液透析滤过治疗的肾功能不全者；血电解质水平出现异常升高者；严重的高血糖症者；先天性氨基酸代谢异常者
黑框警告	早产儿及低出生体重儿对静脉输注的脂肪乳及血浆增多的游离脂肪酸的清除能力差，有早产儿静脉输注脂肪乳注射液后死亡的文献报道
基因多态性	无信息
肝功能不全	无信息
肾功能不全	无信息
肾脏替代治疗	无信息

不良反应

常见（≥1%）	罕见但严重（<1%）
寒战、呕吐、出汗、高热、头痛和呼吸困难、短暂的肝功能指标升高	肝大、黄疸、儿童血小板减少症、超敏反应、脂肪超载综合征

相互作用

药物	机制与结果	临床管理
保钾利尿剂、ACEIs、ARBs、免疫抑制剂	可能增加高钾血症风险	密切监测血钾水平

药代动力学

无信息。

患者教育

无信息。

各科用药及其他类药物

耳鼻喉科和口腔科用药

 羟甲唑啉 Oxymetazoline

剂型与规格

滴鼻剂（3ml∶1.5mg, 5ml∶2.5mg, 10ml∶5mg）；喷雾剂（5ml∶1.25mg, 10ml∶5mg）

适应证与用法用量

- 用于急慢性鼻炎、鼻窦炎、过敏性鼻炎、肥厚性鼻炎：成人及儿童（≥6岁），经鼻给药，每侧一次 1～3 滴 / 喷，早、晚各 1 次，连续使用不超过 7 天；儿童（2～6岁）应在医师指导下使用。

药物特性

妊娠分级	C
哺乳期	L3，权衡利弊
禁忌证	对本药过敏者；萎缩性鼻炎和鼻腔干燥者；不能散瞳（如闭角型青光眼）的患者；2岁以下儿童
黑框警告	无
基因多态性	无信息
肝功能不全	无信息
肾功能不全	无信息
肾脏替代治疗	无信息

⊟ 不良反应

常见（≥1%）	罕见但严重（<1%）
应用部位的红斑、疼痛、皮炎、瘙痒、酒渣鼻炎症病变加重、头痛、感到紧张、鼻塞、鼻黏膜干燥、鼻刺痛/灼热、打喷嚏、滴药过频易致反跳性鼻充血	心律失常、高血压

🖉 相互作用

药物	机制与结果	临床管理
MAOIs	可使血压升高	禁止联用
非选择性β受体拮抗剂	可使血压升高	避免联用
马普替林、TCAs	可增强本药收缩血管的作用	避免联用
其他收缩血管类滴鼻剂	可增强治疗效果和毒性	避免联用

⚗ 药代动力学

吸收	鼻黏膜生物利用度较好
分布	血浆蛋白结合率：56.7%～57.5%
代谢	经肝脏代谢很少
排泄	经鼻给药后72小时，以原型经粪便（10%）排出，以原型经肾脏（30%）排出

🯄 患者教育

本药仅用于慢性鼻炎患者的急性发作期，且不应与其他缩血管类滴鼻剂同时使用。滴药过于频繁易致反跳性鼻充血，久用可致药物性鼻炎。严格按推荐用量使用，连续使用不得超过7天，如需继续使用，应咨询医师。

老年病用药 - 骨质疏松用药

阿仑膦酸钠 Alendronate Sodium

剂型与规格

片剂（10mg，70mg）

适应证与用法用量

- 绝经后妇女的骨质疏松症、男性骨质疏松症：p.o.，10mg/次，q.d.；70mg/次，q.w.。未使用雌激素的绝经后妇女糖皮质激素所致的骨质疏松症：p.o.，10mg/次，q.d.。

药物特性

妊娠分级	C
哺乳期	L3，权衡利弊
禁忌证	可导致食管排空延迟的食管异常（如食管狭窄或贲门失弛缓症）患者；对本药过敏者；低钙血症者；无法站立或坐直至少30分钟者
黑框警告	无
基因多态性	无信息
肝功能不全	无须调整剂量
肾功能不全	CrCl 35～60ml/min：无须调整剂量 CrCl<35ml/min：避免使用
肾脏替代治疗	不被透析

🗒 **不良反应**

常见（≥1%）	罕见但严重（<1%）
腹泻、腹痛、恶心、消化不良、食道溃疡、胃溃疡、便秘、发热、流感样综合征、肌痛、骨痛、头痛、味觉异常	食道癌、下颌骨坏死、史-约综合征、心律失常、骨折

📎 **相互作用**

药物	机制与结果	临床管理
NSAIDs	可引起胃肠道刺激	谨慎联用
钙制剂、抗酸药以及其他含多价阳离子的口服药物	可减少本药的吸收	服用间隔至少半小时，最好1～2小时
阿司匹林	本药（日剂量>10mg）与阿司匹林联用可增加上消化道不良反应的发生率	谨慎联用

⚗ **药代动力学**

吸收	F: 0.7%（女性），0.59%（男性）；食物可显著降低生物利用度
分布	血浆蛋白结合率：约78%；V_d: 2 576L
代谢	不被代谢
排泄	经粪便（极少）、肾脏（约50%）排泄；血浆 $t_{1/2}$: 1.9小时；终末 $t_{1/2}$>10 年

👤 **患者教育**

　　本药片剂应在每周固定的一日晨起时空腹用约200ml 白水整片送服，由于本药存在口腔或食管溃疡风

险,故不应咀嚼或吮吸,服药后应至少直立 30 分钟,期
间不应进食、水或服用其他药物,待进食后才可以躺下。
若漏服一剂,应在记起后的晨起时服用,不应同日服用 2
剂,之后仍按照原给药方案用药。

唑来膦酸 Zoledronic Acid

◇ 剂型与规格

注射液(5ml∶4mg, 100ml∶5mg)

🔲🔲 适应证与用法用量

– 用于治疗绝经后妇女、成年男性的骨质疏松症:
i.v.gtt., 5mg/ 次,每年 1 次。

– 佩吉特病(Paget's 病):i.v.gtt., 5mg/ 次,本药第二次
使用时间与初次治疗时间应间隔 12 个月以上。

– 与标准抗肿瘤药物治疗合用,用于治疗实体肿瘤
骨转移患者和多发性骨髓瘤患者的骨骼损害:i.v.,
4mg/ 次,每隔 3~4 周给药 1 次。

– 用于治疗恶性肿瘤引起的高钙血症:i.v., 4mg/ 次,
再次治疗必须与前一次至少间隔 7~10 天。

❇ 药物特性

妊娠分级	D
哺乳期	禁止使用或暂停哺乳
禁忌证	对本药或其他双膦酸盐或药品成分中任何一种辅料过敏者;低钙血症患者;严重肾功能不全者;妊娠患者
黑框警告	无
基因多态性	无信息
肝功能不全	无须调整剂量

肾功能不全	高钙血症：血清肌酐<400μmol/L 或<4.5mg/dl 无须调整剂量； 多发性骨髓瘤和已发生了骨转移的实体瘤患者：CrCl<30ml/min，禁用；CrCl 30～39ml/min，3.0mg；CrCl 40～49ml/min，3.3mg；CrCl 50～60ml/min，3.5mg； 骨质疏松症或佩吉特病：CrCl<35ml/min，禁用
肾脏替代治疗	无信息

🖭 **不良反应**

常见(≥1%)	罕见但严重(<1%)
流感样症状、外周水肿、发热、乏力、骨痛、肌痛、关节痛、关节僵直、低钙血症、低磷血症、贫血、恶心、呕吐、食欲减退、便秘、头痛、结膜炎、肾功能损害	范科尼综合征、血管神经性水肿、肾衰竭、心房颤动、全血细胞减少、葡萄膜炎、间质性肺炎、颌骨坏死、非典型股骨骨折、关节炎

🔗 **相互作用**

药物	机制与结果	临床管理
氨基糖苷类药物	能够产生降低血钙的叠加作用，从而导致长期低血钙	谨慎联用
抗血管生成药物	可能增加颌骨坏死的发生风险	谨慎联用
已知具有肾毒性的药物	增加肾毒性的发生风险	谨慎联用

药代动力学

吸收	无信息
分布	血浆蛋白结合率：23%～53%
代谢	体内不代谢
排泄	经肾脏排泄；$t_{1/2}$：146 小时

患者教育

　　用药期间应足量饮水。保持口腔卫生，常规进行口腔检查，在进行侵入性牙科手术前应告知医务人员正在接受唑来膦酸治疗。若出现牙齿松动、疼痛、肿胀、溃疡不愈合等口腔症状，或发生肌痛、关节痛时应及时告知医务人员。

老年病用药-前列腺增生症用药

多沙唑嗪 Doxazosin

剂型与规格

　　缓释片（4mg）

适应证与用法用量

- 高血压、良性前列腺增生：缓释片，4mg/ 次，q.d.。
　老年人无须调整剂量。

药物特性

妊娠分级	C
哺乳期	L3，权衡利弊
禁忌证	对本药或其他喹唑啉（如哌唑嗪、特拉唑嗪）过敏者；近期发生心肌梗死者；使用本药且发生心肌梗死者需视情况而定

黑框警告	无
基因多态性	无信息
肝功能不全	肝功能损害谨慎使用
肾功能不全	无须调整剂量
肾脏替代治疗	不被透析

🖼 不良反应

常见(≥1%)	罕见但严重(<1%)
口干、恶心、头晕、嗜睡、头痛、疲劳、眩晕、乏力、低血压、水肿、呼吸困难	肝毒性、阴茎异常勃起

🔗 相互作用

药物	机制与结果	临床管理
CYP3A4/5 诱导剂	增加本药代谢，使效果降低	监测并考虑增加本药剂量
CYP3A4/5 抑制剂	降低本药代谢，使药物毒性风险增加	监测并考虑减少本药剂量
β 受体拮抗剂、PDE-5 抑制剂、硝苯地平	可使降压作用增强，增加低血压的发生风险	监测血压

🔬 药代动力学

吸收	F：54%～59%；食物影响：C_{max} 增加 32%，AUC 增加 18%
分布	血浆蛋白结合率：98%
代谢	经肝脏广泛代谢：CYP3A4（主要）、CYP2D6、CYP2C19；为 CYP3A4 酶的底物

排泄	经粪便（约 63%）、肾脏（9%）排泄；$t_{1/2}$：15～19 小时

患者教育

首剂应与早餐同服。本药可能引起直立性低血压，故首次服药或增加剂量时可能导致晕厥或意识丧失，因此从坐或卧位起身时应缓慢。由于本药可能引起头晕及晕厥，因此在服药期间，患者应避免从事需要警觉性或协调能力的工作。若出现阴茎异常勃起，立即向医务人员报告。

非那雄胺 Finasteride

剂型与规格

片剂（5mg）；胶囊（5mg）

适应证与用法用量

- 良性前列腺增生：p.o.，5mg/ 次，q.d.。70 岁以上老年人无须调整剂量。

药物特性

妊娠分级	X
哺乳期	避免使用
禁忌证	对本药过敏者；妊娠或可能妊娠患者；儿童
黑框警告	无
基因多态性	无信息
肝功能不全	无须调整剂量
肾功能不全	无须调整剂量
肾脏替代治疗	无信息

🖂 不良反应

常见（≥1%）	罕见但严重（<1%）
阳痿、性欲减退、男性乳房发育、头晕、虚弱	男性乳腺癌、心力衰竭、血管神经性水肿、皮肤过敏反应

⚗ 相互作用

药物	机制与结果	临床管理
圣约翰草	可增加本药代谢，降低血药浓度	谨慎联用

⚗ 药代动力学

吸收	F：63%；食物无影响
分布	血浆蛋白结合率：90%；V_d：76L
代谢	经肝脏CYP3A4代谢
排泄	经粪便（57%）、肾脏（39%）排泄；$t_{1/2}$：4.5～8.2小时

👤 患者教育

对于前列腺肥大的患者，可能需要服用此药6个月才能发挥全效。本药可通过皮肤进入孕妇体内，影响男胎的生殖器发育，因此，孕妇应避免接触本药。服用本药后患者可能会出现阳痿、射精障碍、勃起功能障碍或性欲降低。若出现乳房改变，比如肿块、乳头溢液、疼痛、肿大或者压痛，应及时就医。

坦索罗辛 Tamsulosin

⚗ 剂型与规格

缓释胶囊（0.2mg）

◫ 适应证与用法用量

- 良性前列腺增生：p.o.，0.2mg/ 次或 0.4mg/ 次，q.d.。

✿ 药物特性

妊娠分级	B
哺乳期	L3，权衡利弊
禁忌证	对本药过敏者
黑框警告	无
基因多态性	无信息
肝功能不全	无须调整剂量
肾功能不全	无须调整剂量
肾脏替代治疗	不被透析

▣ 不良反应

常见（≥1%）	罕见但严重（<1%）
头痛、头晕、疲劳、嗜睡、眩晕、鼻炎、咽炎、水肿、低血压、乏力、恶心、腹泻、射精异常	阴茎异常勃起、视网膜脱落

✑ 相互作用

药物	机制与结果	临床管理
α₁ 受体拮抗剂	增加低血压风险	禁止联用
β 受体拮抗剂、CCB、MAOIs	增加低血压风险，尤其是在首剂时	监测血压
CYP3A4 诱导剂	增加本药代谢，使效果降低	监测并考虑增加本药剂量
CYP3A4 抑制剂	降低本药代谢，使毒性风险增加	避免使用强效 CYP3A4 抑制剂，监测并考虑降低本药剂量

药物	机制与结果	临床管理
强效 CYP2D6 抑制剂	增加 Q-T 间期延长风险,增加 CYP2D6 底物暴露	谨慎联用

✂ 药代动力学

吸收	$F>90\%$;食物有影响
分布	血浆蛋白结合率:$94\%\sim99\%$;V_d: 16L
代谢	经肝脏 CYP3A4 和 CYP2D6 代谢
排泄	经粪便(21%)、肾脏(76%)排泄;$t_{1/2}$: 9~15 小时

患者教育

　　每天固定时间餐后 30 分钟服药,应整粒吞服,不应打开、咀嚼或碾碎,并且应避免同时服用葡萄柚汁等。本药可能引起直立性低血压,故从坐 / 卧位起身时应缓慢。首次服用本药或增加剂量时可能导致晕厥或意识丧失,特别是站位时,应避免从事需要协调的活动。服用本药后应定期筛查前列腺癌。

　　　　特拉唑嗪 Terazosin

⌀ 剂型与规格

　　片剂(2mg)

🔲 适应证与用法用量

- 良性前列腺增生:p.o.,首剂 1mg,h.s.。逐渐增至 2mg、5mg 或 10mg,q.d.,直至达理想疗效。常用剂量为 10mg/ 次,q.d.。治疗 4 周后根据疗效调整剂量。
- 高血压:p.o.,首剂 1mg,h.s.。逐渐增加剂量直至达理想疗效。常用剂量为 2~10mg/ 次,q.d.,最大剂量 20mg/d。

✽ 药物特性

妊娠分级	C
哺乳期	L4，避免使用或暂停哺乳
禁忌证	对本药过敏者
黑框警告	无
基因多态性	无信息
肝功能不全	需要减少剂量
肾功能不全	无须调整剂量
肾脏替代治疗	不被透析

▦ 不良反应

常见（≥1%）	罕见但严重（<1%）
缺氧、呼吸困难、流感综合征、头痛、头晕、嗜睡、心悸、直立性低血压、恶心、乏力、肌无力、背痛、阳痿	肝毒性、晕厥

⊛ 相互作用

药物	机制与结果	临床管理
MAOIs、β受体拮抗剂、CCB、PDE-5抑制剂	增加低血压发生风险，尤其在首剂时	监测血压

⁙ 药代动力学

吸收	F：90%；食物：轻微影响吸收程度
分布	血浆蛋白结合率：90%～94%
代谢	首过效应（极少）
排泄	经粪便（约60%）、肾脏（约40%）排泄；$t_{1/2}$：约12小时

🧍 患者教育

由于本药可能导致头晕和嗜睡，患者应避免进行需要精神集中或协调的活动。从坐／卧位站起时应缓慢，避免导致直立性低血压。首次服用本药可能会出现晕厥或意识丧失，睡前服用本药可能会减少该不良反应。因为本药可能导致反跳性高血压，故不能突然停药。服药期间避免饮酒。

皮肤科用药

糠酸莫米松 Mometasone Furoate

🔗 剂型与规格

乳膏剂[0.1%（5g∶5mg），0.1%（10g∶10mg）]

📋 适应证与用法用量

- 湿疹、神经性皮炎、异位性皮炎、皮肤瘙痒症：局部外用，取适量涂搽于皮肤患处，q.d.。

✳️ 药物特性

妊娠分级	C
哺乳期	L3，权衡利弊
禁忌证	对本药或其他任何成分过敏者；皮肤破损者
黑框警告	无
基因多态性	无信息
肝功能不全	无须调整剂量
肾功能不全	无须调整剂量
肾脏替代治疗	不被透析

☒ 不良反应

常见（≥1%）	罕见但严重（<1%）
局部不良反应少见，如灼烧感、瘙痒、刺痛和皮肤萎缩	长期大量使用：皮肤萎缩、皮肤条纹状色素沉着、多毛症、口周围皮炎、继发感染

♨ 相互作用

局部外用，无相互作用信息。

⚗ 药代动力学

吸收	F：0.4%，与载体、表皮屏障完整性、封闭敷料、皮肤中的炎症和疾病相关
分布	血浆蛋白结合率：98%～99%；V_d：152L
代谢	肝脏，经 CYP3A4 酶广泛代谢
排泄	主要经肾脏、少量经胆汁排泄

☺ 患者教育

避免接触眼睛和其他黏膜（口、鼻）；若局部用药出现灼烧感、红肿等情况，应停药并将局部药物局部洗净。

莫匹罗星 Mupirocin

⬦ 剂型与规格

软膏剂（2%）

▭ 适应证与用法用量

- 皮肤感染：局部涂于患处，必要时可用敷料包扎或覆盖，t.i.d.，5 日为一疗程，必要时可重复一疗程。

✿ 药物特性

妊娠分级	B
哺乳期	L1，权衡利弊

禁忌证	对本药或任何成分（如聚乙二醇）过敏者
黑框警告	无
基因多态性	无信息
肝功能不全	无须调整剂量
肾功能不全	无须调整剂量
肾脏替代治疗	不被透析

不良反应

常见（≥1%）	罕见但严重（<1%）
局部烧灼感、瘙痒、刺痛感、头痛、鼻炎	严重过敏反应、艰难梭菌相关腹泻

相互作用

局部外用，无相互作用信息。

药代动力学

无信息。

患者教育

避免药物暴露于开放性伤口、烧伤处或其他黏膜部位（如眼、鼻、口）。如误入眼内时，用水冲洗即可。

曲安奈德益康唑 Triamcinolone Acetonide and Econazole

剂型与规格

乳膏剂（1g, 10g, 15g）

适应证与用法用量

- 伴有真菌感染或感染倾向的皮炎、湿疹；由皮肤癣菌、酵母菌和真菌所致的炎症性皮肤真菌病，如手足癣、体癣、股癣、花斑癣；尿布性皮炎；念珠菌性口角炎；甲沟炎；由真菌、细菌所致的皮肤混合感染：
局部给药，每日早晚各 1 次。

❈ 药物特性

妊娠分级	C
哺乳期	L3（曲安奈德），但局部外用对临床无影响
禁忌证	对本药任何成分过敏者；皮肤结核患者；梅毒患者；病毒感染者或新接种疫苗部位
黑框警告	无
基因多态性	无信息
肝功能不全	无须调整剂量
肾功能不全	无须调整剂量
肾脏替代治疗	无信息

▦ 不良反应

常见（≥1%）	罕见但严重（<1%）
偶见皮肤烧灼感、瘙痒、针刺感	接触性皮炎、脱皮、皮肤纹理异常和红斑、长期使用可出现皮肤萎缩、色素沉着及继发感染

✍ 相互作用

药物	机制与结果	临床管理
口服抗凝血剂	增强抗凝效果	慎用，监测抗凝效果

⚘ 药代动力学

无信息。

☐ 患者教育

避免接触眼睛和其他黏膜（如口腔内、鼻等）。用药部位如有烧灼感、红肿等情况应停药，并将局部药物洗净。

不得长期大面积使用。连续使用不能超过 4 周,面部、腋下、腹股沟及外阴等皮肤细薄处连续使用不能超过 2 周。

 水杨酸 Salicylic Acid

剂型与规格

软膏剂(2%, 5%)

适应证与用法用量

- 头癣、足癣、局部角质增生;轻、中度痤疮:局部给药,温水清洗患部后,取适量均匀涂于患处(涂一薄层),b.i.d.,建议夜间使用。

药物特性

妊娠分级	C
哺乳期	L3,权衡利弊
禁忌证	尚不明确
黑框警告	无
基因多态性	无信息
肝功能不全	无信息
肾功能不全	无信息
肾脏替代治疗	无信息

不良反应

常见(≥1%)	罕见但严重(<1%)
可有局部刺激感或接触性皮炎	过敏反应、水杨酸中毒

相互作用

药物	机制与结果	临床管理
酒精、肥皂、清洁剂、药用化妆品、痤疮制剂、维 A 酸类	可增强刺激或干燥反应	避免联用

✂ 药代动力学

无信息。

⧖ 患者教育

避免本药接触眼部及其他黏膜（如口、鼻）。如接触到眼部，使用水彻底冲洗。本药可经皮肤吸收，不宜长期、大面积使用，特别是年轻患者。用药部位如出现烧灼感、红肿、干燥或脱皮现象，可减少用药次数，或停药。

外科用药和消毒防腐收敛药、眼科用药

🖊 高锰酸钾 Potassium Permanganate

◎ 剂型与规格

片剂（0.1g）

▯▯ 适应证与用法用量

- 急性皮炎或急性湿疹，特别是伴继发感染：浓度1∶4 000，用消毒药棉或纱布润湿后敷于患处，渗出液多时，可直接将患处浸入溶液中药浴。
- 蛇咬伤、清洗小面积溃疡：浓度 1∶1 000，用消毒药棉或棉签蘸取后清洗。
- 口服吗啡、阿片、马钱子碱或有机毒物中毒：浓度1∶5 000，洗胃。
- 腋臭：外用，浓度为 1∶100。

✿ 药物特性

妊娠分级	无信息
哺乳期	无信息
禁忌证	无

黑框警告	药物过浓溶液会损伤皮肤,有刺激性,且使皮肤、指(趾)甲着色,亦能使衣服染色
基因多态性	无信息
肝功能不全	无须调整剂量
肾功能不全	无须调整剂量
肾脏替代治疗	无信息

🔲 不良反应

常见(≥1%)	罕见但严重(<1%)
无	高浓度反复多次使用可引起腐蚀性灼伤

🎴 相互作用

药物	机制与结果	临床管理
碘化物、有机物	易发生爆炸	避免接触或联用

🔬 药代动力学

无信息。

🧍 患者教育

本药仅供外用,不可口服。水溶液易变质,临用前用温水配制,并立即使用。配制时不可用手直接接触本品,以免被腐蚀或染色,切勿将本品误入眼中。应严格按用法与用量使用,如浓度过高可损伤皮肤和黏膜。用药部位如有灼烧感、红肿等情况,应停止用药,并将局部药物洗净。

炉甘石 Calamine

🔗 剂型与规格

洗剂(100ml:炉甘石 15%;氧化锌 5%;甘油 5%)

📖 适应证与用法用量
 - 急性瘙痒性皮炎无渗透者（如急性湿疹、接触性皮炎、痱子等）：局部外用，取适量涂于患处，3～4 次 /d。

✿ 药物特性

妊娠分级	无信息
哺乳期	L2（氧化锌）
禁忌证	糜烂有渗液的皮疹患者；对本药过敏者
黑框警告	无
基因多态性	无信息
肝功能不全	无须调整剂量
肾功能不全	无须调整剂量
肾脏替代治疗	无信息

🗒 不良反应
　　尚不明确。

🔗 相互作用
　　局部外用无相互作用信息。

⚗ 药代动力学
　　无信息。

👥 患者教育
　　用药前需摇匀。避免本药接触眼睛和其他黏膜（如口、鼻等）。如使用本药超过 7 日或用药部位如有烧灼感、红肿等情况应停药，并将局部药物洗净。

鱼石脂 Ichthammol

🖊 剂型与规格
　　软膏剂（10%）

⛑ 适应证与用法用量

– 疖肿：外用，取适量涂于患处，b.i.d.。

⚙ 药物特性

妊娠分级	无信息
哺乳期	L3
禁忌证	对本药过敏者；皮肤破溃处
黑框警告	无
基因多态性	无信息
肝功能不全	无须调整剂量
肾功能不全	无须调整剂量
肾脏替代治疗	无信息

🔲 不良反应

偶见皮肤刺激。

🔗 相互作用

局部外用无相互作用信息。

🔬 药代动力学

无信息。

👤 患者教育

本药不得用于皮肤破溃处。避免本药接触眼睛和其他黏膜（如口、鼻等）。连续使用一般不超过 7 日，用药部位如有烧灼感、红肿等情况应停药，并将局部药物洗净。

毛果芸香碱 Pilocarpine

🔹 剂型与规格

注射液（1ml : 2mg）；滴眼剂（1ml : 2mg）

⛑ 适应证与用法用量

– 用于开角型青光眼和急、慢性闭角型青光眼以及继发性闭角型青光眼。白内障人工晶体植入手术中缩瞳,阿托品类药物的中毒对症治疗。

- 慢性闭角型青光眼：眼部注射，2～10mg/ 次；0.5%～4% 滴眼剂滴眼，1 滴 / 次，1～4 次 /d。
- 急性闭角型青光眼急性发作期：1%～2% 滴眼剂滴眼，1 滴 / 次，每 5～10 分钟 1 次，3～6 次后每 1～3 小时 1 次，直至眼压下降。
- 缩瞳：①白内障人工晶体植入手术，眼部注射 2～10mg/ 次；②对抗散瞳作用，1% 滴眼剂 1 滴 2～3 次；③先天性青光眼房角切开或外路小梁切开术前用药，1% 滴眼剂滴眼 1～2 次；④虹膜切除术前用药，2% 滴眼剂，1 滴 / 次。

❋ 药物特性

妊娠分级	C
哺乳期用药	L3，谨慎使用
禁忌证	对本药过敏者；不应缩瞳的眼病（虹膜睫状体炎、瞳孔阻滞性青光眼）患者
黑框警告	无
基因多态性	无信息
肝功能不全	无须调整剂量
肾功能不全	无须调整剂量
肾脏替代治疗	无信息

🖃 不良反应

常见（≥1%）	罕见但严重（<1%）
面部潮红、水肿、高血压、虚弱、发汗、心悸、支气管痉挛、肌肉震颤、抽搐、恶心、腹泻、消化不良、头痛、眩晕、视物模糊	剥脱性皮炎、肝功能异常、味觉丧失、血小板异常、卵巢紊乱、视网膜脱落

相互作用

药物	机制与结果	临床管理
其他拟胆碱药或抗胆碱酯酶药	增加本药作用,增加毒性发生风险	谨慎联用,调整剂量
阿托品、环戊醇胺酯	可干扰本药抗青光眼作用,这些药物散瞳作用也会被抵消	谨慎联用
局部抗胆碱能药	干扰本药降眼压作用	谨慎联用
磺胺醋酰钠滴眼剂(pH 8～9.5)	可使结膜液的 pH 一过性升高达 7.4,可导致本药沉淀	谨慎联用
拉坦前列素	降低葡萄膜巩膜途径房水流出量,减低拉坦前列素降眼压作用	谨慎联用

药代动力学

本药的角膜通透性良好。1% 滴眼液滴眼后 10～30 分钟出现缩瞳作用。$t_{1/2}$: 0.76～1.35 小时。

患者教育

使用眼内制剂给药的患者在昏暗的光线下可导致视敏度下降,用药期间患者应避免驾驶或在从事光线不良下进行的活动。告知患者在使用本药至少 5 分钟后再使用其他治疗青光眼的滴眼液。为避免滴眼剂全身吸收过多,经眼给药后可用手指压迫泪囊部 1～2 分钟,避免频繁用药。

利多卡因 Lidocaine

剂型与规格

(碳酸盐)注射液(5ml:86.5mg,10ml:0.173g);(盐

酸盐）注射液（2ml∶4mg，5ml∶0.1g，10ml∶0.2g）；胶浆剂
（10g∶0.2g）

▊▊ 适应证与用法用量

- 表面麻醉：注射液，2%～4% 浓度，一次不超过
  100mg，注射给药时单次剂量不超过 4.5mg/kg（不
  用肾上腺素）或 7mg/kg（用 1∶200 000 浓度的肾上
  腺素）。胶浆剂，①胃镜检查前 5～10 分钟将本药含
  于咽喉部片刻后慢慢咽下，2～3 分钟后可将胃镜插
  入进行检查。②涂抹于食管、咽喉、气管或尿道等
  导管的外壁。③阴道检查，用棉花签蘸 5～7ml 涂
  于局部。④尿道扩张术或膀胱镜检查，用量 200～
  400mg。

- 骶管阻滞用于分娩镇痛：盐酸利多卡因注射液，1%
  浓度，不超过 200mg。

- 硬膜外麻醉：盐酸利多卡因注射液，1.5%～2% 浓
  度，胸腰段 250～300mg。碳酸利多卡因注射液，根
  据需要阻滞的节段数和患者情况调整剂量，常用量
  为 10～15ml。

- 浸润麻醉、静脉注射区域阻滞：盐酸利多卡因注射
  液，0.25%～0.5% 浓度，50～300mg。

- 周围神经阻滞：盐酸利多卡因注射液，臂丛（单
  侧），1.5% 浓度，250～300mg；口腔，2% 浓度，20～
  100mg；肋间神经（每支）用 1% 浓度，30mg，300mg
  为限；宫颈旁浸润，0.5%～1.0% 浓度，左右侧各
  100mg；椎旁脊神经阻滞（每支），1.0% 浓度，30～
  50mg，300mg 为限；阴部神经用 0.5%～1.0% 浓度，左
  右侧各 100mg。碳酸利多卡因注射液，神经（干、丛）阻
  滞，一次 15ml，极量 20ml。齿槽神经阻滞：一次 2ml。

- 交感神经节阻滞：颈星状神经，1.0% 浓度，50mg；腰
  麻，1.0% 浓度，50～100mg。

– 心律失常：i.v.，1～1.5mg/kg（一般 50～100mg）作为首次负荷量注射 2～3 分钟，必要时每 5 分钟重复 1～2 次。1 小时内最大负荷量为 4.5mg/kg（或300mg）；i.vg.tt.，负荷量 1～1.5mg/kg 后以 1～4mg/min或 0.015～0.03mg/（kg•min）的速度维持，最大维持剂量为 4mg/min。

❀ 药物特性

妊娠分级	B
哺乳期	L2，权衡利弊
禁忌证	对本药过敏
黑框警告	利多卡因胶浆用于儿童可能有威胁生命的风险
基因多态性	无信息
肝功能不全	严重肝功能不全应减少剂量或延长给药间隔
肾功能不全	无须调整
肾脏替代治疗	可被透析

🔁 不良反应

常见（1%～10%）	罕见但严重（<1%）
嗜睡、低血压、意识混乱、眩晕、头痛、感觉异常、震颤	心动过缓、心律失常、惊厥昏迷、呼吸抑制

🔗 相互作用

药物	机制与结果	临床管理
西咪替丁、β受体拮抗剂	抑制本药代谢，升高血药浓度，可引起心脏和神经系统不良反应	调整本药剂量，并监测心电图

药物	机制与结果	临床管理
巴比妥类药物	可促进本药代谢，引起心动过缓、窦性停搏	谨慎联用
普鲁卡因胺	可引起一过性谵妄、幻觉，但不影响本药的血药浓度	谨慎联用
去甲肾上腺素	减少肝血流量，可使本药的总清除率降低	谨慎联用
异丙肾上腺素	增加肝血流量，可使本药的总清除率升高	谨慎联用

⚘ 药代动力学

吸收	F: 35%（口服）
分布	血浆蛋白结合率：60%～80%；V_d: 1.5L/kg
代谢	90% 经肝脏代谢
排泄	经肾脏（90%）排泄；$t_{1/2}$: 1.5～2 小时

⌘ 患者教育

利多卡因胶浆使用前需用力振摇，服药后应在 60 分钟后才能进食，以防咬伤自己。

破伤风人免疫球蛋白 Human Tetanus Immunoglobulin

⬦ 剂型与规格

注射液［250IU（2.5ml），500IU（5ml）］

适应证与用法用量

- 预防破伤风：i.m.，成人/儿童，250IU/次，创面严重或创面污染严重者剂量可加倍。
- 治疗破伤风：i.m.，3 000～6 000IU/次。

药物特性

妊娠分级	C
哺乳期	权衡利弊
禁忌证	对人免疫球蛋白类制品有过敏史者
黑框警告	无
基因多态性	无信息
肝功能不全	无信息
肾功能不全	无信息
肾脏替代治疗	无信息

不良反应

常见（1%～10%）	罕见但严重（<1%）
注射部位疼痛	过敏反应、肾病综合征、血管性水肿

相互作用

药物	机制与结果	临床管理
活疫苗（除轮状病毒疫苗、黄热病疫苗外）	本药可能降低活疫苗的作用	应单独使用，间隔3个月接种

⚗ 药代动力学

无信息。

♟ 患者教育

本药应储存在 2℃ 至 8℃ 冷藏环境下，不应使用已冷冻的溶液。

中英文对照索引

A

B

C

D

E

F

T

Z